박성희 박사의
New Sports Ball Exercise

리드믹요가_볼
Part 1

Rhythmic YOGA
리드믹요가

저자 **박 성 희**

리드믹요가는
아름답고(Beauty),
유연하고(Flexibility),
창조적인(Creativity) 요가입니다.

영 문 출 판 사

■ **저자**

박성희 경희대학교 후마니타스 칼리지 겸임교수
대한리드믹요가협회 회장

박성희 박사의 New Sports Ball Exercise

리드믹요가_볼

Rhythmicyoga Part 1 _ Ball

박성희 박사의 New Sports Ball Exercise
리드믹요가_볼 Part 1

2024년 1월 10일 초판인쇄
2024년 1월 17일 초판발행

지은이 : 박 성 희
발행인 : 박 병 조
발행처 : 도서출판 영문출판사
등 록 : 1987년 12월 21일 제2-419호
주 소 : 서울시 강남구 삼성동 69-2
전 화 : (02) 514-5590, 776-5590
팩 스 : (02) 756-8943
홈페이지 : www.ymsbook.net
E-mail : yeongmunsa@empal.com
정 가 : 16,000 원
ISBN 978-89-7224-562-9 93510

※ 파본은 교환해 드립니다.

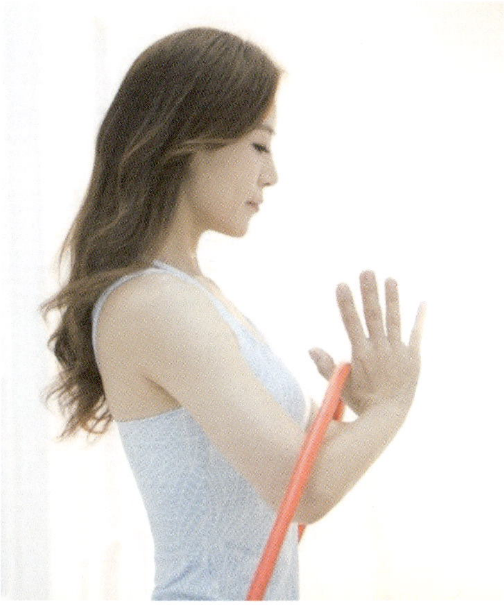

저자 **박 성 희**

저자는 경희대학교 체육대학 체육학과를 졸업하고 같은 대학 체육대학원에서 스포츠의과학 전공으로 석사학위를 취득하였으며, 스포츠빅테인먼트 전공으로 체육학박사 학위를 영득하였다. 세계 최초로 리드믹요가를 창시한 저자는 아홉 살부터 13년간 기계체조와 리듬체조 선수 생활을 하며 수많은 부상으로 인해 만성통증으로 고생하였으나 요가를 수련하면서 몸과 마음을 치유할 수 있었고 그로 인해 요가를 사랑하며 내 몸을 더 아끼고 사랑하게 되었다.

저자의 이런 경험은 많은 요가인들에게 요가의 바른 자세를 보다 더 흥미롭게 집중력을 향상하면서 즐겁고 행복한 몸과 마음으로 요가를 수련할 수 있도록 직접 창시한 볼, 로프, 후프요가는 새로운 스타일의 뉴스포츠 운동으로 발전시키기 위해 리드믹요가 보급에 전념하고 있다. 리드믹요가의 과학화와 체계화를 위해 기능해부학, 운동생리학, 체형교정학, 운동처방 등 관련 학문과 접목하기 위해 노력하고 있는 저자는 현재 경희대학교 후마니타스칼리지 체육교과 겸임교수로 후학들에게 리드믹요가를 강의하고 있으며, 대한요가회 대회위원장으로 대회규정집을 만들고 국제심판으로도 활동하며 대한민국 요가 발전을 위해 끊임없이 노력하는 국내 최고의 리드믹요가 지도자이다.

감사의 글

리드믹요가 책은 세계 최초로 공개하는 만큼 긴 시간 정성을 들여 준비하였습니다. 그동안 저를 믿고 이 책을 기다려 준 분들께 감사의 마음을 전합니다.

제게 뜨거운 열정과 특별한 재능을 물려주신 부모님 특히, 무한한 사랑으로 뒷바라지해 주신 엄마, 제 일이라면 늘 적극적으로 도와주며 리드믹요가 로고도 직접 디자인해서 선물해준 자랑스런 오빠 박성빈, 그리고 소중한 대한리드믹요가협회 선생님들과 첫 번째 책 출간의 기쁨을 나누고 싶습니다.

대한리드믹요가협회 자문위원으로서 저의 멘토이신 성기석 교수님, 늘 아낌없는 성원을 보내주시는 한진욱 교수님, 경희대학교 교수님들과 선·후배·동기들, 값진 우정을 나누는 친구 세영, 현주, 지현, 혜진, 미란, 경희, 수진 그리고 호흡 하나 놓치지 않고 멋진 사진을 찍어 준 포토그래퍼 강선준 실장님과 모든 요가자세를 섬세하게 모니터링 해준 최정아 선생님에게 이 자리를 빌려 감사함을 전합니다. 또한, 어려운 여건 속에서도 이 책의 출판에 도움을 주신 영문출판사 박병조 대표님을 비롯한 편집실 직원 여러분의 수고에 깊이 감사드립니다.

더 많은 분에 대한 고마움은 다음 책에서 말씀드릴 것을 약속드리며, 이곳에서 말씀드리지 않았더라도 여러분의 사랑과 신뢰 속에 이 책이 나오게 되었음을 알아주시기를 바랍니다.

마지막으로 바쁜 엄마를 도와 모든 일에 솔선수범하며 큰 힘이 되어주는 제 인생 최고의 보물… 사랑하는 아들 선우와 그리운 뷰티에게 지면을 통해 사랑하는 마음을 전합니다.

다시 한번 두 손 모아 인사드립니다. 나마스테~

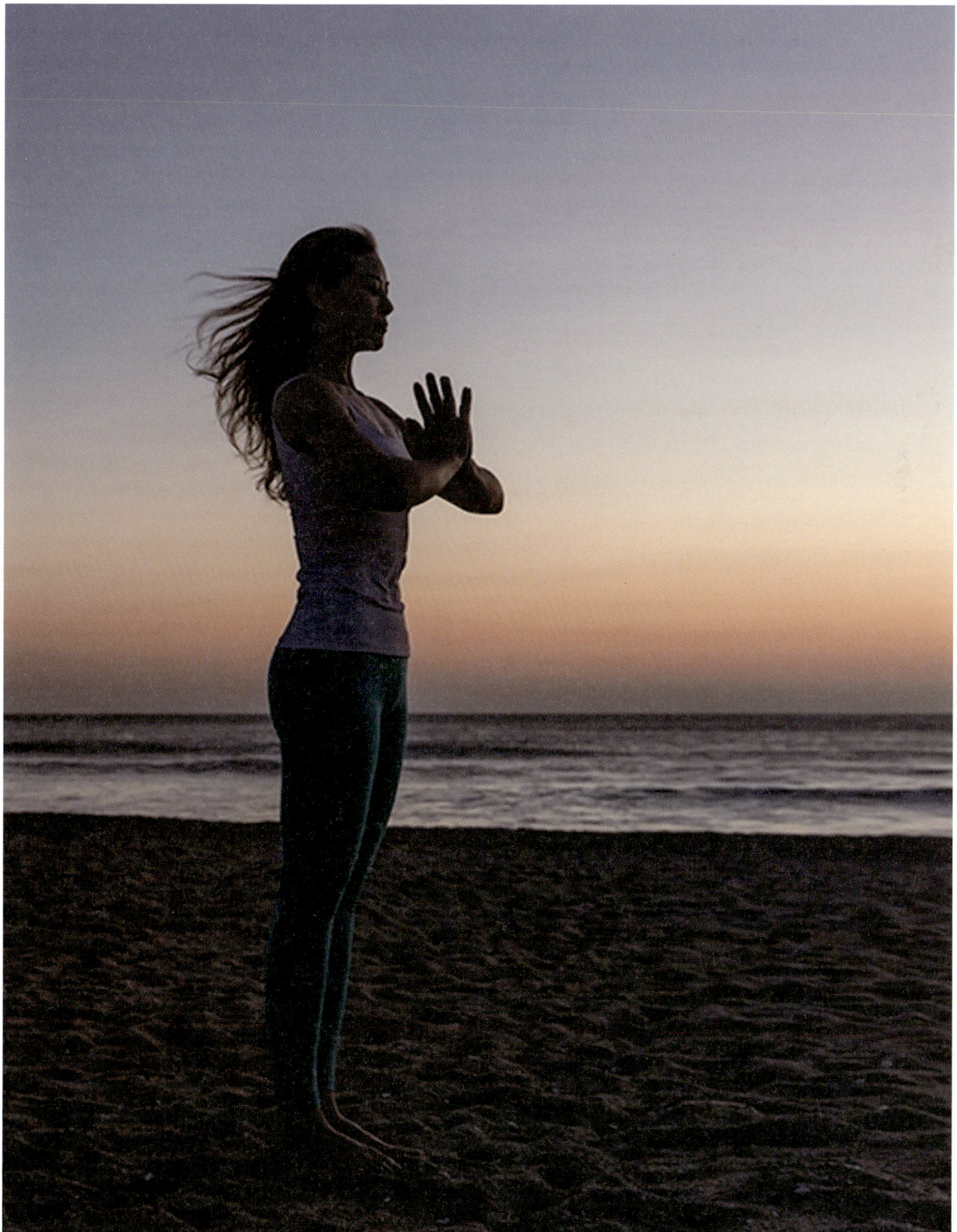

머리말(작가의 말)

"수련할 때 나는 철학자이고,
가르칠 때 나는 과학자이며,
시연할 때 나는 예술가이다." B.K.S. Iyenga

제가 요가를 처음 만난 것은 1999년입니다.

교수님의 추천으로 태교 회사에 입사해 태교 요가강사로 활동하며 요가를 처음 만나게 되었습니다. 그 당시에는 임산부요가를 가르치는 곳도 거의 없고, 전문 임산부요가 책도 구하기도 어려워 산부인과 의사 선생님과 상의하여 동작을 만들었습니다. 또한, 보이스 트레이닝을 통해 임산부요가에 맞는 명상과 요가를 가르치기에 적합한 목소리 톤을 갖춰 요가강사로 활동하게 되었고 선우를 임신하고 8개월까지 다른 임산부들을 가르쳤습니다.

출산 후 플로리스트와 조경 사업을 하느라 잠시라고 생각했던 체육계는 10여 년간이나 멀리하게 되었고 39세가 되던 어느 날부터 제 몸에 이상 신호가 나타났습니다. 과사용으로 다쳤던 제 몸이 말을 안 듣기 시작했습니다. 어깨, 허리, 고관절 통증이 너무나 심해서 자주 병원에 다니게 되었는데 특히 어깨는 석회화건염, 회전근개 손상, 충돌증후군에 인대까지 찢어져 있어 치료 기간이 너무나 길었습니다. 어깨에 있던 7개의 돌을 깬 마지막 날 의사 선생님께서 제게 "요가하세요. 이대로 두면 가동범위가 안 나와서 장애인 됩니다."라며 요가 운동처방을 내려 주셨습니다. 뒷머리를 맞은 것처럼 정신이 번쩍 들었습니다.

'만날 때마다 요가하라고 성화였던 윤세영 원장의 말을 듣고 그때 요가를 했더라면 어깨가 이렇게 되지는 않았을 텐데…' 라는 후회가 들었습니다. 저는 제 몸을 살리기 위해 시니어 요가 수업에 다니며 할머니들과 요가를 시작했습니다. 아프기 전에는 미처 몰랐던 요가의 효과는 요가를 하면 할수록 제 몸과 마음을 변화시켰습니다. 초심으로 돌아가 요가 자격증을 다시 취득하였고, 힐링요가, 빈야사요가, 포레스트요가, 아쉬탕가요가 등 다양한 요가 수련에 몰입했습니다. 그러던 어느 날 도서관에서 전문 서적 속에 찾은 아헹가(B.K.S. Iyenga) 구루의 책들은 제게는 혁신과 같았습니다.

부상 없는 요가의 수련을 위해 의자, 로프 등을 이용한 다양한 요가 자세들… 만나본 적은 없지만 그분의 기능해부학의 지식과 요가를 대하는 진지한 철학은 인생의 스승을 만난 것처럼 반갑고, 존경하게 되었습니다. 저는 아헹가 구루처럼 저만의 노하우로 새로운 요가를 만들기로 결심했고 곧바로 실행에 옮겼습니다.

제가 제일 잘 다루는 리듬체조 소도구(볼, 로프, 후프)를 활용해 현대인들의 잘못된 자세에서 오는 불균형을 해소하여 호흡, 순환 그리고 생활의 리듬을 되찾아 주는 새로운 요가를 세계 최초로 만들게 되었습니다. 거실 베란다 유리를 거울삼아 밤을 새우며 요가 자세를 그리다 새벽 동이 떠올라 더 이상 제 모습이 비치지 않게 되면 잠을 자는 생활은 하나도 피곤하지 않았습니다. 오히려 너무나 신이 났습니다. 그렇게 긴긴 겨울밤을 새우며 만들던 리드믹요가는 2015년 봄 드디어 완성하였고, 상표권 등록을 하였습니다. 그렇지만 리드믹요가를 가르치기엔 부족함이 있다는 생각에 모교 체육대학원에 문을 두드리게 되었습니다. 한진욱 교수님(지금의 박사를 만들어 주신 지도교수님)께서 "리드믹요가의 효과를 학문적으로 연구해야 한다."며 석사과정은 스포츠의과학 전공을 추천해 주셨기에 (사)한국선수트레이너협회 이사장이신 성기석 교수님을 스승님으로 다시 만나 자문위원으로 모시고 대한리드믹요가협회를 설립하게 되었습니다.

저는 든든한 강경란 부회장님, 윤세영 교육본부장의 공헌에 힘입어 협회 선생님들과 함께 리드믹요가 보급에 노력하고 있습니다. 새로운 New-Sports 프로그램이지만 협회의 모든 요가 교육은 요가가 주는 마음의 안정과 심신 합일을 위해 전통 요가를 계승하여 올바른 요가 수행의 지침을 기반으로 이루어집니다. 또한, 리드믹요가의 근골격계의 기능 향상 효과는 기능해부학, 운동생리학, 체형교정학, 운동처방학 등 관련 학문과 접목하여 교정 및 재활프로그램으로 활용되길 바라며 과학화와 체계화에 힘쓰고 있습니다.

리드믹요가 책은 바른 자세로 가는 안내서이자 지침서입니다. 각각의 동작은 시퀀스로 연결되어 수업에 바로 활용할 수 있게 준비하였기에 초보자부터 상급자까지 응용이 가능합니다. 참고로 책의 모든 용어의 표기가 산스크리트(Sanskrit)어로 되어 있는 것은 요가의 의미를 전달하고자 함입니다. 대중화를 위해 영어와 한국어를 함께 사용하였기에 원어의 된소리가 아닌 일반화된 번역에 맞추어 표기하였습니다. 이는 전통요가 수련자 및 현대요가 수련자의 구분 없이 New-Sports로써 모두가 즐겨주기를 바라는 마스터의 마음임을 알아주시기를 바랍니다.

목차 CONTENTS

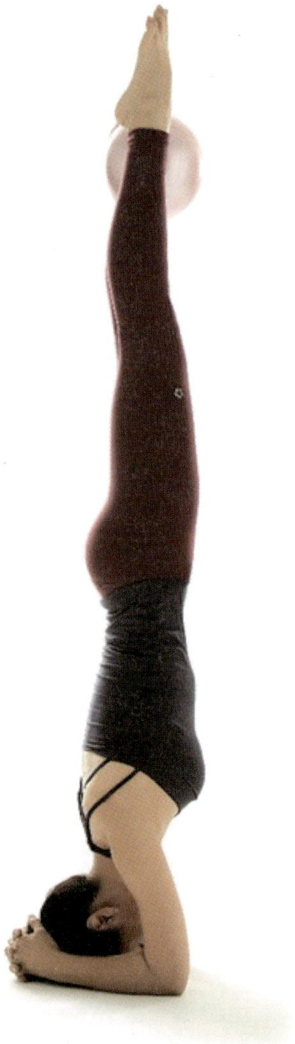

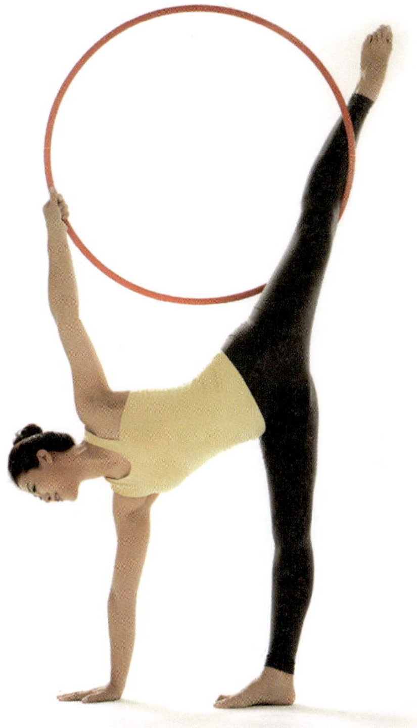

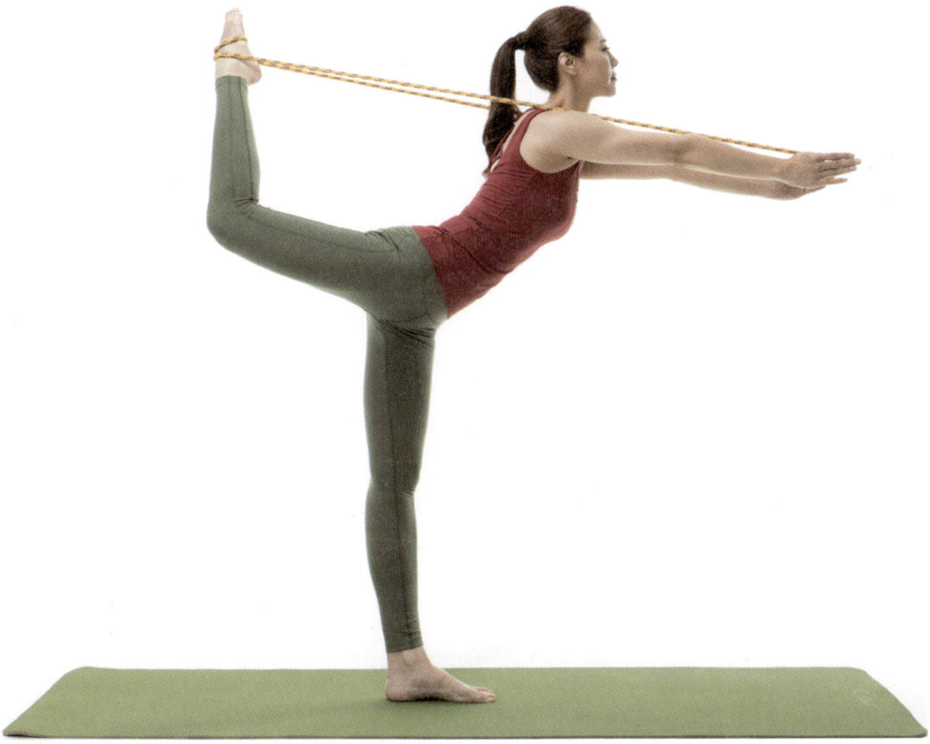

1장. Rhythmicyoga philosophy

몸의 리듬, 마음의 리듬, 생활의 리듬을 되찾게 해주는 리드믹요가

볼, 로프, 후프의 소도구가 머무르는 곳에 따라 신체의 자각과 집중력을 높여주며,
호흡의 리듬, 순환의 리듬, 생활의 리듬을 되돌려주는(Rethmicyoga) 의미를 담고 있습니다.

우리는 다양한 리듬을 갖고 있습니다.
사랑의 감성과 감정을 담아 리드미컬한 소리를 내는 심장의 리듬,
생명력을 느끼게 해주는 호흡의 리듬, 걸을 때나 움직일 때 일어나는 운동의 리듬이 있고,
음악을 들을 때도 몸은 그 리듬에 반응을 보입니다.
리드믹요가는 삶에서 일어나는 다양한 리듬을 되찾아 주기 위해 창시된
New - Sports 입니다.
따라서 리드믹요가는 아사나(자세) 유지 시간에
신체의 멈춤이 아니라 신체의 순환 리듬을 느낄 수 있도록
볼, 로프, 후프가 친절하게 안내합니다.

리드믹요가 로고의 의미 Significance of logo

**"점(볼)이 이어져 선(줄)이 되고 선이 이어져 원(후프)을 이루듯 개인이 만나
인연을 맺고 그 인연의 힘을 모아 인류건강의 큰 뜻을 이룬다."**
**As points (Ball) become lines (Rope) and lines (Hoop) form, individuals meet and
relate to each other. The strength of those ties together makes
a great contribution to human health.**

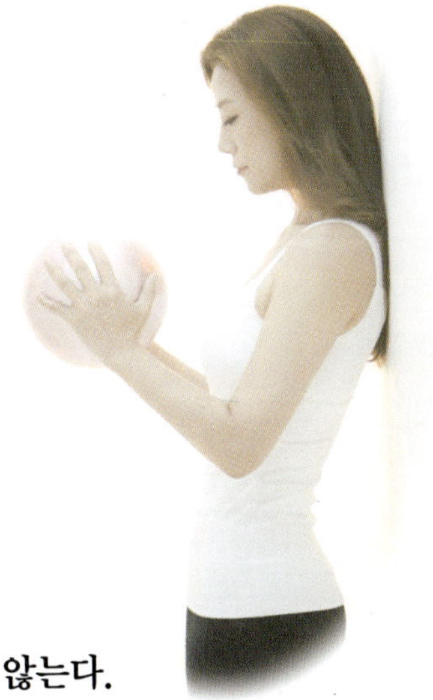

Rhythmicyoga 기본 원리

1. 리드믹요가는 단순히 체중을 감량하는 것에 목적을 두지 않는다.

➔ 볼, 로프, 후프는 신체 정렬을 바탕으로 하고 있기 때문이다.

2. 리드믹요가는 소도구가 신체에 머무르는 위치에 따라 그 효과가 다르다.

➔ 지도자의 정확한 근육의 명칭을 말하여 자각을 이끈다.

3. 리드믹요가는 스스로 바디 얼라이먼트와 어져스트먼트를 경험할 수 있다.

➔ 소도구의 각도가 몸의 균형이 틀어졌음을 바로 알 수 있고 소도구에 에너지를 싣고 그 힘을 사용해 핸즈온의 효과를 얻을 수 있다.

4. 리드믹요가는 집중력을 향상한다.

➔ 맨손으로 할 때보다 소도구가 신체의 근육에 집중시킴으로 더욱 몰입하게 만든다.

5. 각각의 소도구 개성과 다양한 난이도를 지도자가 수업에 따라 조절할 수 있다.

➔ 소도구에 따라 쉽고 어려운 난이도를 단계별로 선택할 수 있어 지도자와 수련자는 늘 새로운 요가를 경험할 수 있다.

Rhythmicyoga 수업준비 방법 및 주의 사항

Rhythmicyoga – Ball

- 볼은 처음에 바람을 빵빵하게 넣었다가 수련자가 한 손으로 잡을 만큼을 고려해 바람을 빼서 부드러운 상태로 만든다.
- 다양한 컬러의 볼을 준비해서 입구에 놓고 수련자가 가져오고 가져가게 한다.
- 바르게 앉아(수카아사나) 두 손으로 볼을 잡고 명상한다.
- 볼은 나의 신체의 일부이고 에너지이며 호흡과 함께 볼에 집중시킨다.
- 워밍업을 할 때도 볼을 신체에서 떨어뜨리지 않는다.
- 볼이 몸의 중심에서 멀어질수록 신체의 근육 이완이 되고 있음을 상기시킨다.

이 책을 보며 리드믹요가를 따라하는 분들께 알립니다.

**이 책에는 350여 개의 동작이 실려 있으며, 혼자서도 연습이 가능하도록
자세한 방법을 동작마다 넣었습니다.
편의상 한쪽의 사진을 실었으며, 모든 동작의 마무리는 역순으로
처음 준비 자세로 되돌아온 후 반대쪽을 실시합니다.
책에서 소개되는 자세는
요가의 자세, 요가 응용 자세, 창작 자세로 구성되어
시퀀스의 연결이 될 수 있도록
운동 순서에 맞춰 힘의 방향, 볼의 위치, 호흡, 동작, 시선 등을 넣어
누구나 쉽게 리드믹요가를 따라할 수 있습니다.**

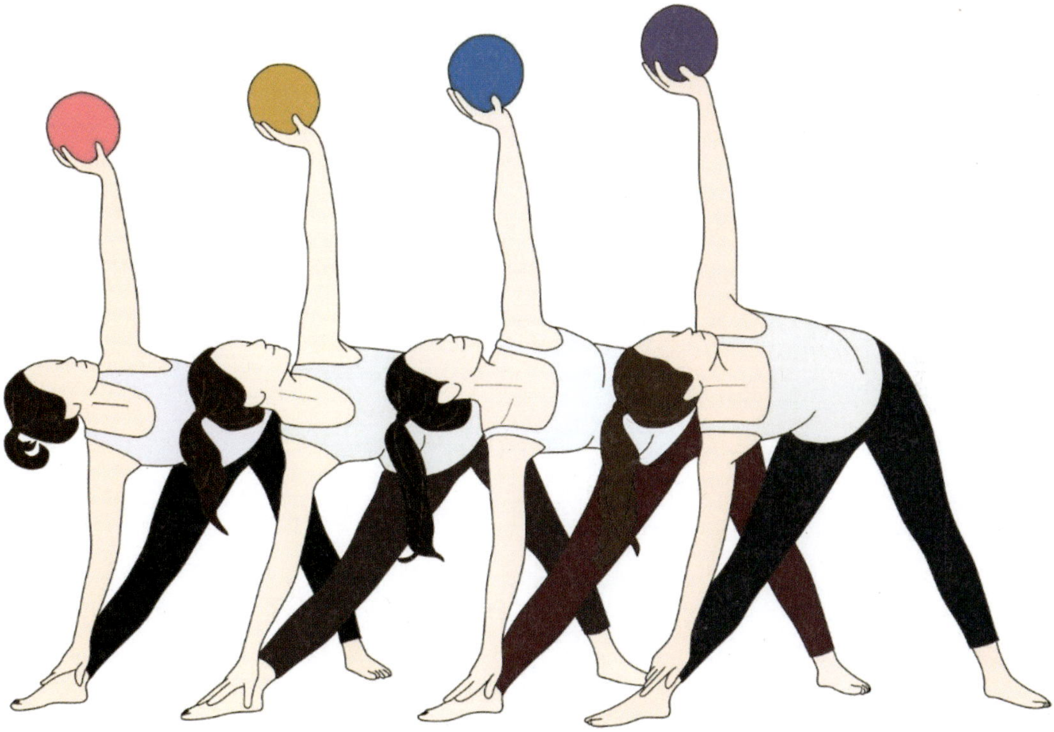

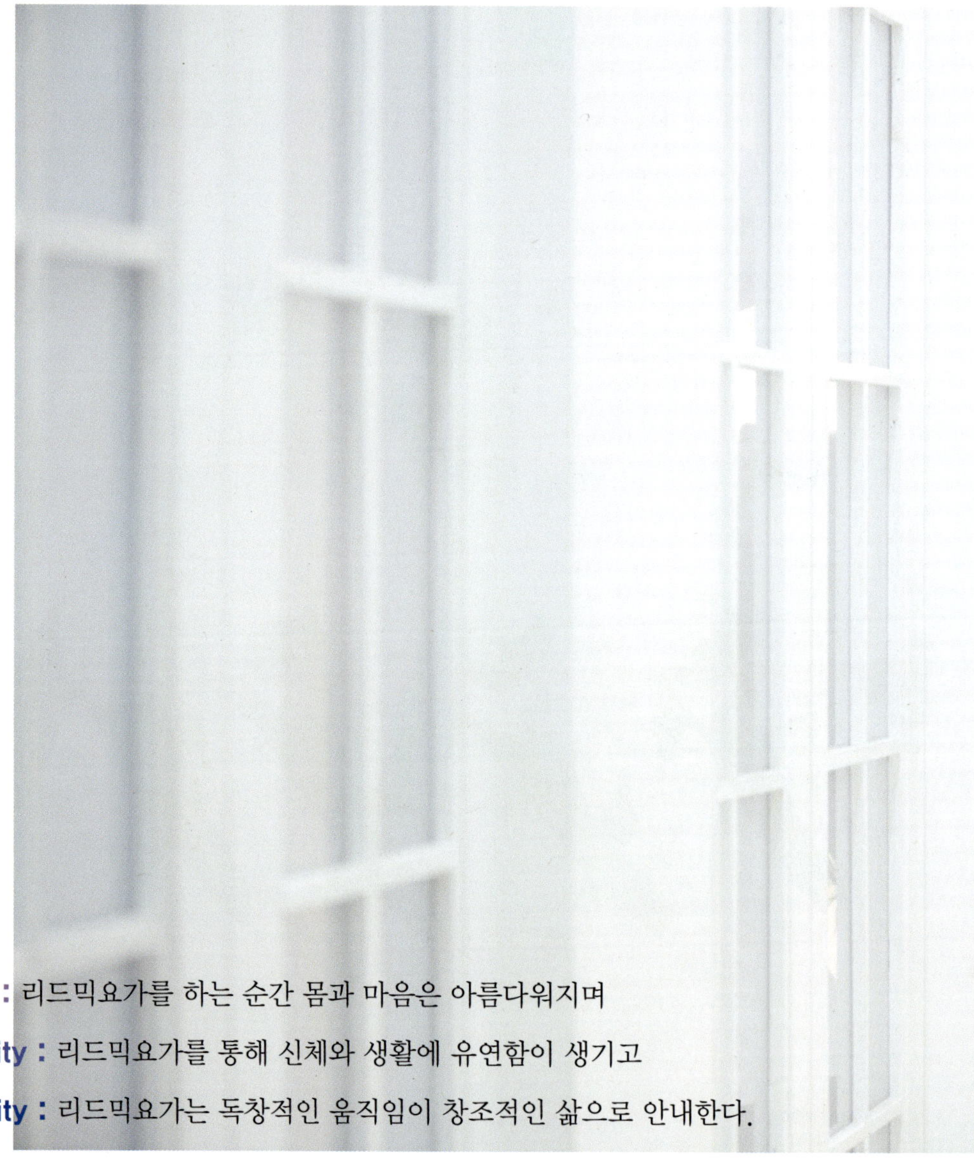

Beauty : 리드믹요가를 하는 순간 몸과 마음은 아름다워지며

Flexibility : 리드믹요가를 통해 신체와 생활에 유연함이 생기고

Creativity : 리드믹요가는 독창적인 움직임이 창조적인 삶으로 안내한다.

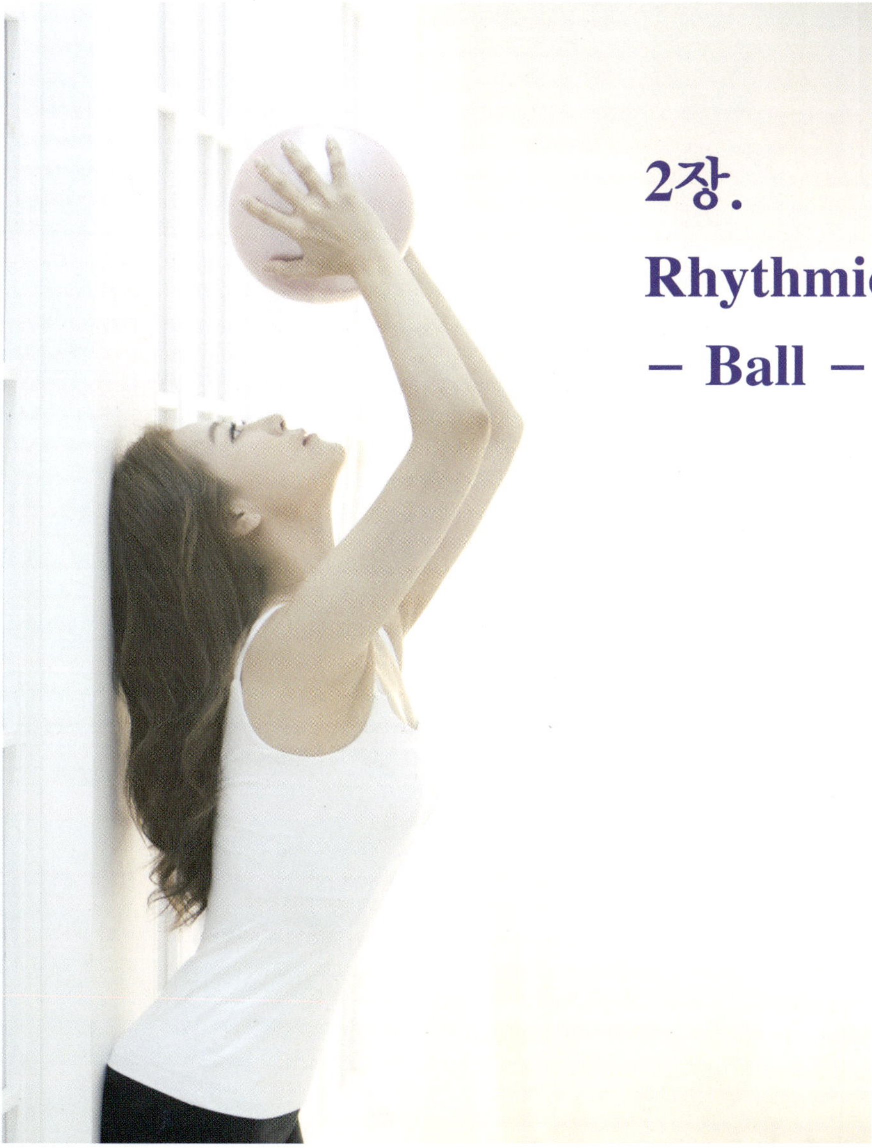

2장.
Rhythmicyoga
– Ball –

Rhythmicyoga – Ball

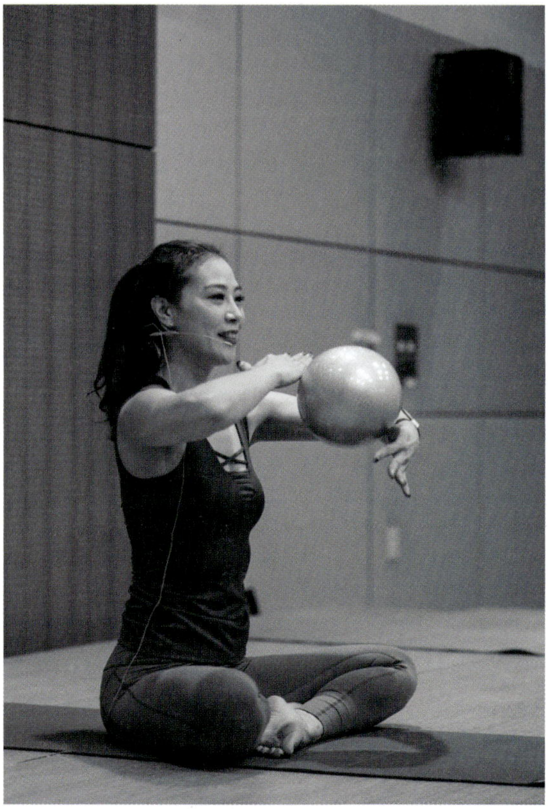

리듬체조 볼의 특징

리듬체조 볼은 지름이 18~20cm이며 무게는 400g 이상이어야 한다.
기본 동작으로는 굴리기, 튕기기, 던지기와 받기 등으로 구성되어 있으며, 볼을 다룰 때는 볼의 중심을 손에 알맞게 싣고 볼을 가진 손은 지면에서 평행으로 유지하며 볼은 잡을 때는 움켜잡지 않고 손에 볼을 올려놓은 상태로 신체 움직임과 함께 리드미컬하게 신체의 일부처럼 움직여야 좋은 점수를 받는다.

Rhythmicyoga – Ball

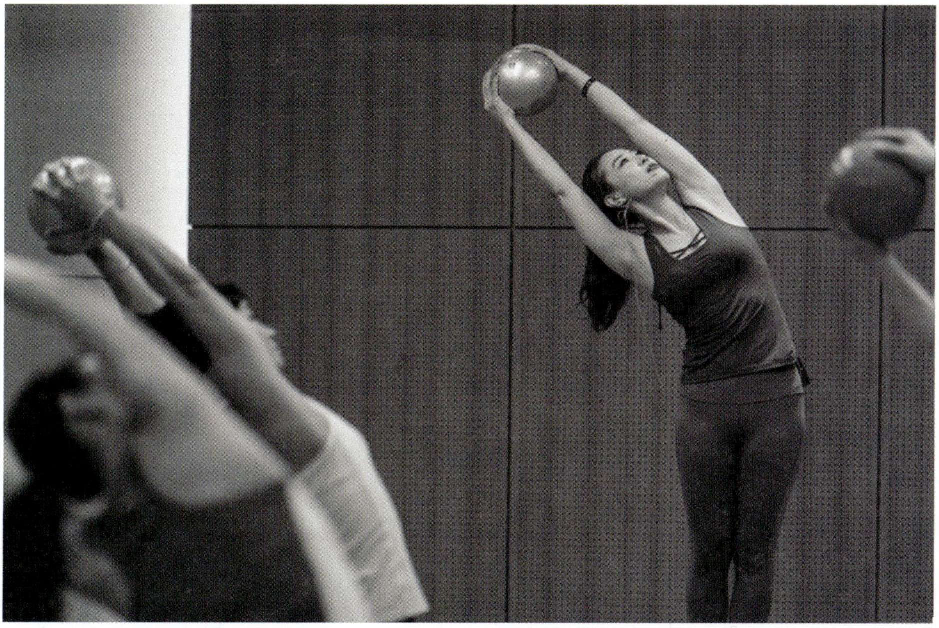

리드믹요가에서의 볼의 의미 : 나의 소우주, 나의 신체의 일부이자 에너지

Teaching point : 우리 몸에 있는 72,000개의 나디(에너지의 길)를 따라 볼이 신체의 중심에서 멀어지면 에너지도 활동성이 증가하며, 볼이 신체에 머무르면 그곳에 신체적 자각이 깊어진다.

볼은 아이들부터 성인까지 가장 좋아하는 놀이 중 하나다.
유아의 손 자극이 두뇌 발달에 좋은 영향을 미치며, 치매 노인의 볼 운동이 뇌를 자극해 각 신체 부위에 운동기능을 향상해 준다는 연구는 볼요가를 개발하는 데 많은 영향을 주었다.
볼을 위로 들어 올리고, 옆으로 뻗어주고, 앞으로 밀어내고, 굴리며 터치하는 그 모든 순간에 손의 미세한 신경, 근육, 관절을 자극하기 때문에 뇌 기능을 활발하게 하는 효과를 기대할 수 있다. 또한 리듬감을 느끼고 끝 없이 신장시키는 볼에 나의 에너지를 실어 움직이기 때문에 집중력은 강화되고 내 몸은 더욱 유연해진다. 온몸을 신장시키며 이완하기 때문에 가벼운 요가 동작에도 땀이 많이 나고 신체 부위 지방을 연소시켜서 같은 몸무게, 같은 체중이라고 해도 신체가 더 예쁘게 보이는 효과가 있게 한다.
볼요가는 공을 놓치지 않으려는 집중력의 향상으로 뇌신경을 깨우기 때문에 시니어와 키즈 요가로 수업이 활발하게 진행 중이며, 요가 강사도 새로운 자세를 배우는 도전으로 리드믹요가 중 볼을 가장 선호하는 경향이 있다.

기본 동작 & Sequence

Various ball positions

- 볼이 신체에 머무는 위치에 따라 근육과 관절의 움직임이 다르며 속 근육이 깨어난다.
- 근육 및 관절의 유연성 향상과 림프순환을 돕는다.
- 요가 자세를 쉽게 할 수 있도록 안내하며, 맨손으로 했을 때보다 자세를 더 바르게 해준다.
- 볼의 정확한 위치는 근육과 신경을 자극하여 집중력 및 신체적 자각을 높인다.

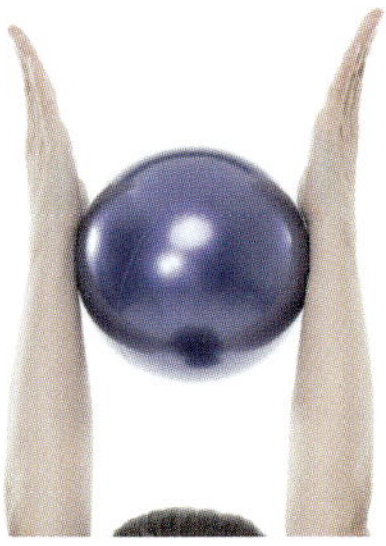

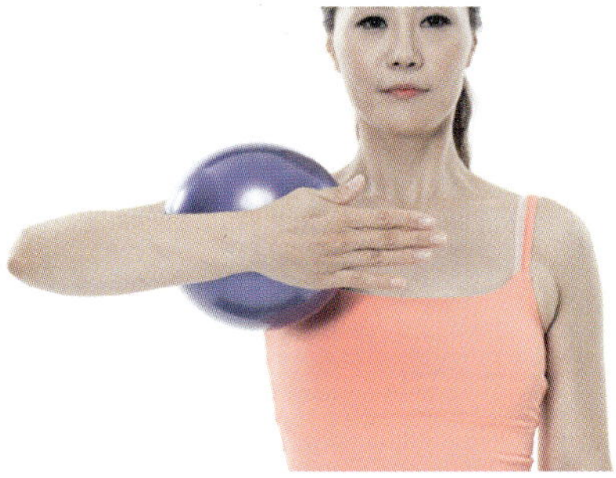

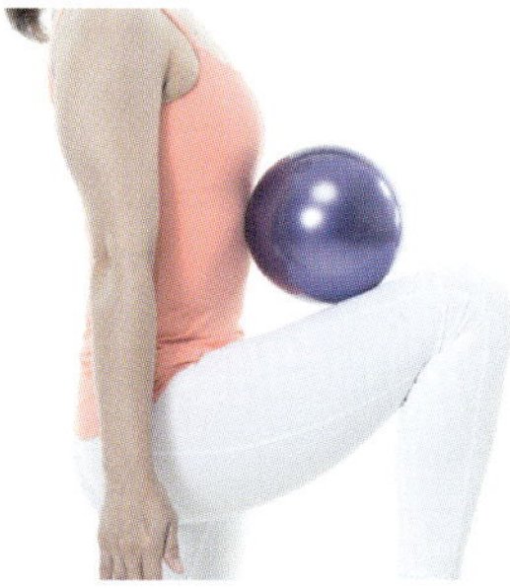

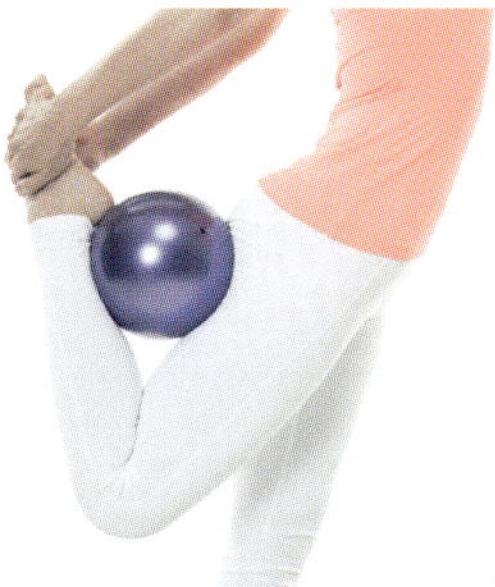

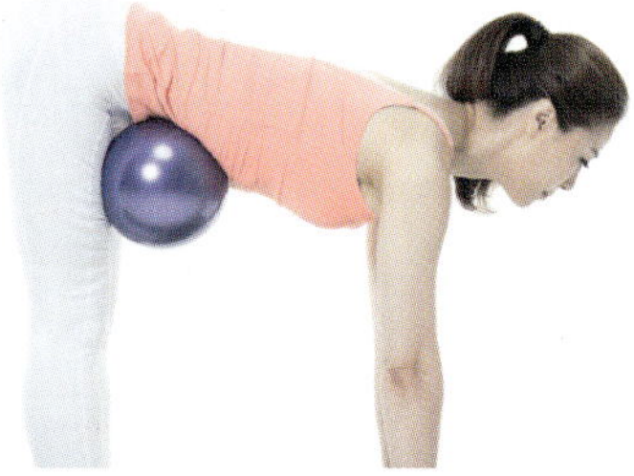

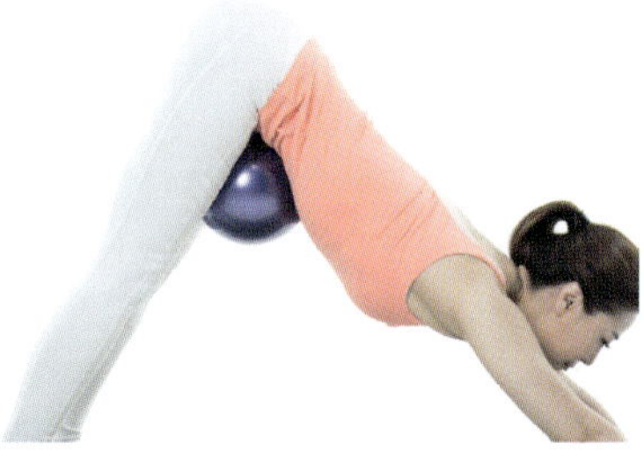

볼이 신체에 머무르는 위치

Various ball positions

볼마사지테라피 – 마사지를 통해 우리 몸의 통증 완화와 컨디션 회복을 돕는다.

- 복부 및 겨드랑이 림프샘 마사지
- 장요근의 신전 및 천골 마사지
- 승모근과 척주기립근 마사지

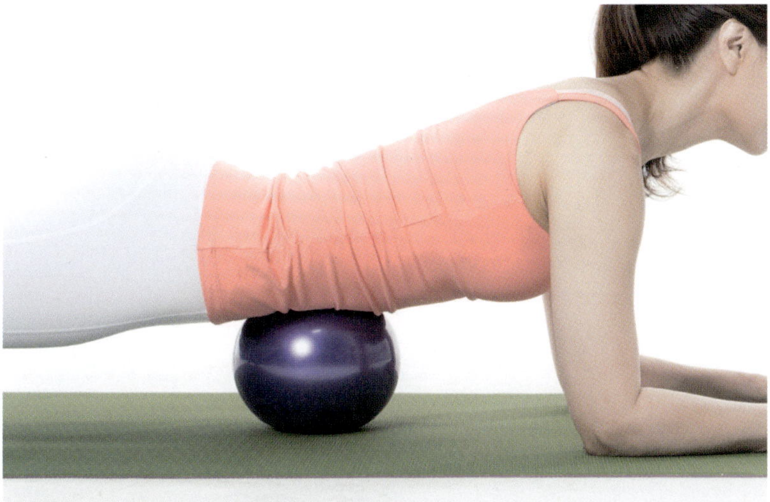

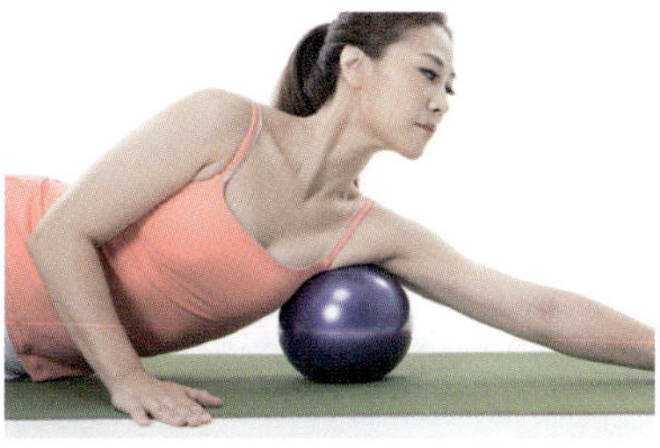

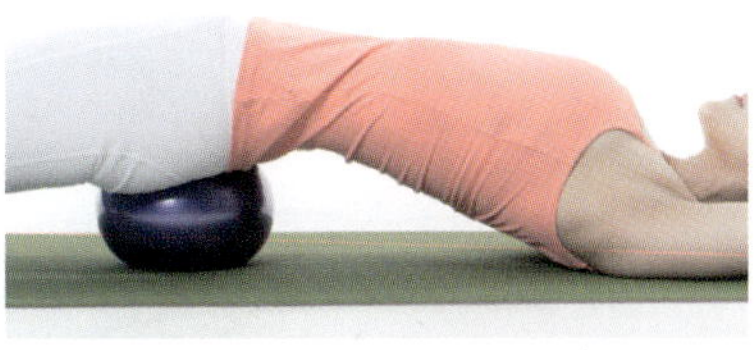

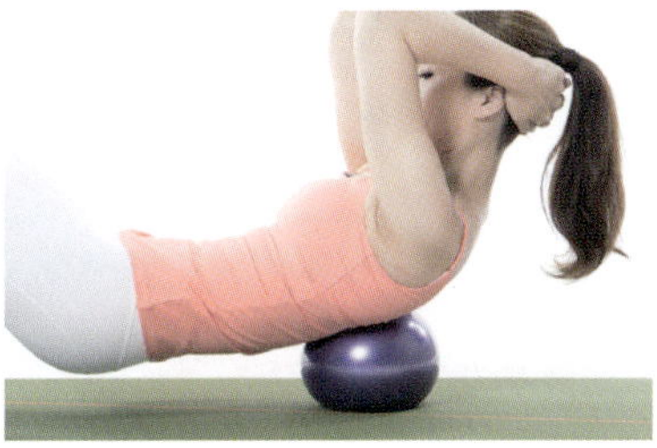

Rhythmic YOGA 리드믹요가

기본 동작 & Sequence

Various ball positions

볼이 하체에서 머무르는 곳

- 신체 곳곳에 위치해서 운동 효과를 높여주는 볼의 정확한 위치 안내가 중요하다.
- 발목과 무릎 사이에 위치한 볼은 내전근을 강화해 주고 발등과 발바닥에 위치한 볼은 족저근막염을 예방할 뿐만 아니라 평발 개선 및 발목관절을 튼튼하게 해준다.

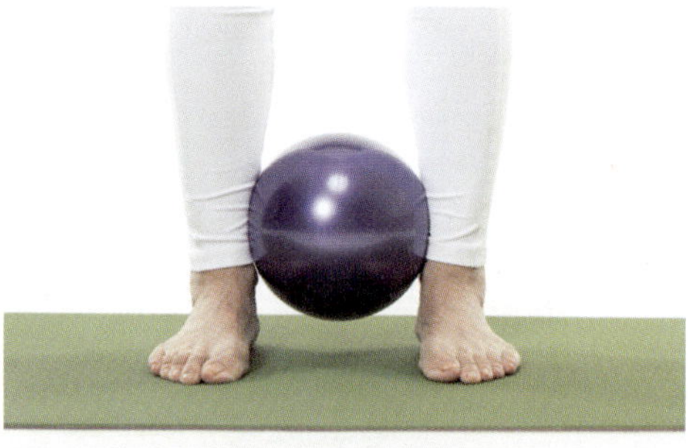

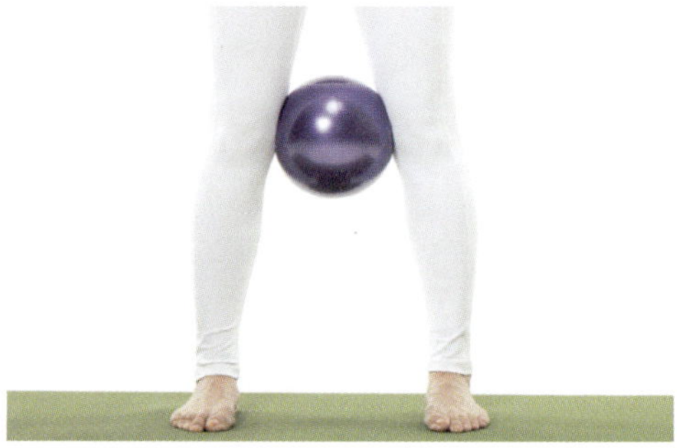

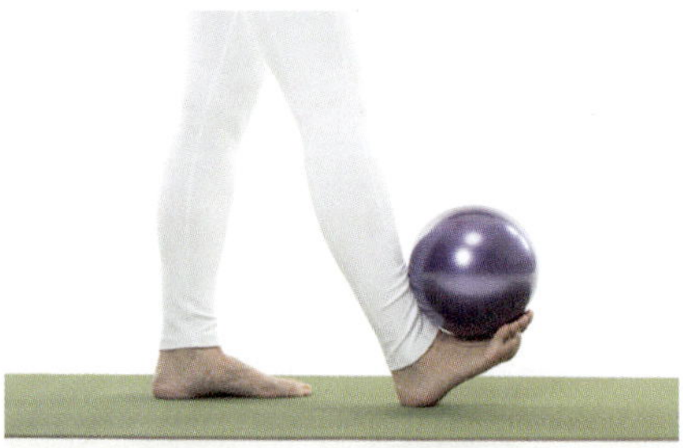

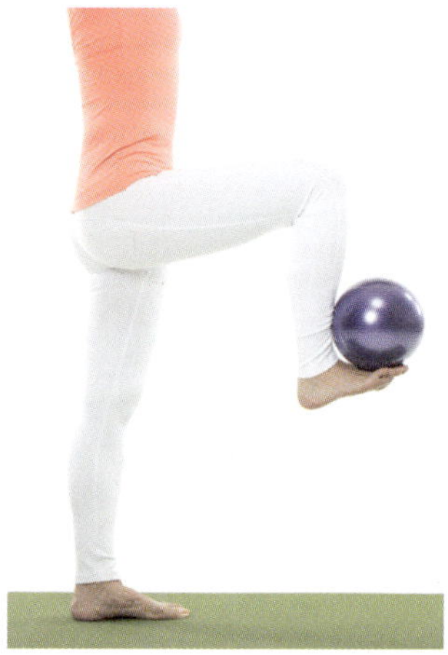

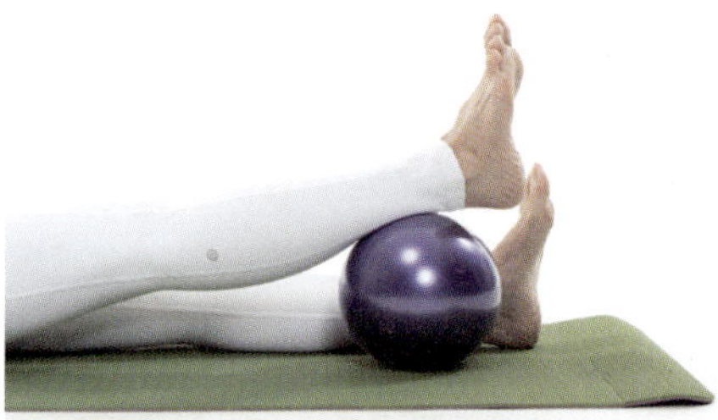

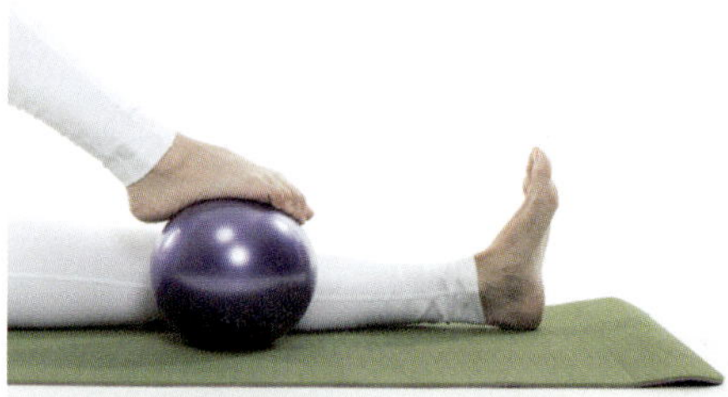

볼 잡는 법

Various ball positions

볼 잡는 법 – 한 손으로 볼 잡기

- 손바닥에 볼을 밀착시키고 다섯 손가락을 넓혀서 감싸 잡는다(소근육 강화).
- 위로 올렸을 때는 어깨를 회전시켜 중지를 뒤쪽으로 한다.
  → 마시는 호흡에 올리고 내쉬는 호흡에 내리며 앞과 옆으로 올리기를 반복한다.

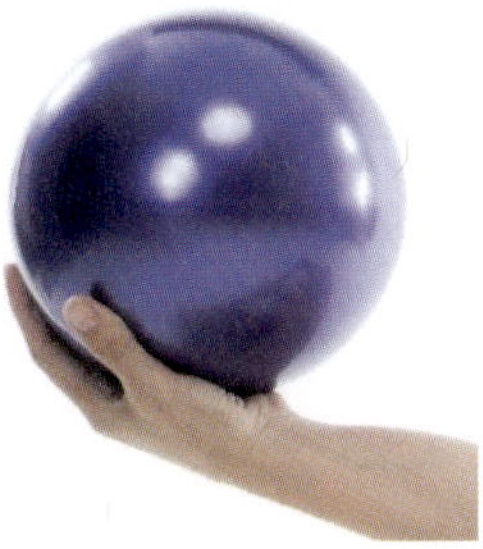

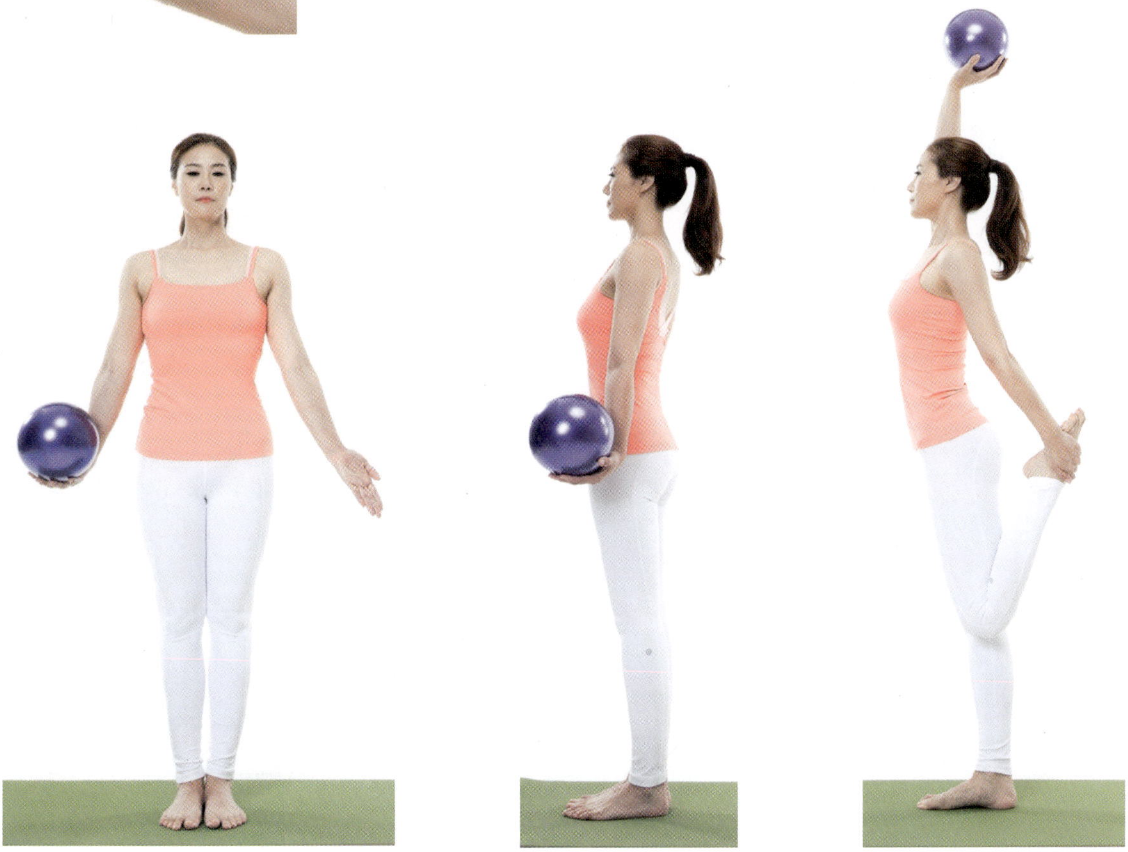

기본 동작 & Sequence

Various ball positions

볼 잡는 법 – 두 손으로 볼 잡기

- 손바닥 오목한 곳에 볼 볼록한 곳을 밀착시키고 열 손가락으로 넓혀서 완전히 감싸 잡는다.
- 중지는 하늘 방향으로 하고 편안하게 가슴 앞에 위치하여 볼요가 기본자세를 한다.
- 기본자세에서 팔꿈치는 수평으로 정렬하고 손목을 몸 쪽으로 회전시킨다. 양쪽 손바닥에 볼을 더욱 밀착시킨 후 손바닥과 손가락 전체로 볼을 눌러 압력을 가해 가슴을 편다.
- 대흉근에 힘이 들어가는 것을 느끼며 팔꿈치가 기울어지지 않도록 주의하고 하늘을 본다.

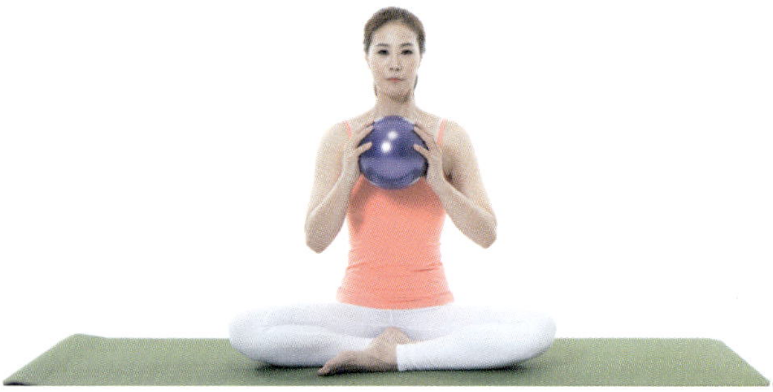

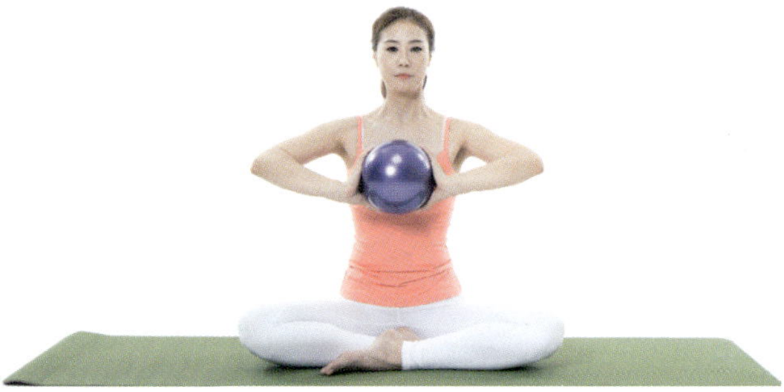

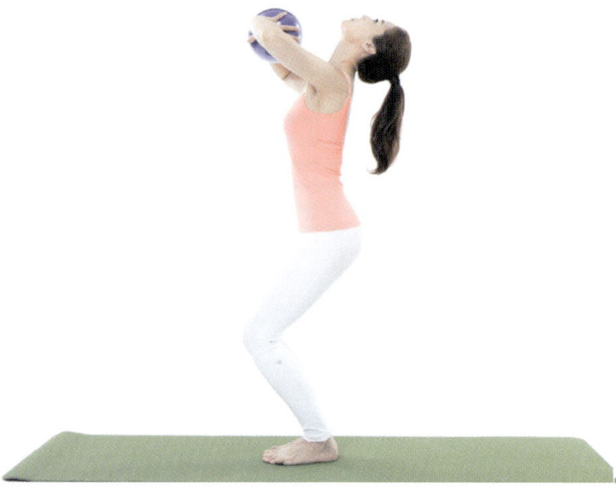

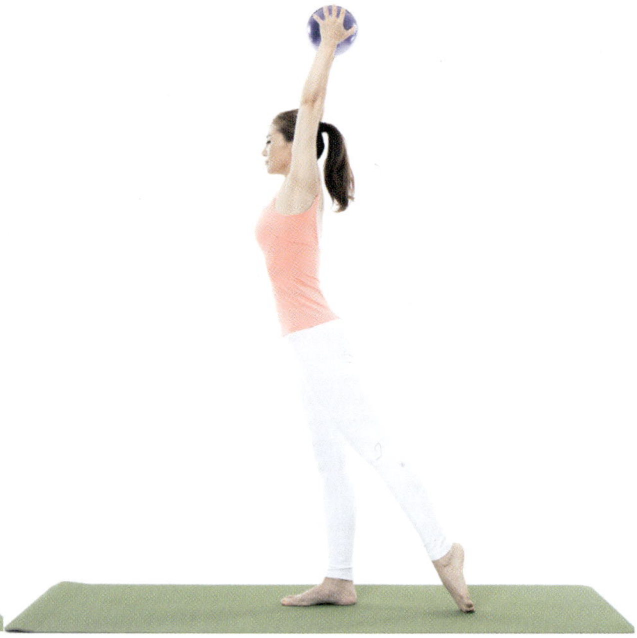

볼 잡는 법

Various ball positions
볼 잡는 법 – 팔을 크로스해서 볼 잡기 • 볼을 들지 않은 손이 볼을 든 팔 뒤로 가서 팔을 크로스해서 양손으로 감싸 잡는다. • 어깨가 틀어지지 않고 볼을 최대한 견고하게 잡아 팔을 펴서 경직된 손목관절, 주관절, 견관절 유연성과 이완을 돕는다.

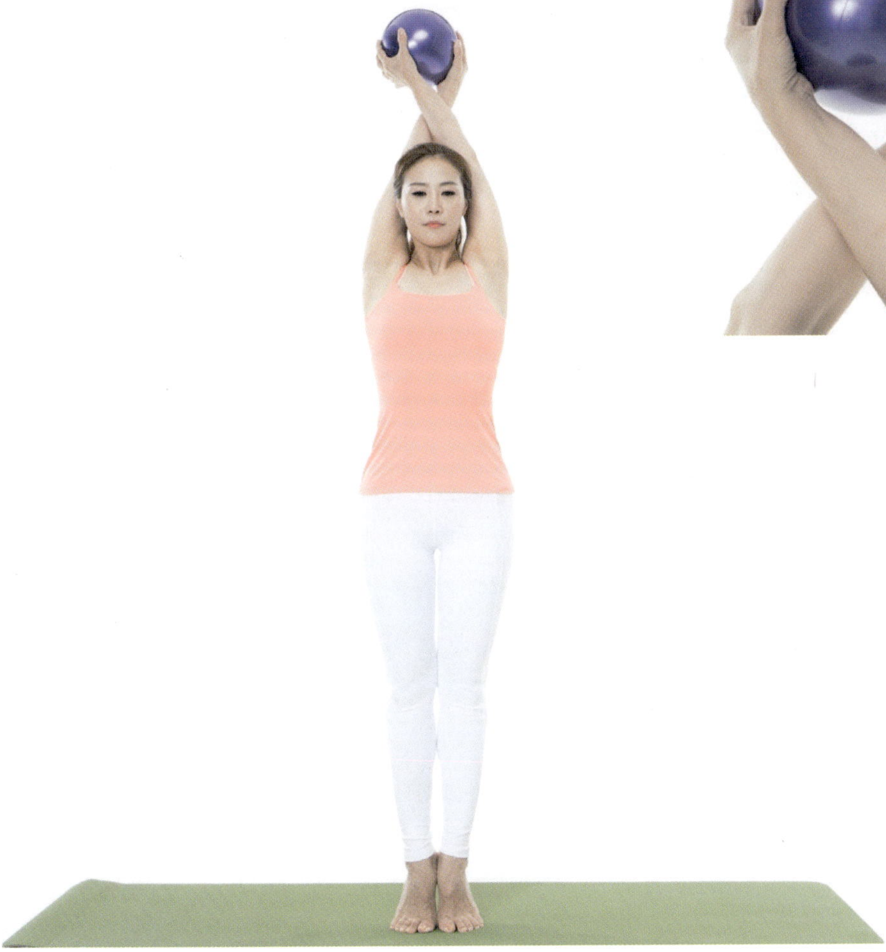

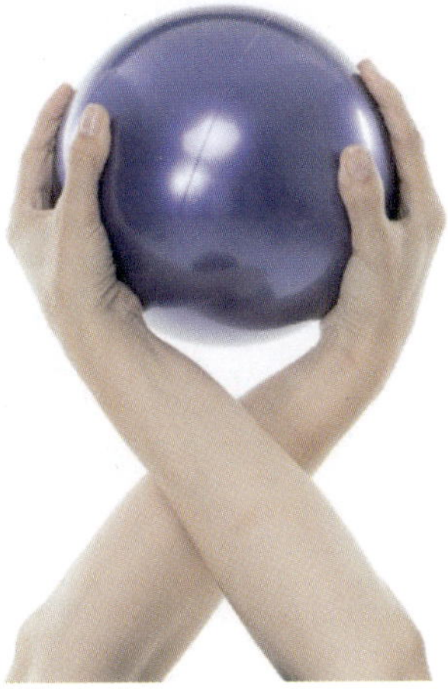

Rhythmic YOGA 리드믹요가

Warming up & Sequence

시작 Start

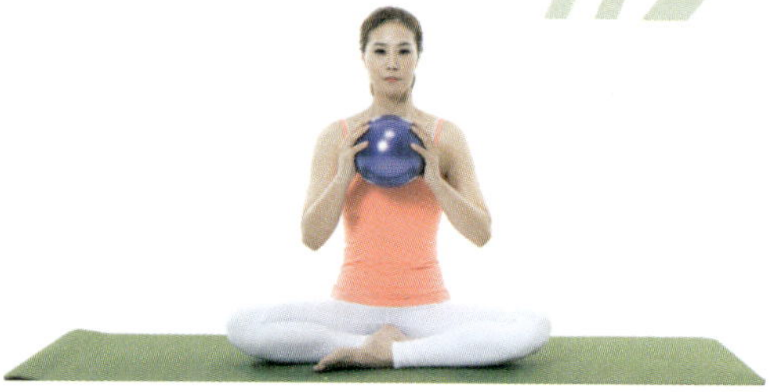

Pose - 준비자세 유지
Ball - 가슴 앞
Drishti - 정면

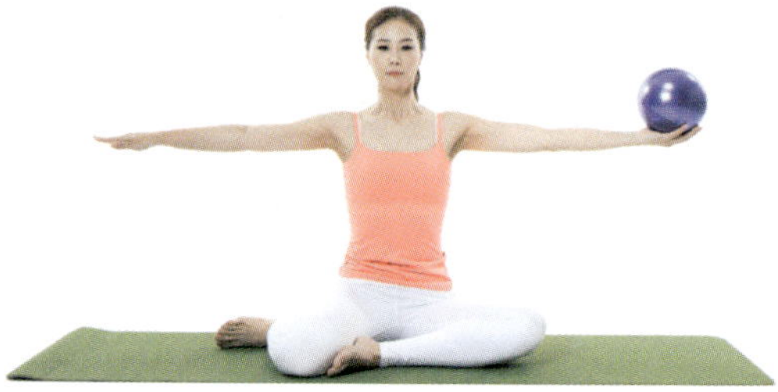

Pose - 비라아사나
Ball - 왼손
Breathing - Inhale

볼요가 워밍업 시퀀스

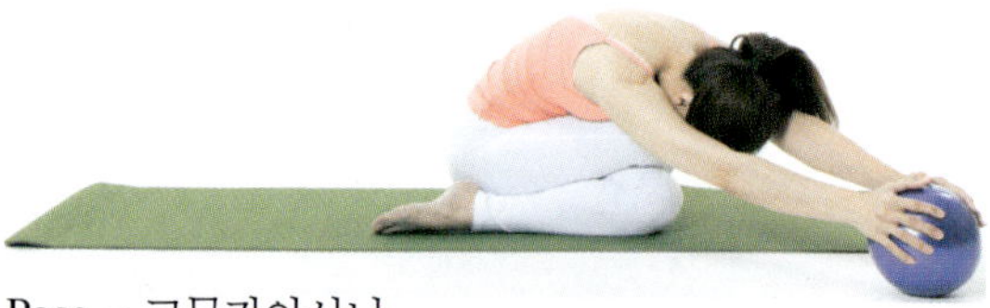

Pose - 고무카아사나
Ball - 바닥 멀리
Breathing - Exhale

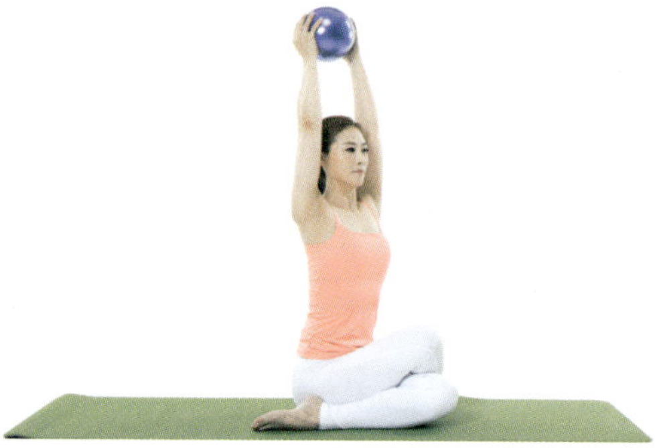

Pose - 고무카아사나
Ball - 정수리 위
Breathing - Inhale

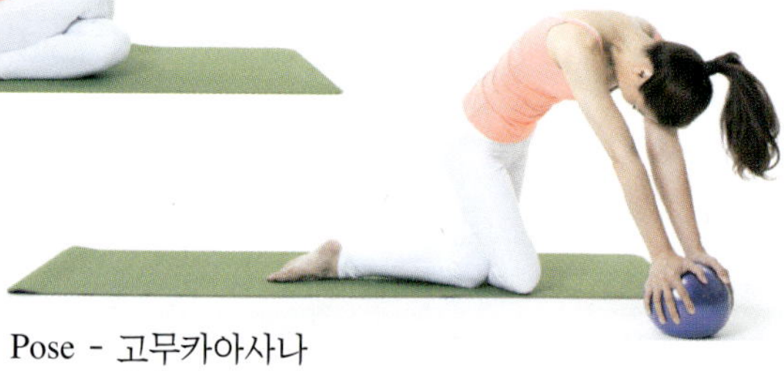

Pose - 고무카아사나
Ball - 바닥
Breathing - Exhale

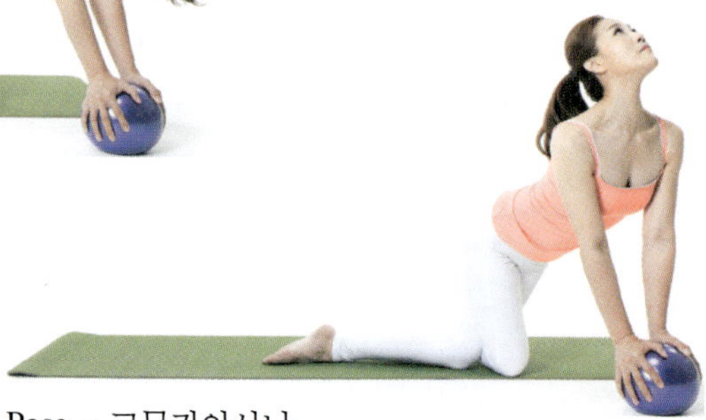

Pose - 고무카아사나
Ball - 바닥
Breathing - Inhale

Warming up & Sequence

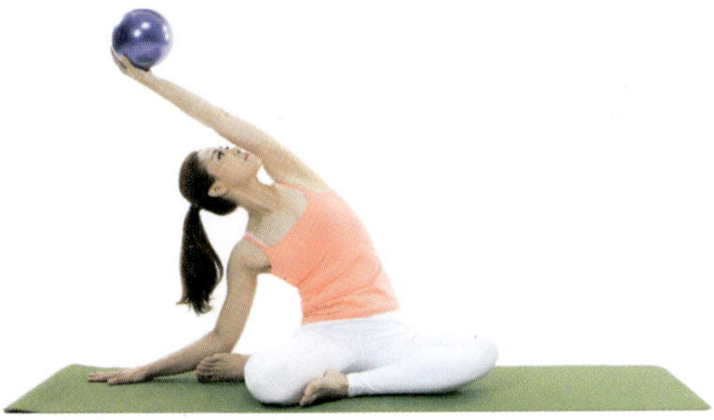

Leg - 비라아사나
Ball - 왼손
Breathing - Exhale

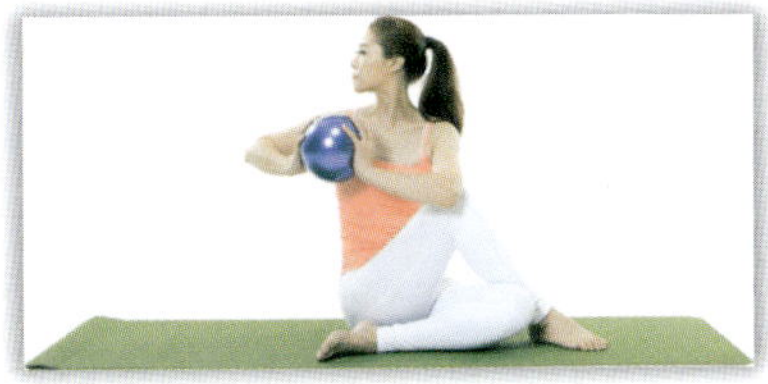

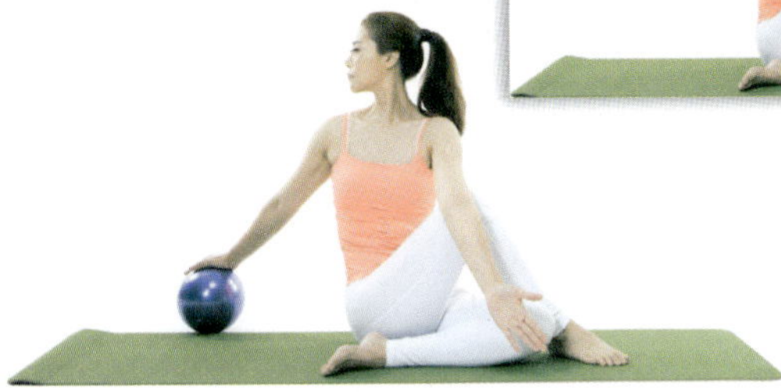

Pose - 아르다 마센드라아사나
Ball - 오른손
Breathing - Exhale

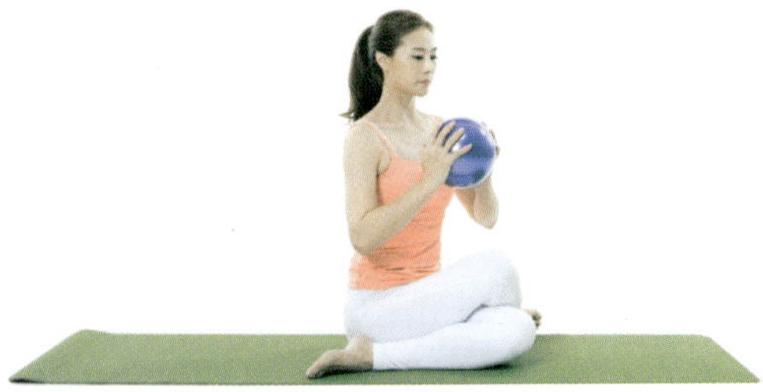

Pose - 고무카아사나
Ball - 가슴 앞
Breathing - Exhale

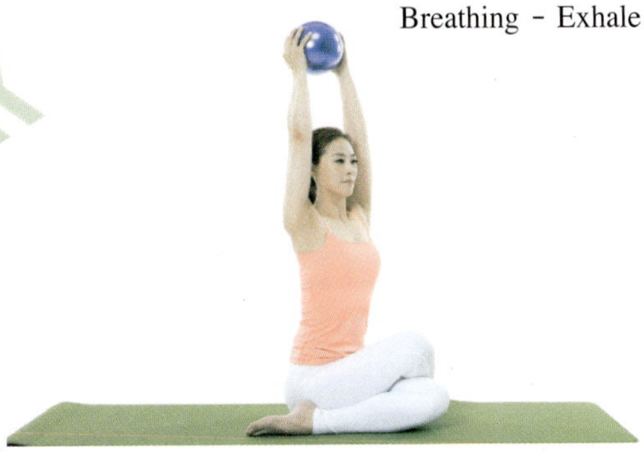

Pose - 고무카아사나
Ball - 정수리 위
Breathing - Inhale

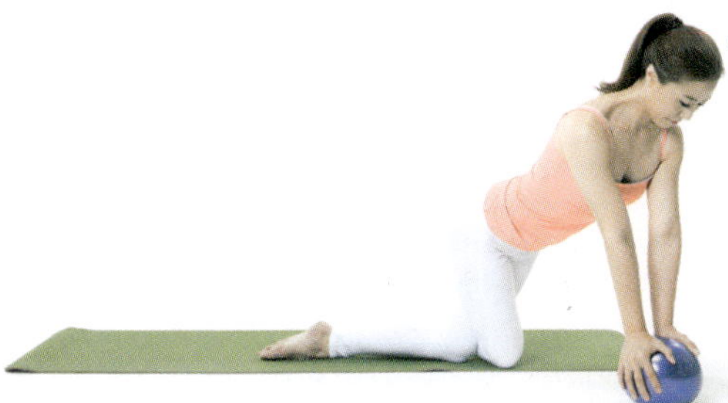

Pose - 고무카아사나
Ball - 바닥
Breathing - Exhale

어깨 이완 스트레칭 시퀀스 1

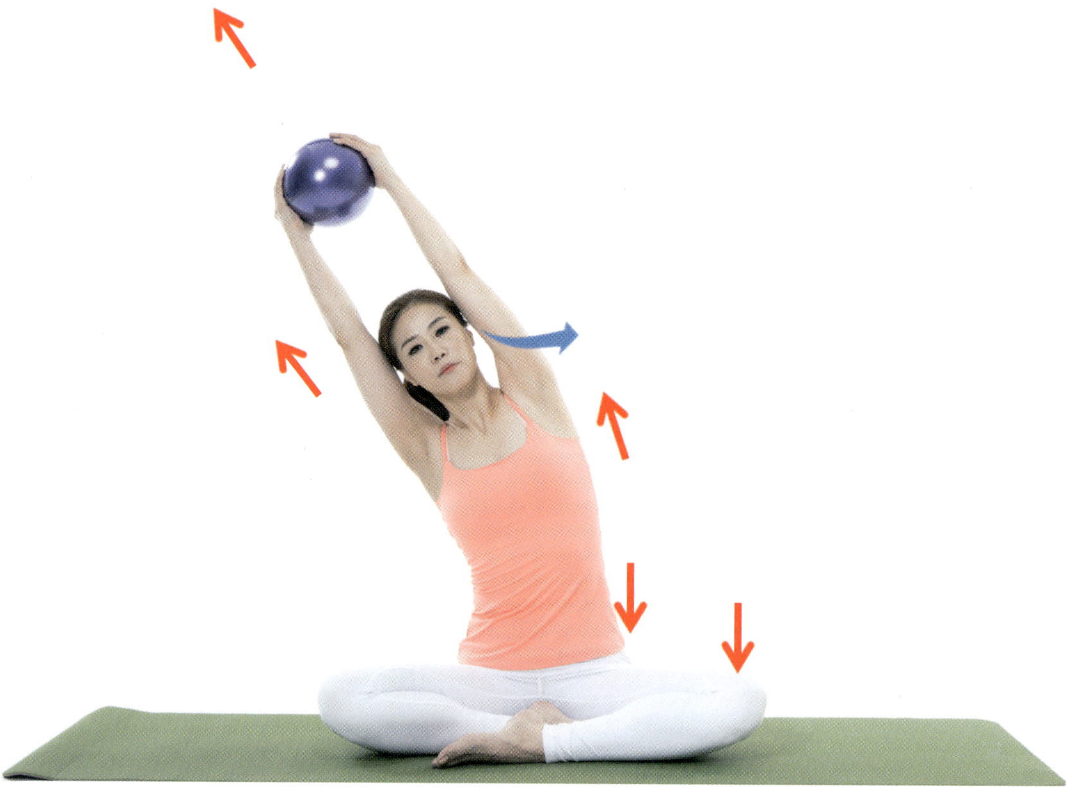

효과 Effect – 볼을 잡고 위로 들어 올리는 동작은 기립근이 세워지고 어깨를 펴게 해준다. 기울이는 쪽 반대편 좌골과 무릎을 바닥으로 눌러 신체 측면 스트레칭의 효과를 높인다.

주의사항 Caution – 양쪽 귀와 팔 안쪽의 간격을 맞춰야 하며 승모근이 따라 올라가지 않도록 주의해야 한다.

핵심사항 Key point – 볼이 바닥이 아닌 사선으로 뻗어 올라가는 에너지를 느끼고 손가락과 손바닥 전체로 볼을 잡아 미세한 소근육을 깨워 집중력 향상에 도움이 된다.

Warming up & Sequence

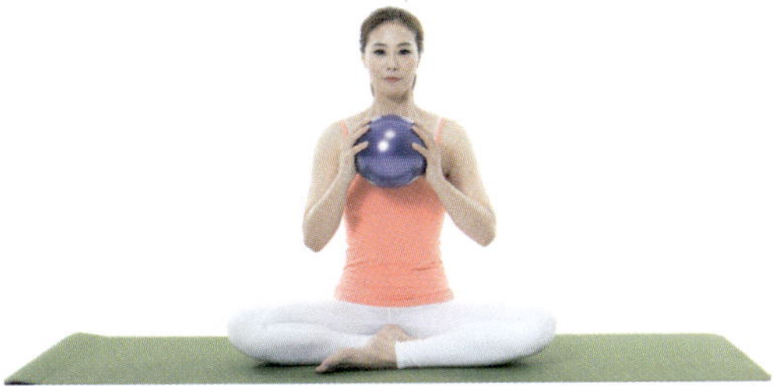

Leg - 수카아사나(편안한 명상 자세)
Ball - 가슴 앞
Motion - 바르게 앉음
Drishti - 정면

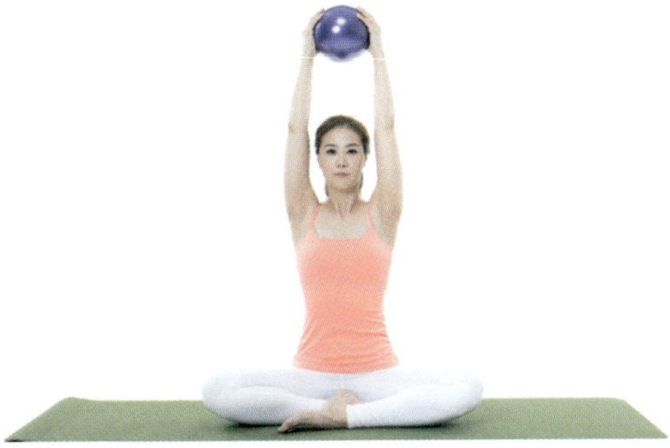

Leg - 준비자세 유지
Ball - 정수리 위
Breathing - Inhale
Motion - 볼을 위로 올림
Drishti - 정면

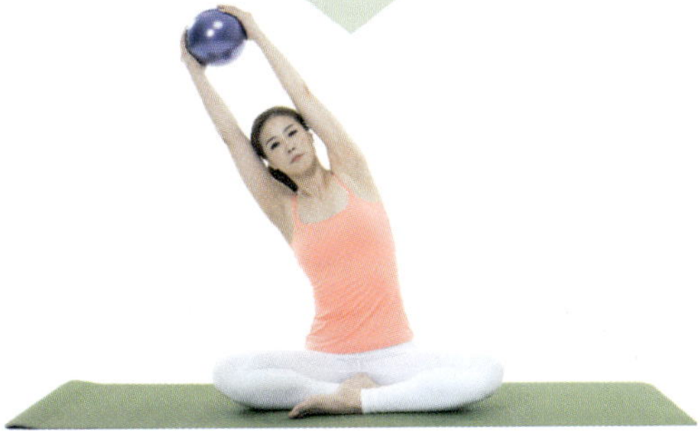

Leg - 준비자세 유지
Ball - 오른쪽 사선
Breathing - Exhale
Motion - 오른쪽으로 기울임
Drishti - 정면

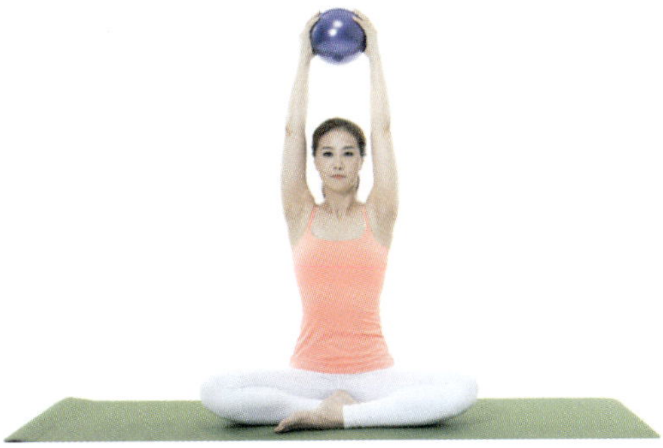

Leg - 준비자세 유지
Ball - 정수리 위
Breathing - Inhale
Motion - 볼을 위로 올림
Drishti - 정면

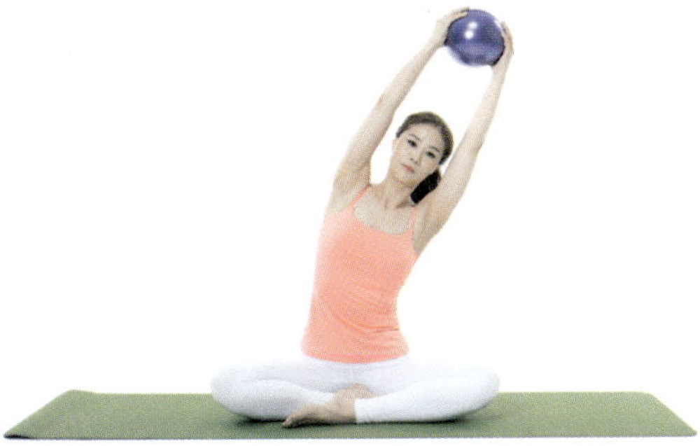

Leg - 준비자세 유지
Ball - 왼쪽 사선
Breathing - Exhale
Motion - 왼쪽으로 기울임
Drishti - 정면

어깨 이완 스트레칭 시퀀스 2

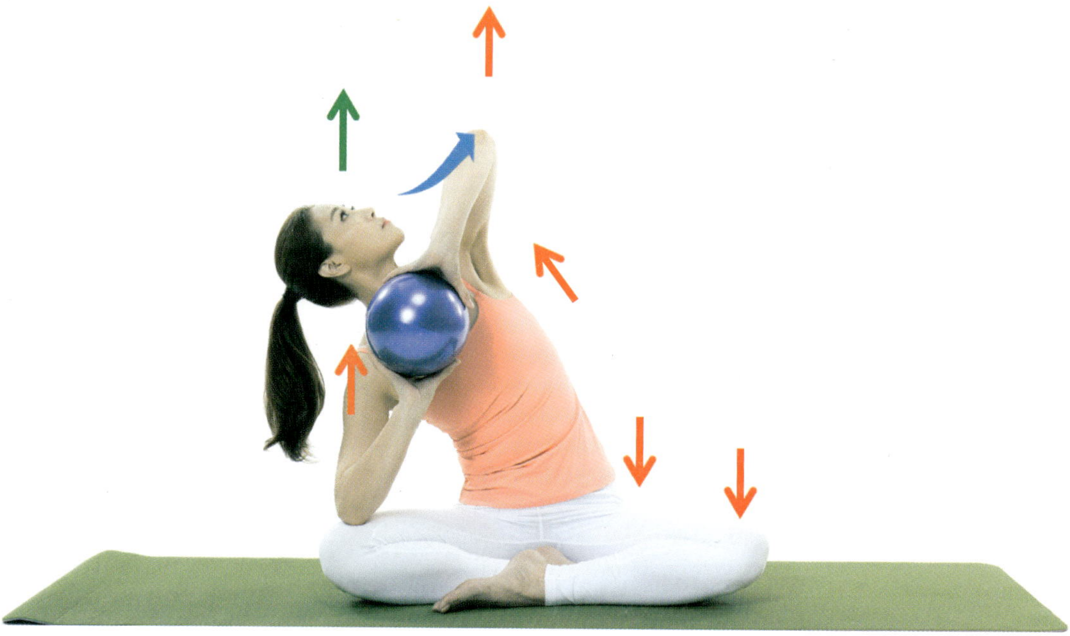

효과 Effect – 손목 회전 운동은 손목관절을 유연하게 함. 볼을 양쪽 손바닥으로 눌러 대흉근을 강화하며, 신체의 측면을 쉽게 스트레칭할 수 있어 흉강을 넓혀 호흡에 도움을 준다.

주의사항 Caution – 기울어지는 쪽의 어깨가 올라가지 않도록 귀와 어깨가 멀어지는 것에 집중하고, 팔꿈치에 체중이 실려 반대쪽 좌골과 무릎 바닥에서 떨어지지 않도록 주의한다.

핵심사항 Key point – 마시는 호흡에는 팔꿈치를 수직으로 올리고 내쉬는 호흡에는 기울어지는 쪽 반대편 좌골을 바닥에 지그시 눌러 장골근을 이완하는데 의식을 둔다.

Warming up & Sequence

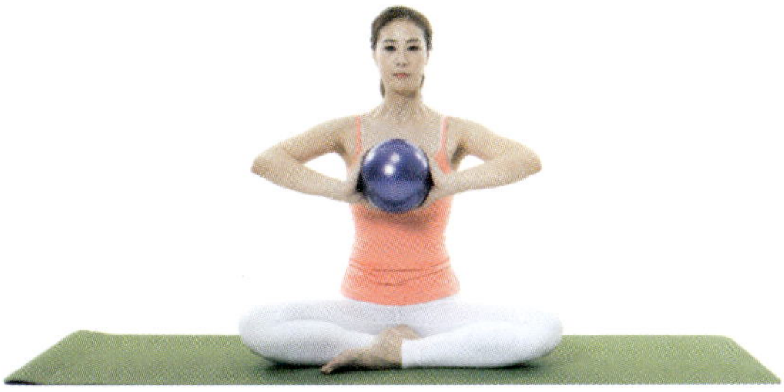

Leg - 준비자세 유지
Ball - 가슴 앞
Breathing - Inhale
Motion - 손목을 회전해 중지를 가슴에 댐
Drishti - 정면

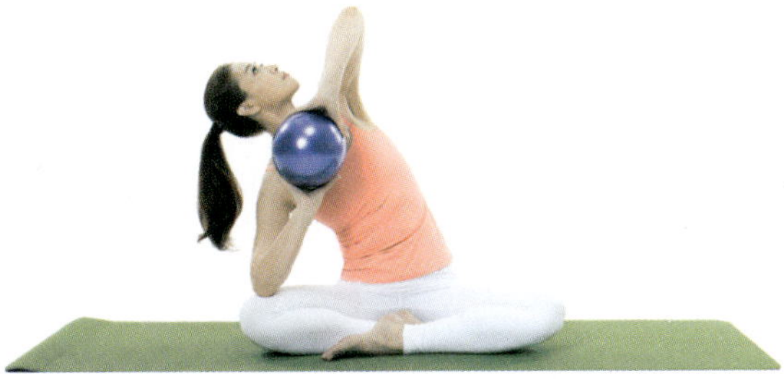

Leg - 준비자세 유지
Ball - 가슴 앞
Breathing - Exhale
Motion - 팔꿈치를 무릎에 대고 오른쪽으로 기울임
Drishti - 하늘

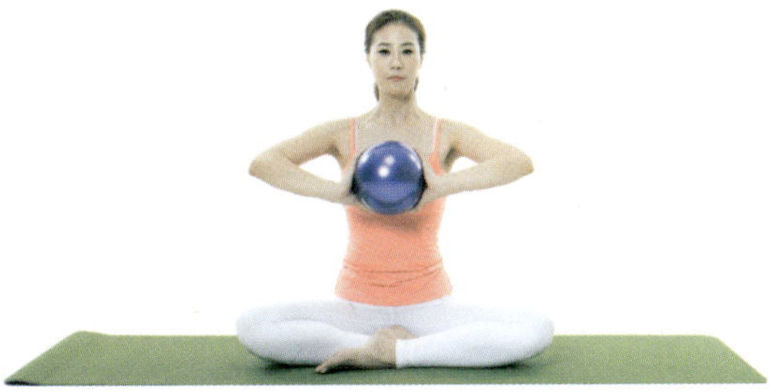

Leg - 준비자세 유지
Ball - 가슴 앞
Breathing - Inhale
Motion - 준비자세로 바르게 앉음
Drishti - 정면

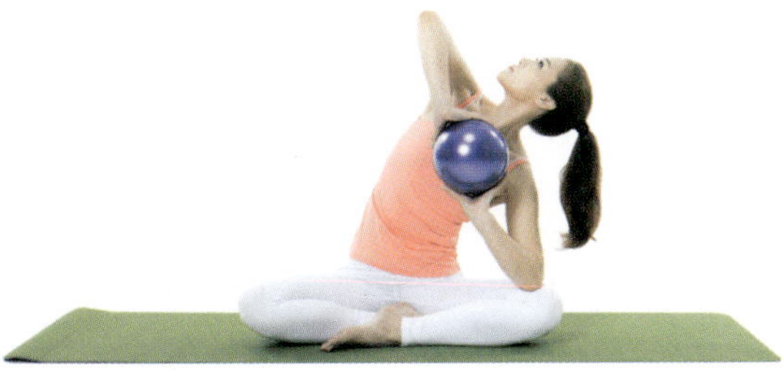

Leg - 준비자세 유지
Ball - 가슴 앞
Breathing - Exhale
Motion - 팔꿈치를 무릎에 대고 오른쪽으로 기울임
Drishti - 하늘

어깨 이완 스트레칭 시퀀스

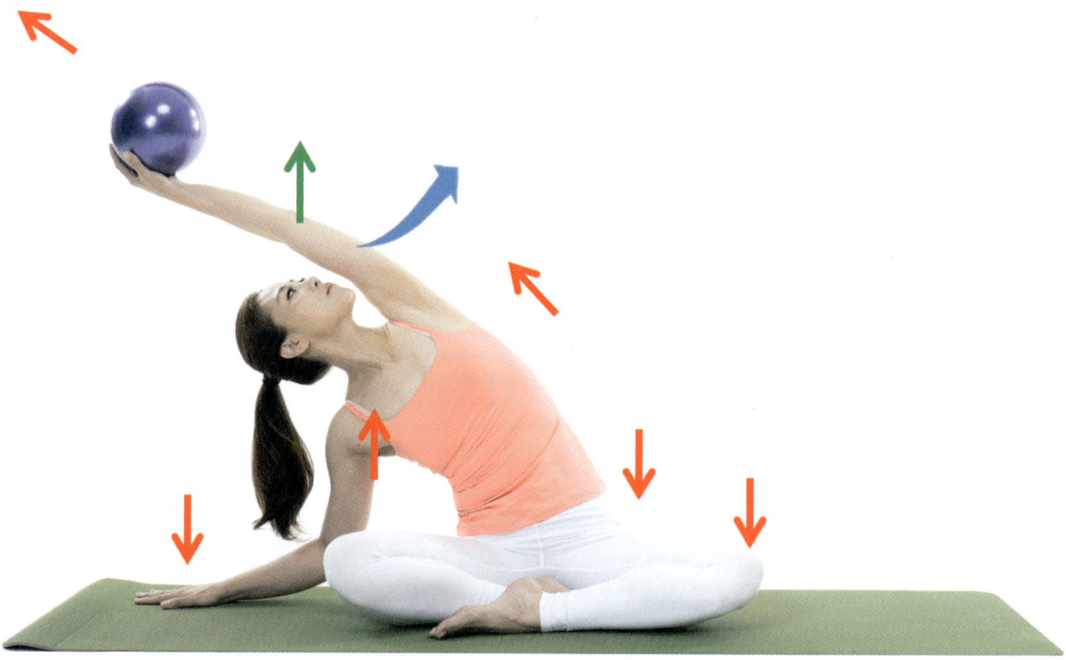

효과 Effect – 어깨의 회전근을 부드럽게 해주며, 어깨관절의 가동범위를 넓혀 주고 볼을 대각선으로 뻗어주는 동작을 통해 요방형근 및 광배근을 더 깊게 스트레칭하는 데 효과적이다.

주의사항 Caution – 바닥을 짚은 손은 엉덩이선에 맞추고 팔꿈치를 바닥 쪽으로 구부려 귀와 어깨가 멀어지게 한다. 기울어지는 쪽이 아닌 뻗어나가는 측면을 스트레칭한다.

핵심사항 Key point – 등이 굽어지지 않도록 아래쪽 가슴과 옆구리를 하늘 쪽으로 회전해야 하며 바라보는 시선 또한 목을 회전해서 하늘을 보며 자세를 유지한다.

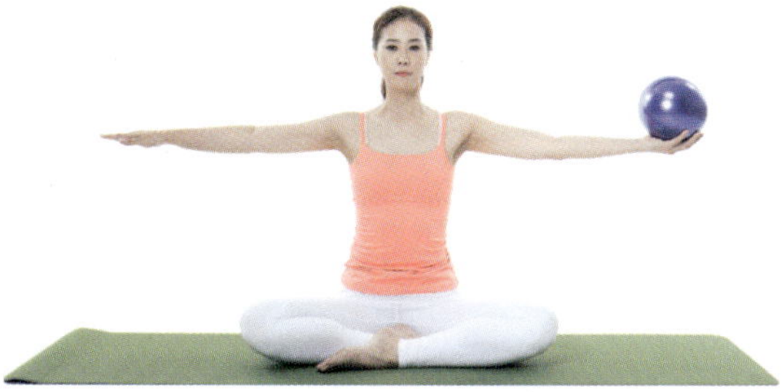

Leg - 준비자세 유지
Ball - 왼손
Breathing - Inhale
Motion - 팔을 수평으로 올림
Drishti - 정면

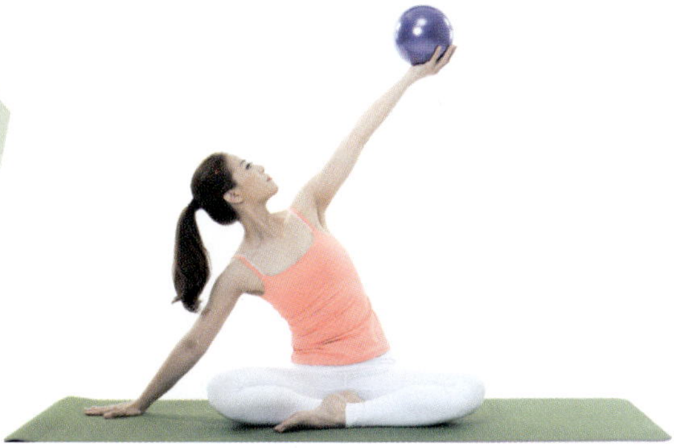

Leg - 준비자세 유지
Ball - 왼손
Breathing - Exhale
Motion - 팔의 수평을 유지한 채 오른손을 바닥에 댐
Drishti - 볼

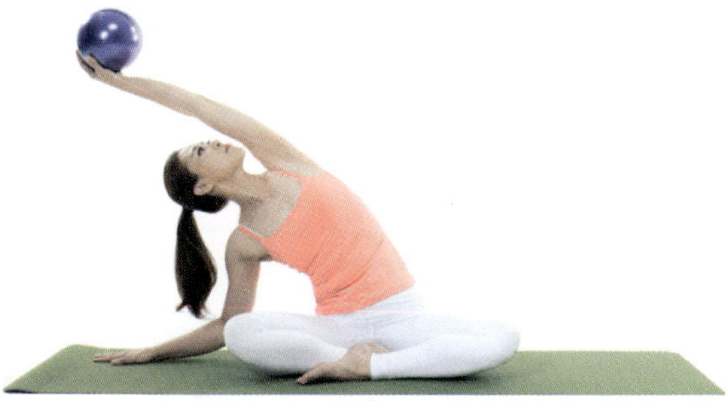

Leg - 준비자세유지
Ball - 왼손
Breathing - Inhale → Exhale
Motion - 오른쪽 팔꿈치를 바닥 쪽으로 구부리고
볼을 사선으로 뻗어 올림
Drishti - 하늘

아그니스탐바아사나 – 골반교정 시퀀스

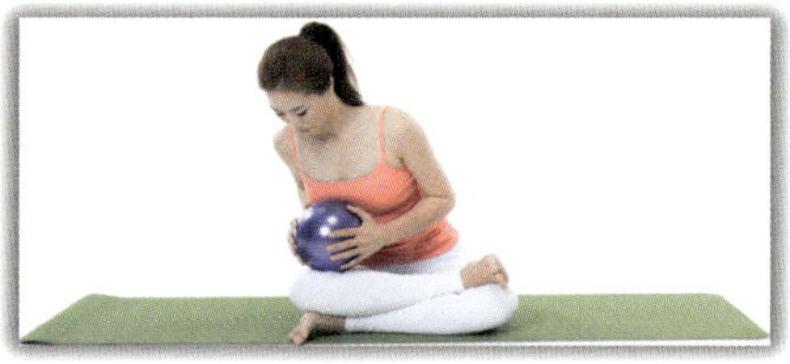

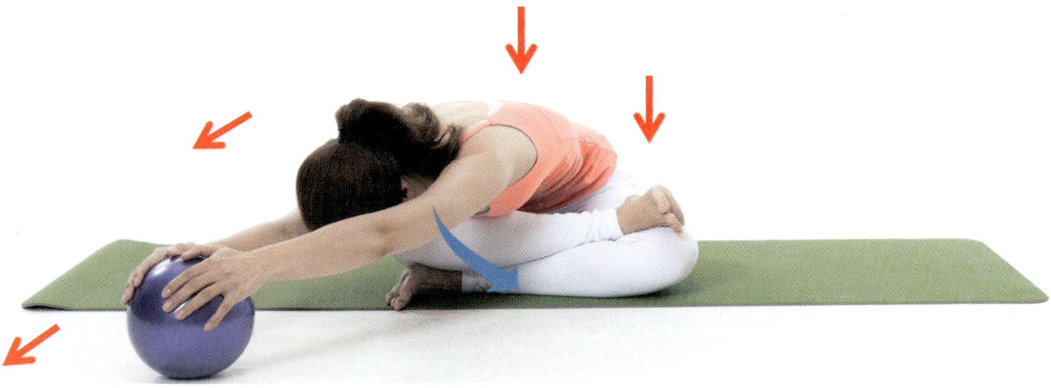

효과 Effect – 우리 몸의 좌우 균형을 맞춰주는데 효과적인 아사나로서 특히 고관절의 좌우 틀어진 것을 스스로 자각할 수 있다.

주의사항 Caution – 아래 발바닥 위에 무릎을 위치하고 아래 무릎 위에 발등이 와야 하며 기본자세에서 몸의 중심이 쏠리지 않도록 척추를 세운 후 전굴을 해야 등을 수평으로 유지한다.

핵심사항 Key point – 몸의 정렬을 맞추고 전굴을 하면 고관절 어느 부분에 자극이 오는데 자극을 기억했다가 반대쪽 할 때 스스로 비교를 해본다.

Warming up & Sequence

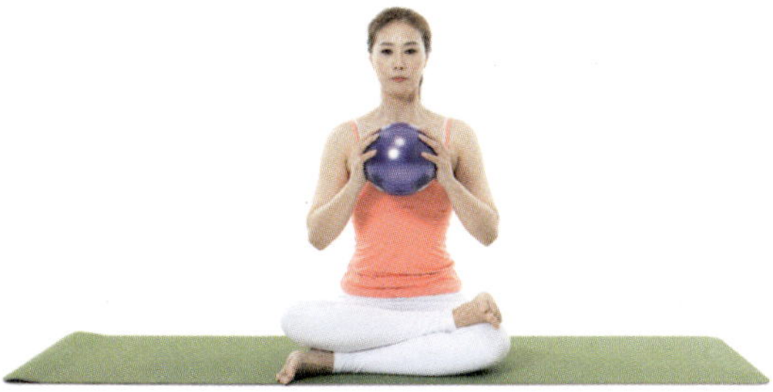

Leg - 아그니스탐바아사나(장작자세)
Ball - 가슴 앞
Motion - 볼을 정수리 위로 올림
Drishti - 정면

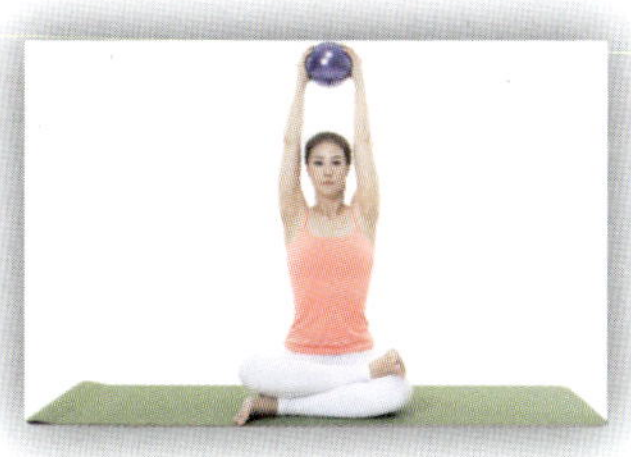

Breathing - Inhale

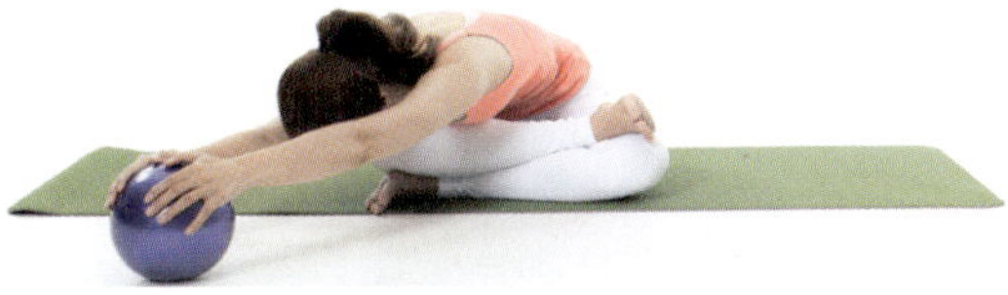

Leg - 준비자세 유지
Ball - 위 무릎 앞에서 대각선 방향을 굴림
Breathing - Exhale
Motion - 공을 굴리며 전굴
Drishti - 바닥

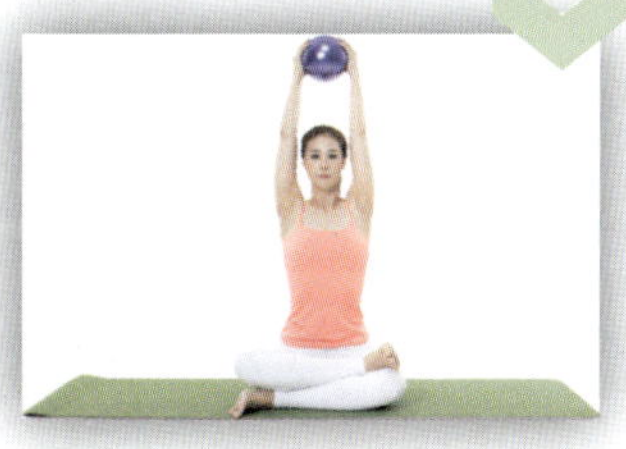

Breathing - Inhale

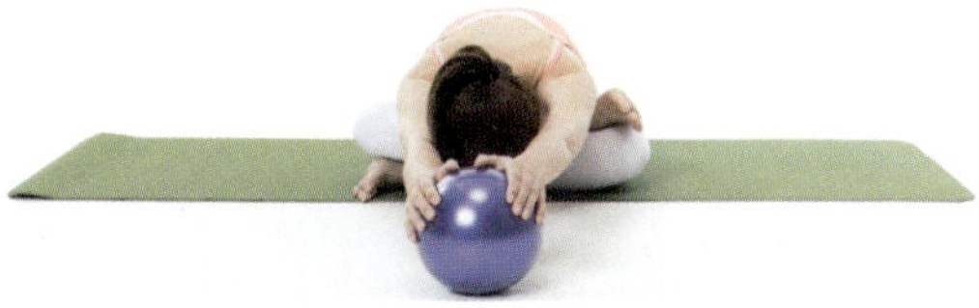

Leg - 준비자세 유지
Ball - 다리 가운데에서 앞으로 굴림
Breathing - Exhale
Motion - 공을 굴리며 전굴
Drishti - 바닥

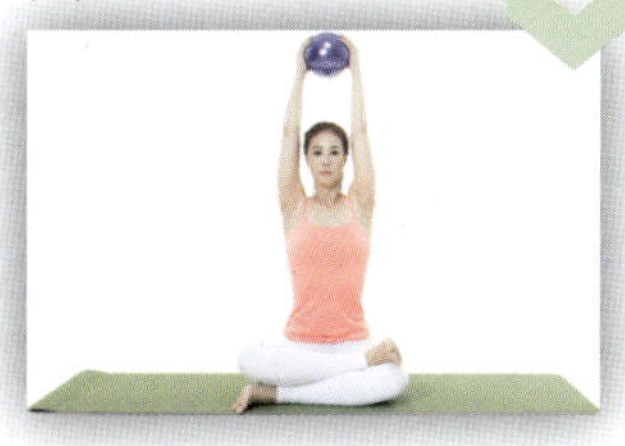

Breathing - Inhale

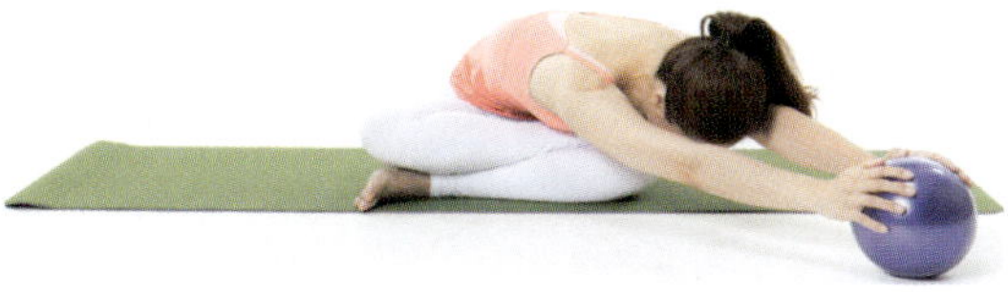

Leg - 준비자세 유지
Ball - 아래 무릎 앞에서 대각선 방향을 굴림
Breathing - Exhale
Motion - 공을 굴리며 전굴
Drishti - 바닥

비라아사나 - 골반교정 시퀀스

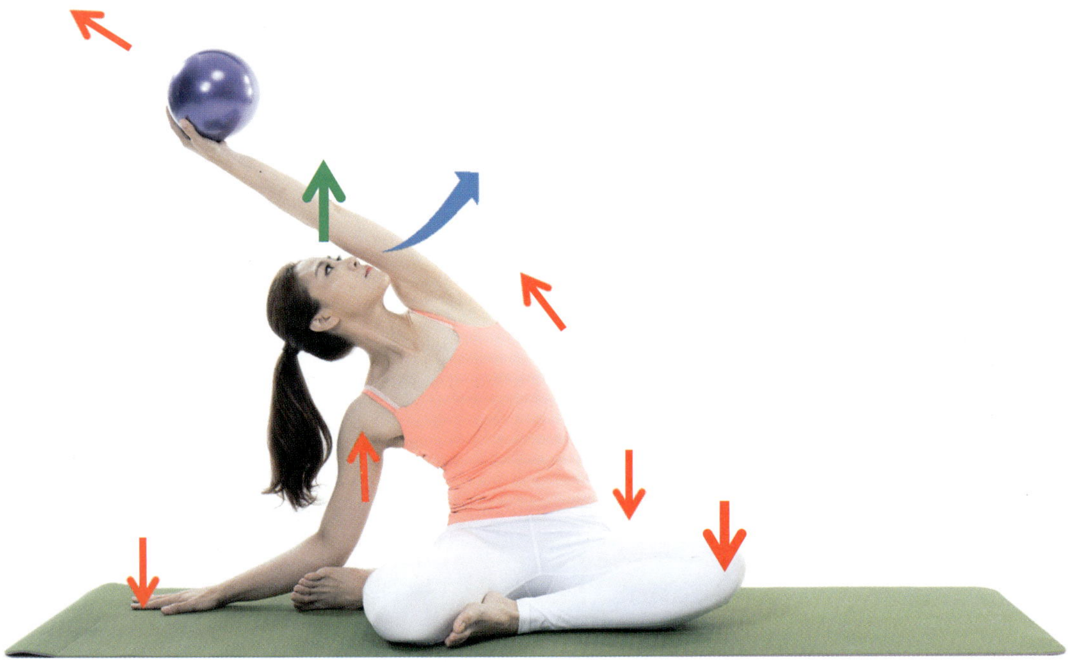

효과 Effect - 굳어진 고관절과 무릎관절을 유연하게 해주며 옆을 기울이는 가벼운 측굴만으로도 늑골과 늑골의 간격을 넓혀주고 광배근을 신전시키는 효과를 준다.

주의사항 Caution - 기울어지는 반대쪽 엉덩이 좌골과 무릎이 뜨지 않도록 바닥을 눌러주고 바닥을 짚은 손으로 바닥을 저항해서 어깨가 올라가지 않도록 한다.

핵심사항 Key point - 바닥으로 많이 기울이는 것이 아니라 대각선으로 뻗어 줘야 고관절이 바로잡히고 척추의 흐름이 좋아진다.

Warming up & Sequence

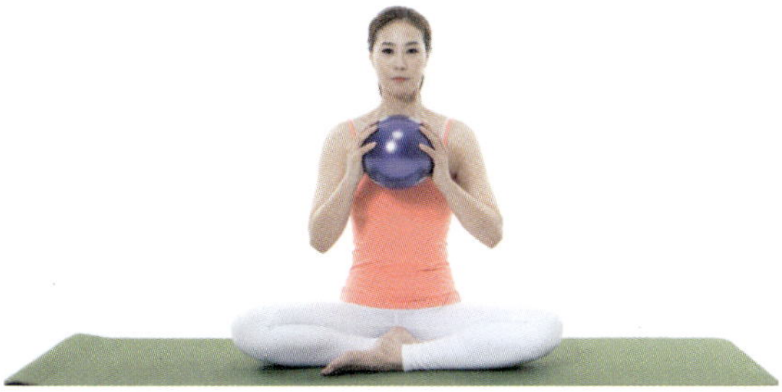

Leg - 수카아사나
Ball - 가슴 앞
Drishti - 정면

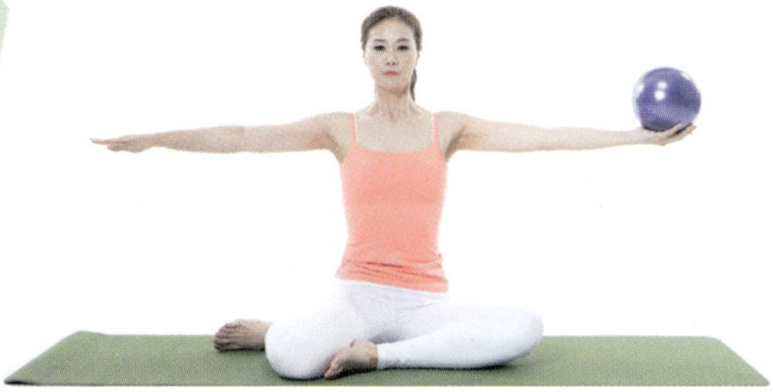

Leg - 비라아사나
Ball - 왼손
Breathing - Inhale
Motion - 공을 수평으로 올림
Drishti - 정면

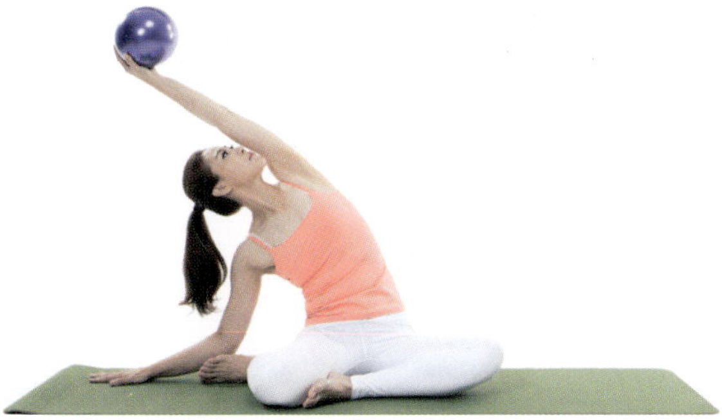

Leg - 비라아사나
Ball - 오른쪽으로 기울임
Breathing - Exhale
Motion - 공을 대각선으로 뻗어 올림
Drishti - 하늘

아르다 마센드라아사나 – 척추유연성 향상 시퀀스

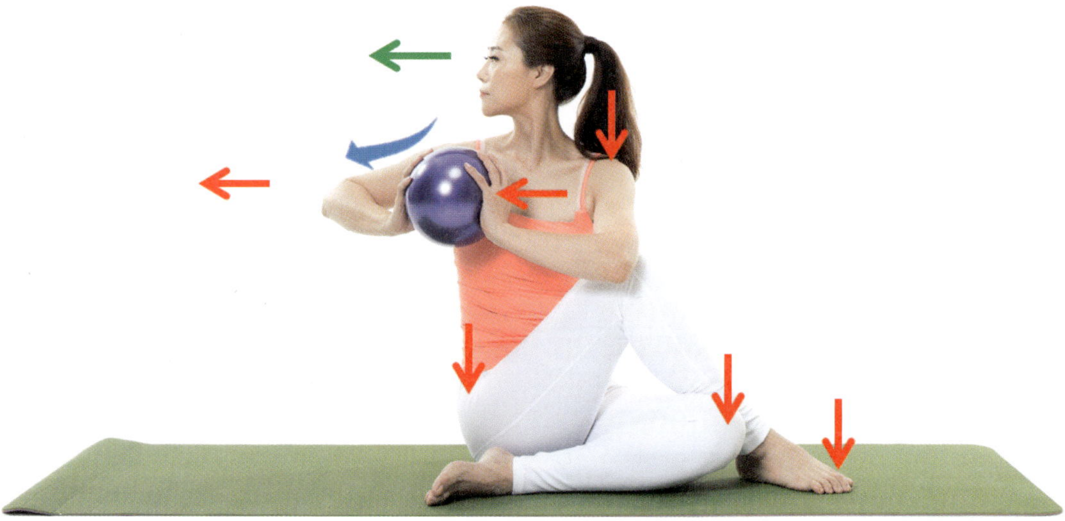

효과 Effect – 척추의 유연성을 좋게 해주는 비틀기 자세는 복부의 장기들이 마사지가 되며 소화기관이 건강해진다. 볼을 미는 움직임이 안정적으로 굽은 등과 어깨가 펴지는 효과가 있다.

주의사항 Caution – 양쪽 엉덩이에 체중이 고르게 실려야 하며 정수리 끝까지 척추가 기울어짐 없이 곧게 신장시킨 후 어깨 견봉을 수평으로 함은 느낌으로 척추를 로테이션 한다.

핵심사항 Key point – 척추의 바른 비틀기는 좌골을 바닥으로 누르는 안정성이 확보되어야 가능하기에 척추의 가동범위를 향상하기 위해 볼을 계속 밀어주는 데 집중한다.

Warming up & Sequence

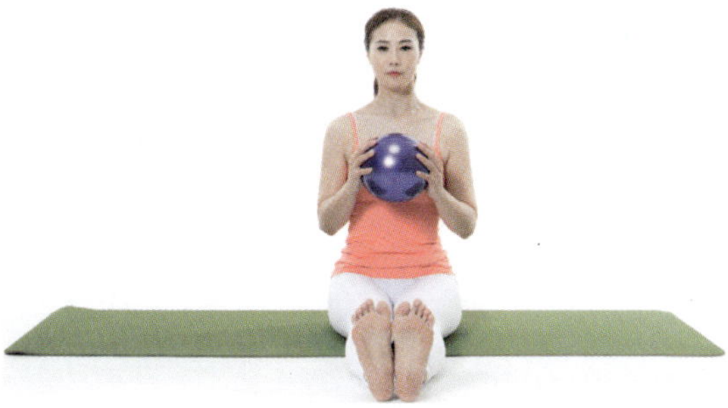

Leg - 단다아사나
Ball - 가슴 앞
Drishti - 정면

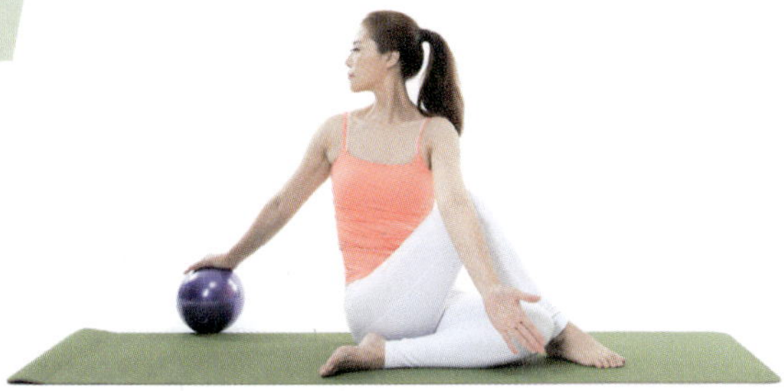

Leg - 왼쪽무릎을 바닥으로 구부리고 오른 무릎으로 세워 발을 왼쪽 무릎 바깥쪽에 놓음
Ball - 오른쪽 엉덩이 10~20cm 뒤 바닥
Breathing - Inhale → Exhale
Motion - 공을 누르며 척추를 세우고 척추를 비틀어 줌
Drishti - 뒤

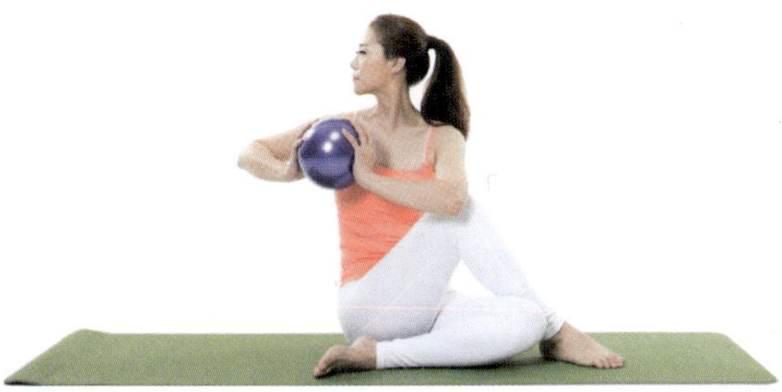

Leg - 아르다 마센드라아사나 유지
Ball - 가슴 앞으로 가져와 두 손으로 잡음
Breathing - Exhale
Motion - 양쪽 팔꿈치는 수평으로 유지하고 오른손으로 밀며 더 깊게 척추를 비틀어 줌
Drishti - 뒤

고무카아사나 – 골반교정 시퀀스

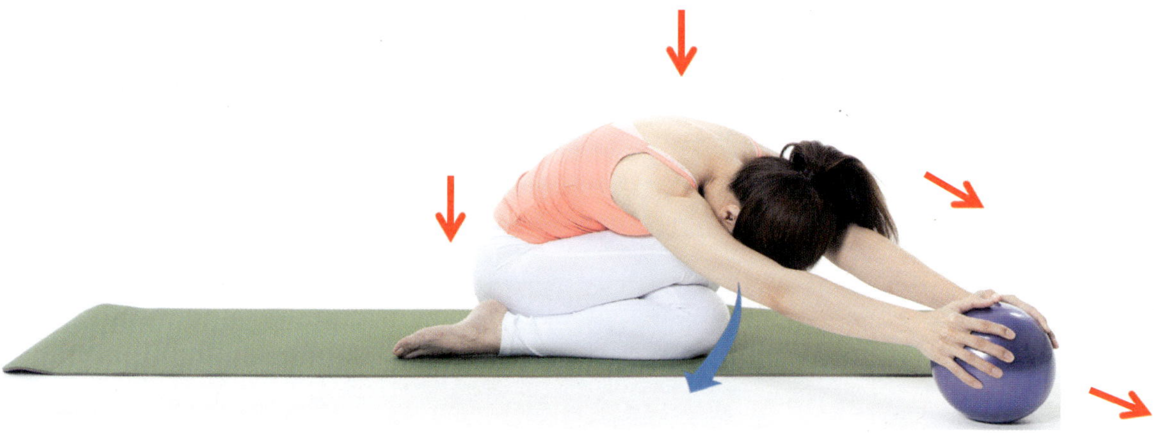

효과 Effect – 고무카아사나는 고관절의 편중되었음을 스스로 알 수 있는 자세로써 무릎관절을 유연하게 해주고 대둔근과 척주기립근을 스트레칭한다.

주의사항 Caution – 위에 있는 다리 쪽 좌골이 바닥에 뜨지 않도록 누르는 힘이 필요하며 가슴 가운데 양쪽 무릎이 올 수 있도록 하지의 균형을 잡는다.

핵심사항 Key point – 양쪽 좌골에 체중이 고르게 실리도록 하고 등을 바닥과 수평으로 한 채 볼을 앞으로 굴려 미는 에너지를 느끼며 척주기립근을 신장시킨다.

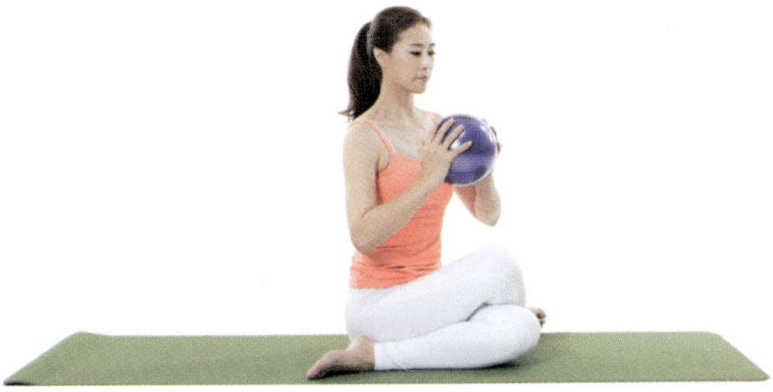

Leg - 고무카아사나
Ball - 가슴 앞에서 볼을 두 손으로 잡음
Drishti - 정면

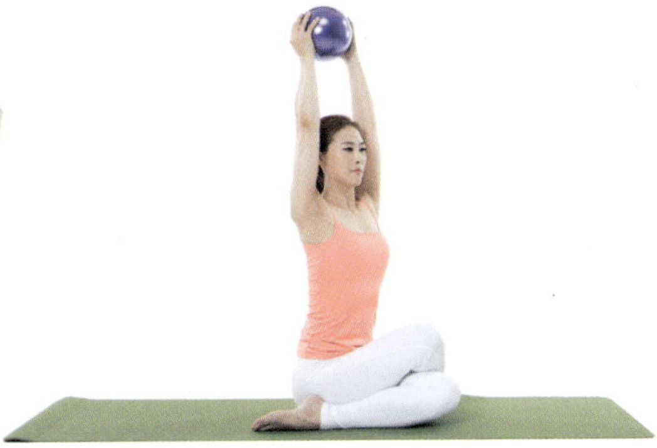

Leg - 고무카아사나
Ball - 정수리 위
Breathing - Inhale
Motion - 볼은 하늘위로 올리고 어깨는 내림
Drishti - 정면

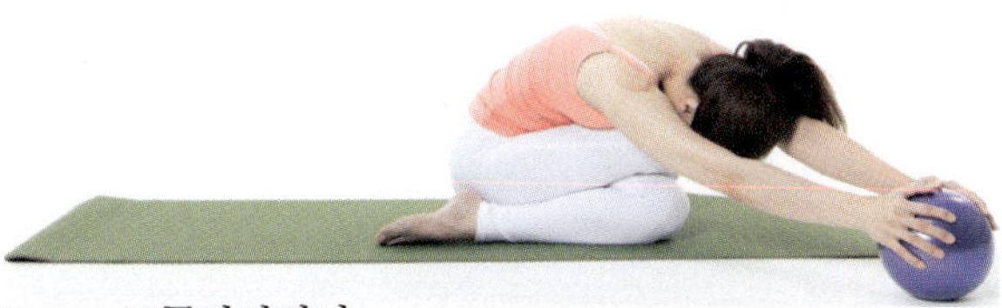

Leg - 고무카아사나
Ball - 무릎 앞에서 전굴하며 최대한 굴려서 밀어줌
Breathing - Exhale
Motion - 양쪽 무릎을 가슴으로 누르며 볼을 앞으로 굴림
Drishti - 무릎

고무카아사나 – 골반교정 및 척추 유연성 콤비네이션 시퀀스

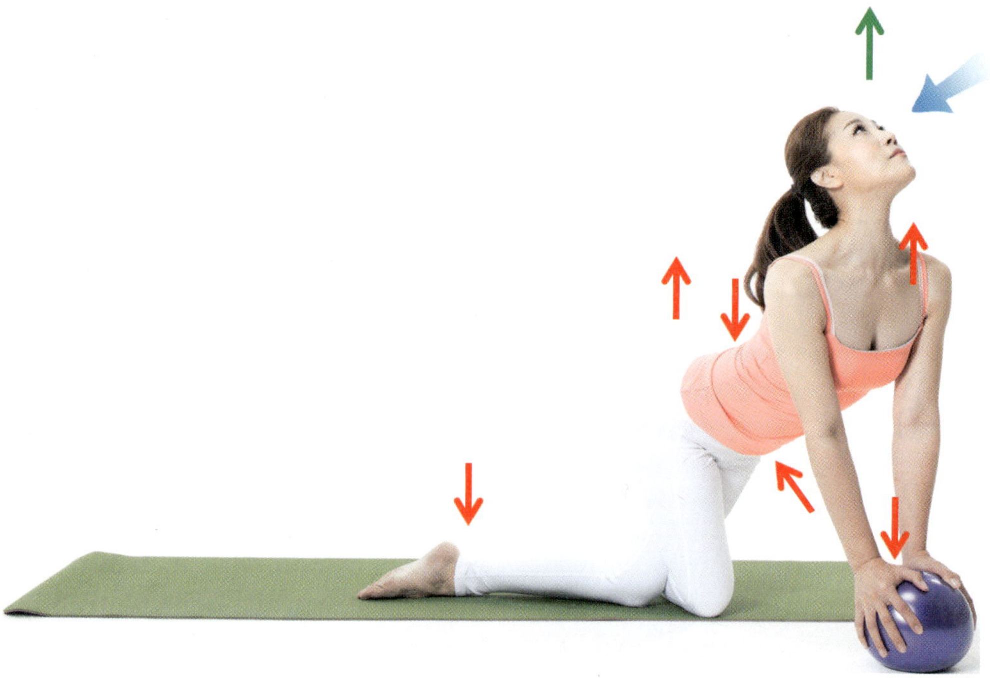

효과 Effect – 고관절의 유연성과 척추의 활력을 주는 자세로 자세에서 자세로 이어지는 시퀀스를 하다 보면 자연스럽게 내전근의 조임 그리고 대흉근의 펴짐을 알아차릴 수 있다.

주의사항 Caution – 움직이는 볼 위에서 중심을 잡는 것이 처음에는 어려울 수 있으므로 코어에 집중한다. 무릎을 완전히 붙이고 실시해야 고관절 움직임에 대한 자극이 온다.

핵심사항 Key point – 볼을 누르고 저항하는 에너지의 흐름을 느끼면서 척추의 유연함과 부드러움을 함께 자각한다.

Warming up & Sequence

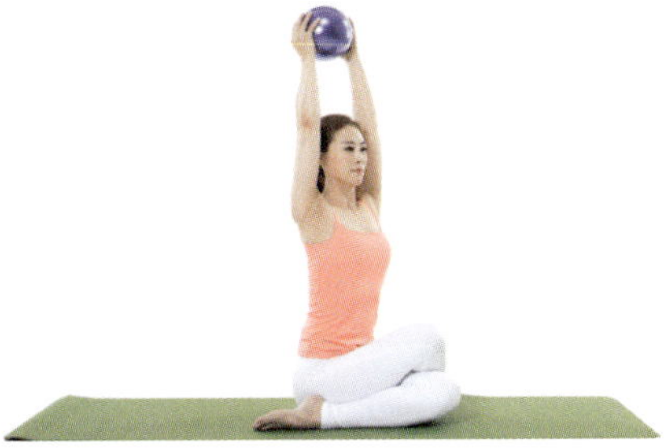

Leg - 고무카아사나
Ball - 정수리 위
Breathing - Inhale
Motion - 척추를 신장시킴
Drishti - 정면

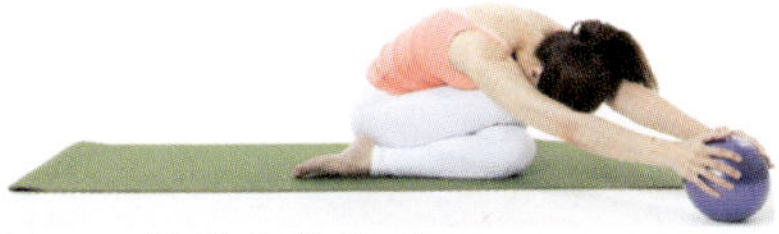

Leg - 준비자세 유지
Ball - 바닥 멀리
Breathing - Exhale
Motion - 전굴
Drishti - 무릎

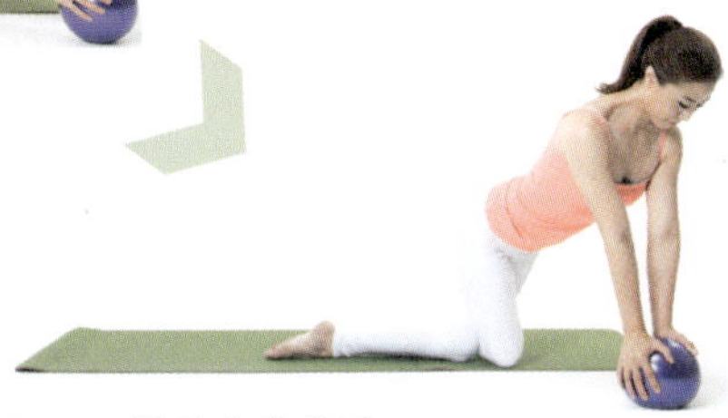

Leg - 준비자세 유지
Ball - 바닥
Motion - 엉덩이를 들어 장골아래 무릎,
어깨아래 볼을 두고 엄지손가락을 붙임
Drishti - 볼

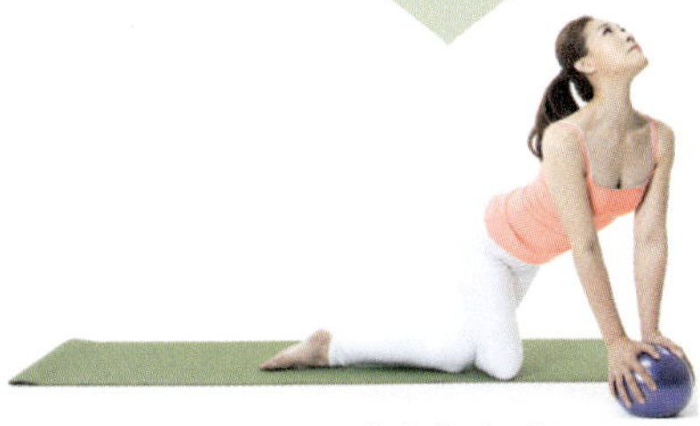

Leg - 준비자세 유지
Ball - 바닥
Breathing - Inhale
Motion - 볼을 누르며 카우포즈
Drishti - 하늘

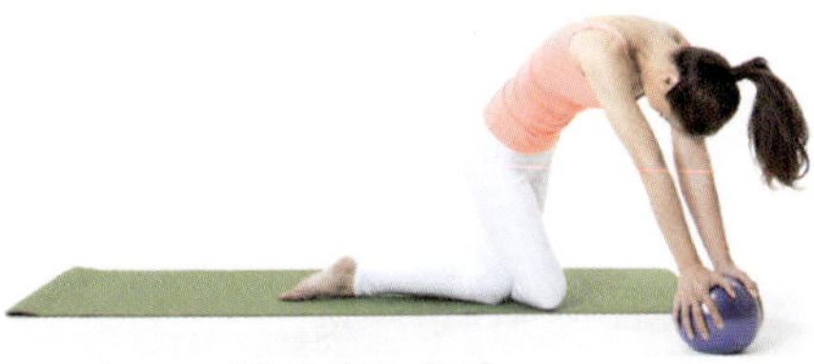

Leg - 준비자세 유지
Ball - 바닥
Breathing - Exhale
Motion - 볼을 누르며 캣포즈
Drishti - 복부

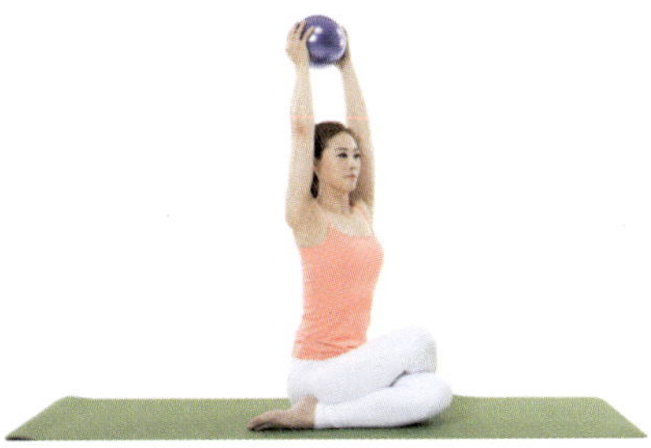

Leg - 준비자세 유지
Ball - 정수리 위
Breathing - Inhale
Motion - 척추를 신장시키며 처음 자세로 돌아옴
Drishti - 정면

마르자리아사나 – 척추의 활력을 주는 시퀀스

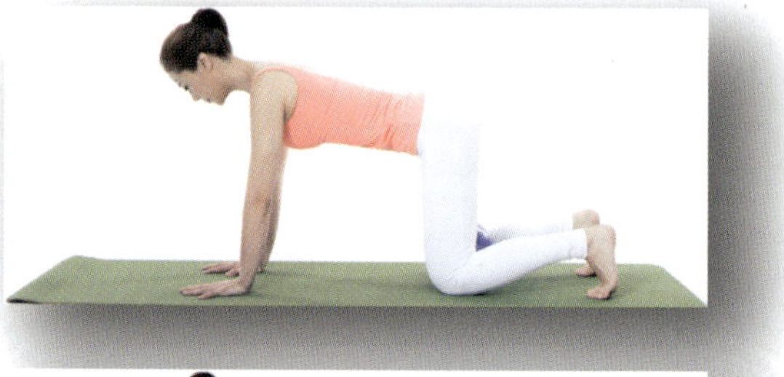

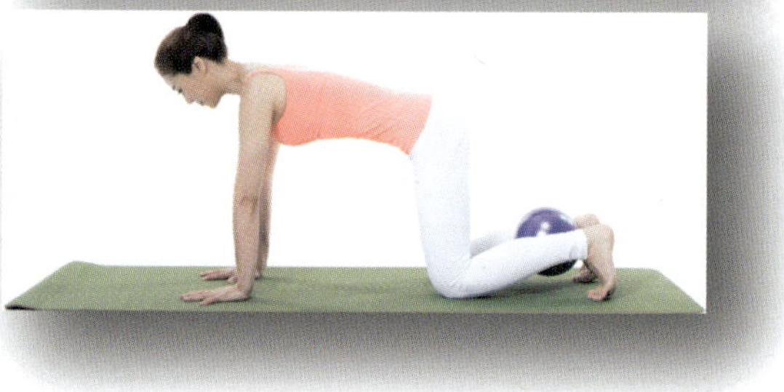

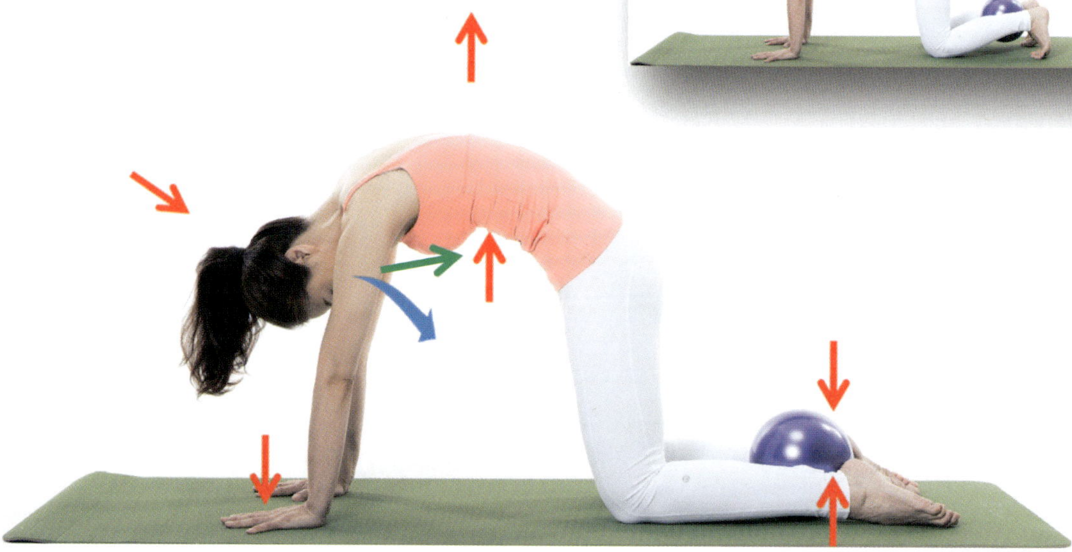

효과 Effect – 고양이자세는 척추의 유연성을 향상하고 활력을 주는 대표적인 자세이다. 볼을 발목 사이 또는 무릎 사이에 끼우고 실시하여 하체 운동도 동시에 할 수 있다.

주의사항 Caution – 어깨 아래 손목, 골반 아래 무릎이 위치할 수 있도록 하며 호흡과 함께 실시해야 운동 효과가 높다. 발목 또는 무릎 사이에 있는 볼을 의식하여 조이도록 한다.

핵심사항 Key point – 바닥을 누르며 저항하는 에너지를 느끼며 등을 동그랗게 해서 척추를 이완 스트레칭할 때, 견갑대의 움직임을 느껴본다. 가동성이 좋아지고 어깨가 부드러워진다.

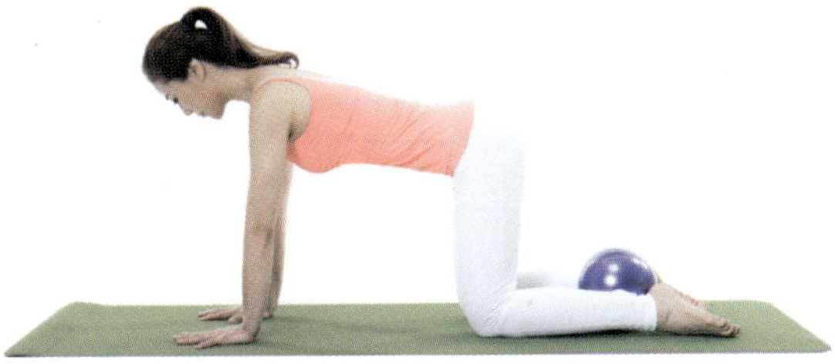

Leg - 무릎을 바닥에 대고 테이블 포즈
Ball - 발목 사이
Motion - 볼을 발목 사이에 끼우고 조임
Drishti - 바닥

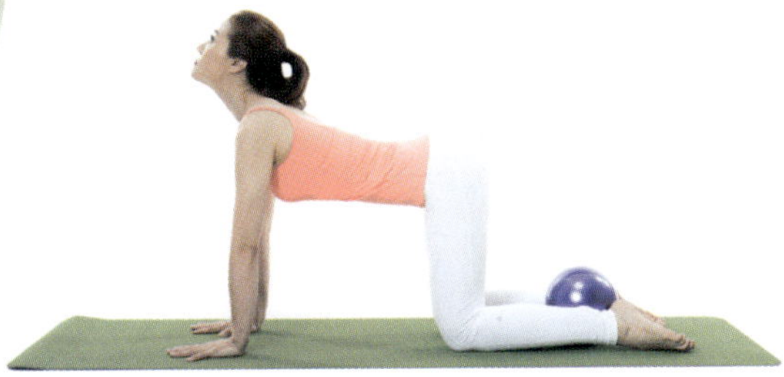

Leg - 준비자세 유지
Ball - 발목 사이
Breathing - Inhale
Motion - 마시는 호흡에 흉골을 들어 올리며
등을 펴고, 좌골을 들어 올림
Drishti - 하늘

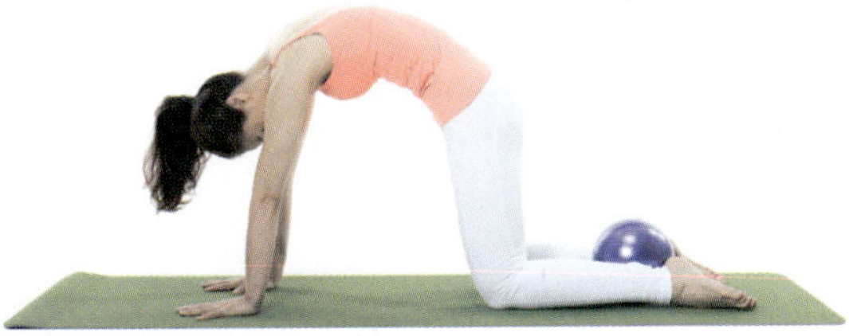

Leg - 준비자세 유지
Ball - 발목 사이
Breathing - Exhale
Motion - 내쉬는 호흡에 바닥을 누르며 위쪽 등을 둥글게 말아
머리를 떨어뜨리고 복부를 당김
Drishti - 배꼽

차투랑가 단다아사나 – 코어 및 어깨 강화 시퀀스

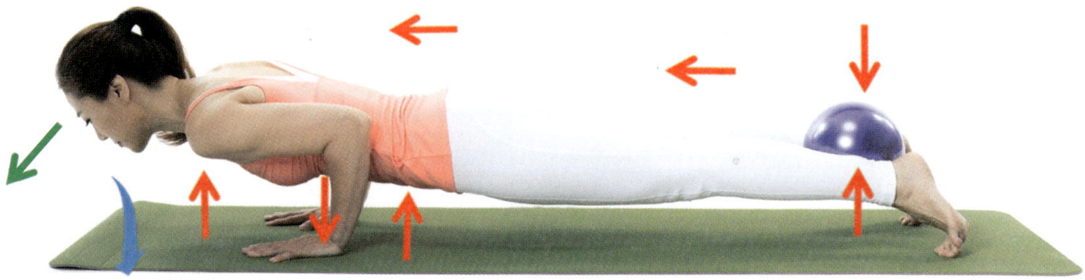

효과 Effect – 코어 및 어깨의 근력을 강화하는 대표적인 자세로 에너지의 흐름이 바닥 쪽이 아닌 앞쪽으로 향하기 위해서는 발목의 미는 힘이 필요한 데 발목 사이에 볼을 위치하여 조이면 골반 넓이를 유지하면서 강한 힘을 쓸 수 있는 장점이 있다.

주의사항 Caution – 발뒤꿈치가 아닌 발목에 정확하게 위치하여야 하며, 이 자세가 너무 어렵거나 어깨 힘이 부족할 때는 무릎을 바닥에 대고 단계별로 실시한다.

핵심사항 Key point – 손바닥으로 바닥을 미는 대흉근과 어깨의 근력은 코어에 힘이 있어야 협응력으로 이 자세를 실시할 수 있다.

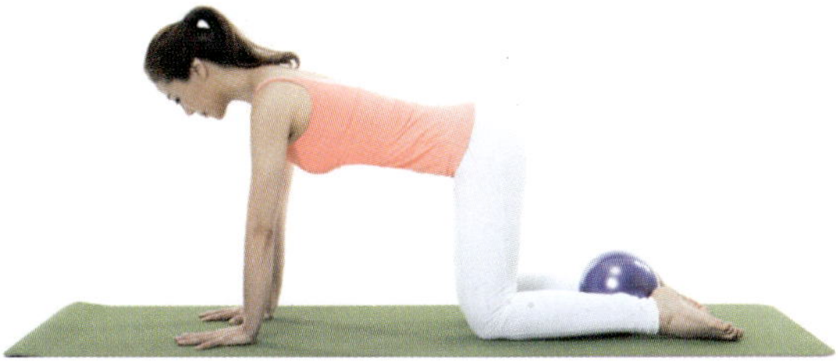

Leg - 무릎을 바닥에 대고 테이블 포즈
Ball - 발목 사이
Motion - 볼을 발목 사이에 끼우고 조임
Drishti - 바닥

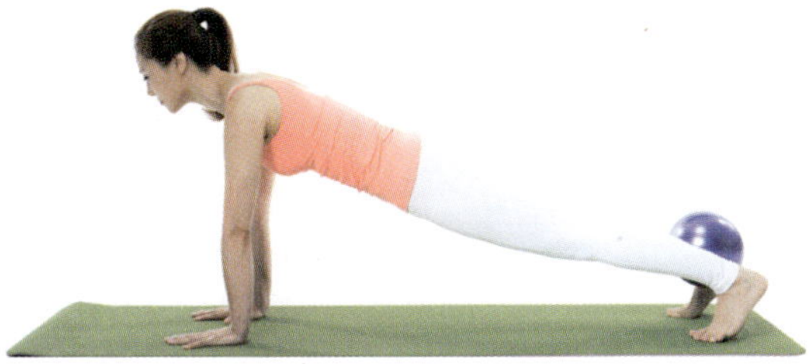

Leg - 무릎을 폄
Ball - 발목 사이
Motion - 볼을 발목 사이에 끼우고 조임
Drishti - 바닥 멀리

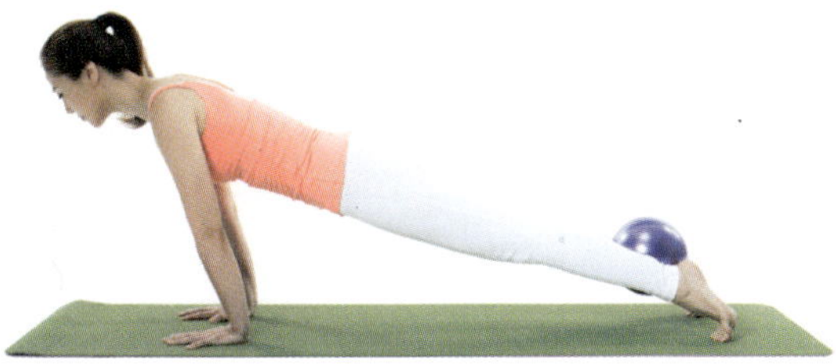

Leg - 자세 유지
Ball - 발목 사이
Breathing - Inhale
Motion - 어깨가 손목보다 앞으로 향할 수 있도록
볼을 조이며 발목을 펴서 앞으로 밀어줌
Drishti - 바닥 멀리

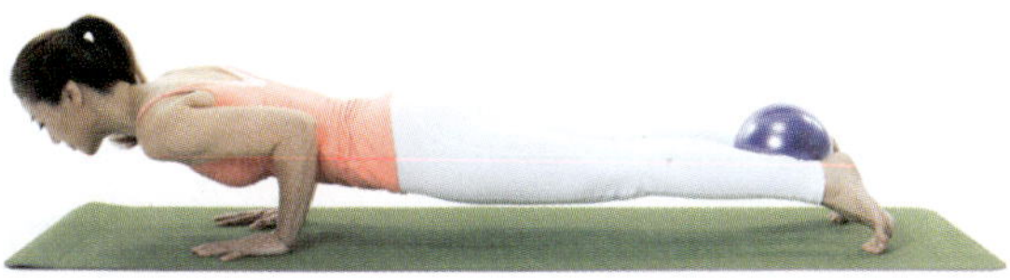

Leg - 자세 유지
Ball - 발목 사이
Breathing - Exhale
Motion - 코어에 힘을 주며, 팔을 90° 로 구부림
Drishti - 바닥 멀리

아도무카 스바나아사나 – 전신 이완 스트레칭 시퀀스

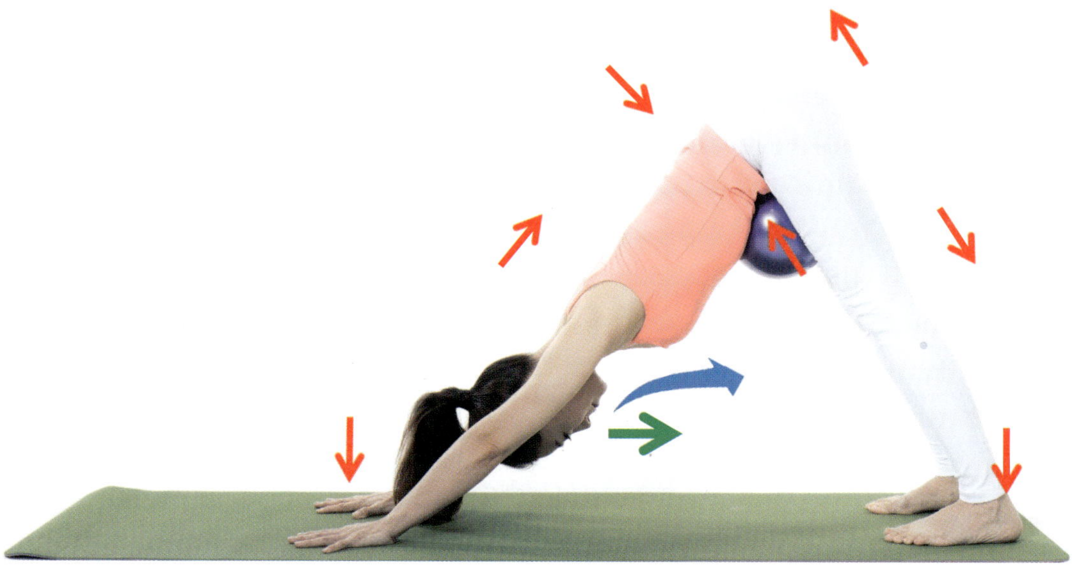

효과 Effect – 오른쪽과 왼쪽의 불균형을 알아차리게 하고 어깨관절과 고관절의 가동범위를 넓혀주며, 신체 후면의 많은 근육을 신장시키는 대표적인 요가 자세로 신체의 균형을 맞춘다.

주의사항 Caution – 견갑대가 튀어 나오지 않도록 견관절을 외회전해서 손바닥으로 바닥을 밀며 척추를 바르게 하는 데 집중한다.

핵심사항 Key point – 신체의 뒷면을 신장시키지만, 나의 의식은 안으로 가져와 볼에 집중한다. 그래야 볼이 머무르는 곳의 우디아나반다의 신체적 자각을 느낄 수 있다.

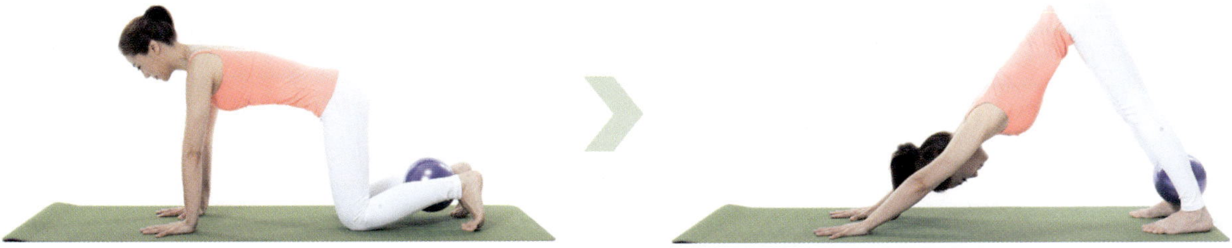

Leg - 골반넓이로 넓히고 발은 11자를 유지함
Ball - 발목 사이
Breathing - Exhale
Motion - 골반을 들어 올려 볼을 발목으로 조이며, 바닥 아래로 누른다는 느낌으로 비복근과 아킬레스건을 스트레칭 함
Drishti - 볼

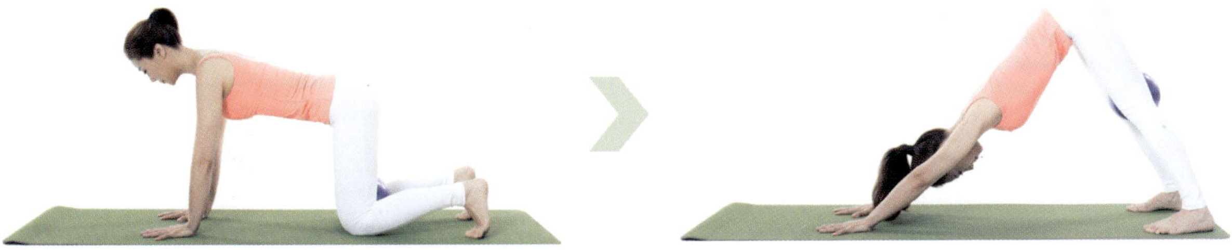

Leg - 골반넓이로 넓히고 발은 11자를 유지함
Ball - 무릎 사이
Breathing - Exhale
Motion - 골반을 들어 올려 내전근을 사용해 무릎안쪽으로 볼을 조임
Drishti - 볼

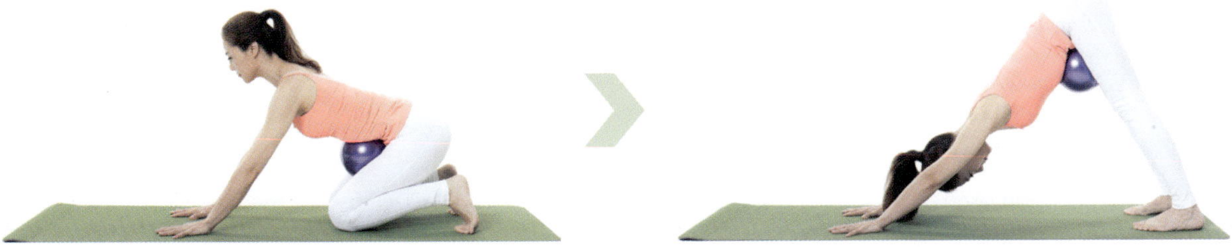

Leg - 골반넓이로 넓히고 발은 11자를 유지함
Ball - 복부(고관절)
Breathing - Exhale
Motion - 골반을 들어 올려 우디아나반다를 자각하며 요추를 펴줌
Drishti - 볼 또는 무릎

웃카타아사나 – 하체 강화 시퀀스 1

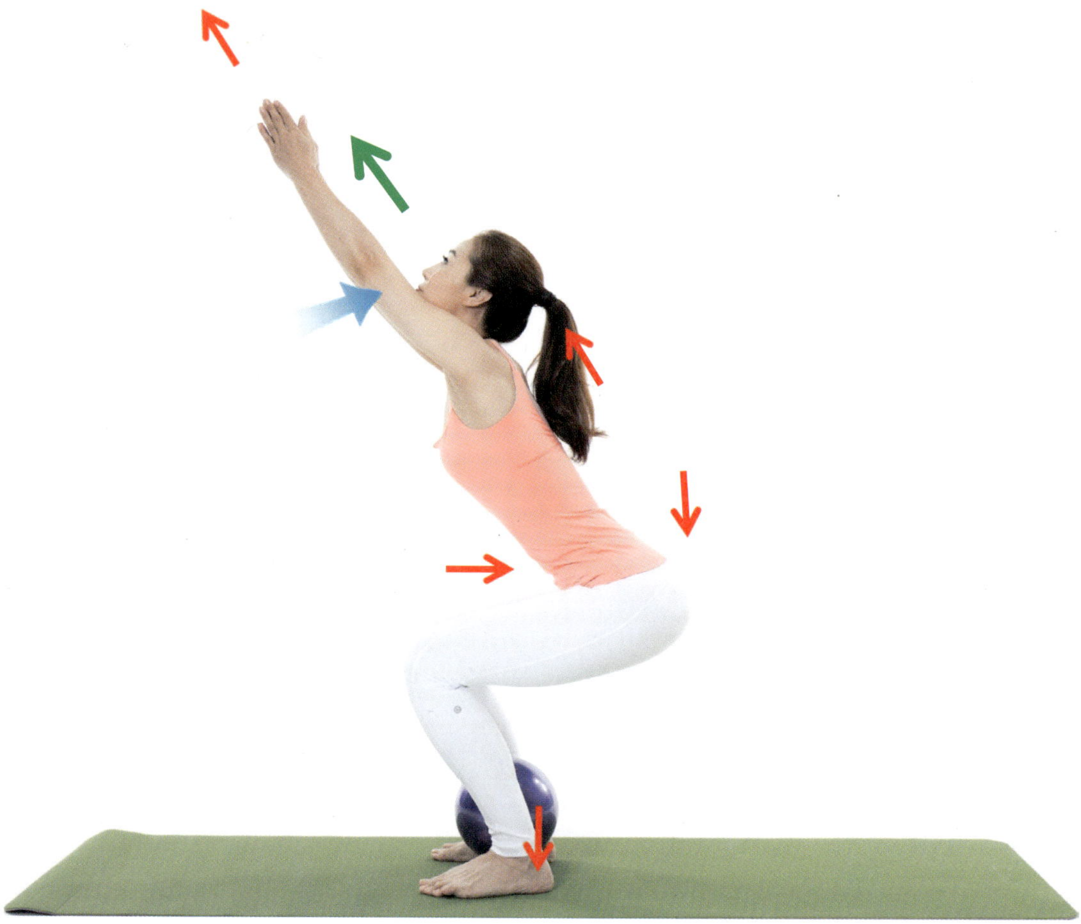

효과 Effect – 양쪽 발목 사이에 있는 볼에 의식을 두어 기반을 견고하고 척추를 강하게 만들어 준다. 발목관절과 무릎관절을 튼튼하게 해주며 허벅지 근육 강화와 힙업에 좋은 자세다.

주의사항 Caution – 뒤꿈치가 뜨는 기반이 약해지고 체중이 앞으로 쏠릴 수 있다. 이렇게 되면 무릎이 발끝보다 앞으로 나가 무릎관절에 통증이 생길 수 있으므로 주의한다.

핵심사항 Key point – 같은 자세를 볼 없이 해보면 발목 사이의 볼이 발 전체의 안정성을 확보하고 균형을 잘 잡도록 도와주는지 알 수 있다.

서서하는 자세

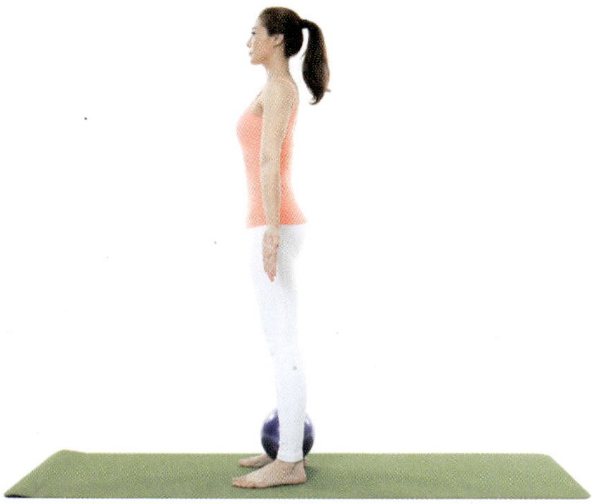

Leg - 골반넓이로 넓히고 발은 11자로 유지
Ball - 발목 사이
Breathing - Inhale
Motion - 바르게 섬
Drishti - 정면

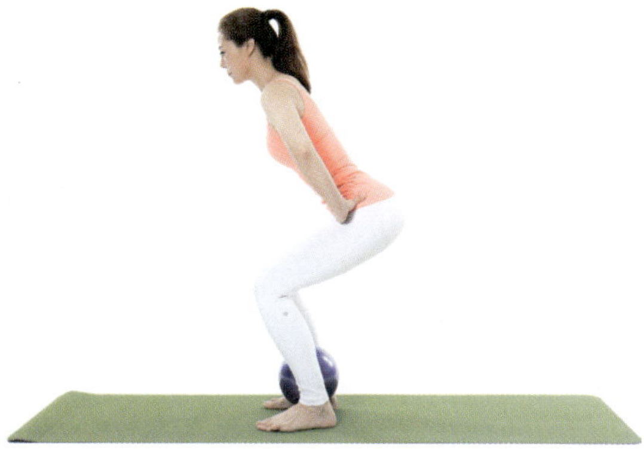

Leg - 무릎을 깊게 구부림
Ball - 발목 사이
Breathing - Exhale
Motion - 골반을 접어 뒤로 깊게 앉음
Drishti - 바닥멀리

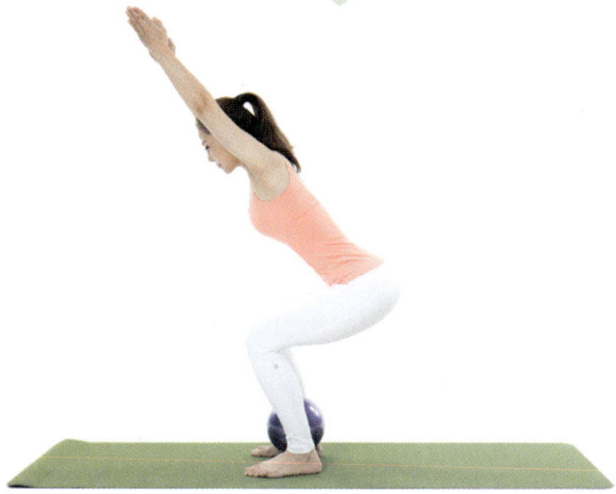

Leg - 자세 유지
Ball - 발목 사이
Breathing - Inhale
Motion - 팔을 귀 옆으로 올리며 척주기립근과 복부기립근을 신장시킴
Drishti - 바닥멀리

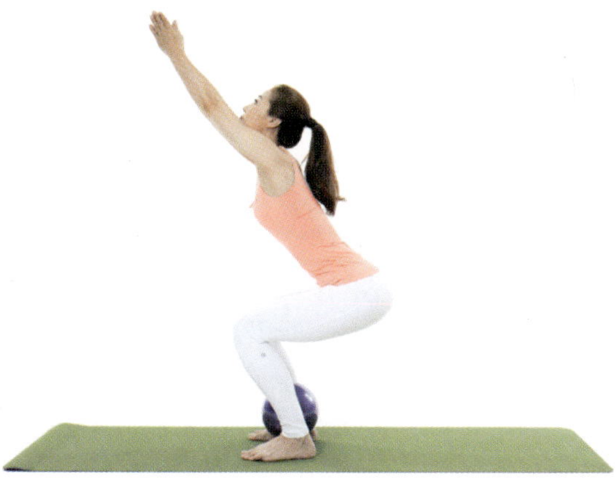

Leg - 자세 유지
Ball - 발목 사이
Breathing - Inhale
Motion - 꼬리뼈를 바닥으로 내리고 복부를 조이며 손바닥을 붙임
Drishti - 엄지손가락

웃카타아사나 – 하체 강화 시퀀스 2

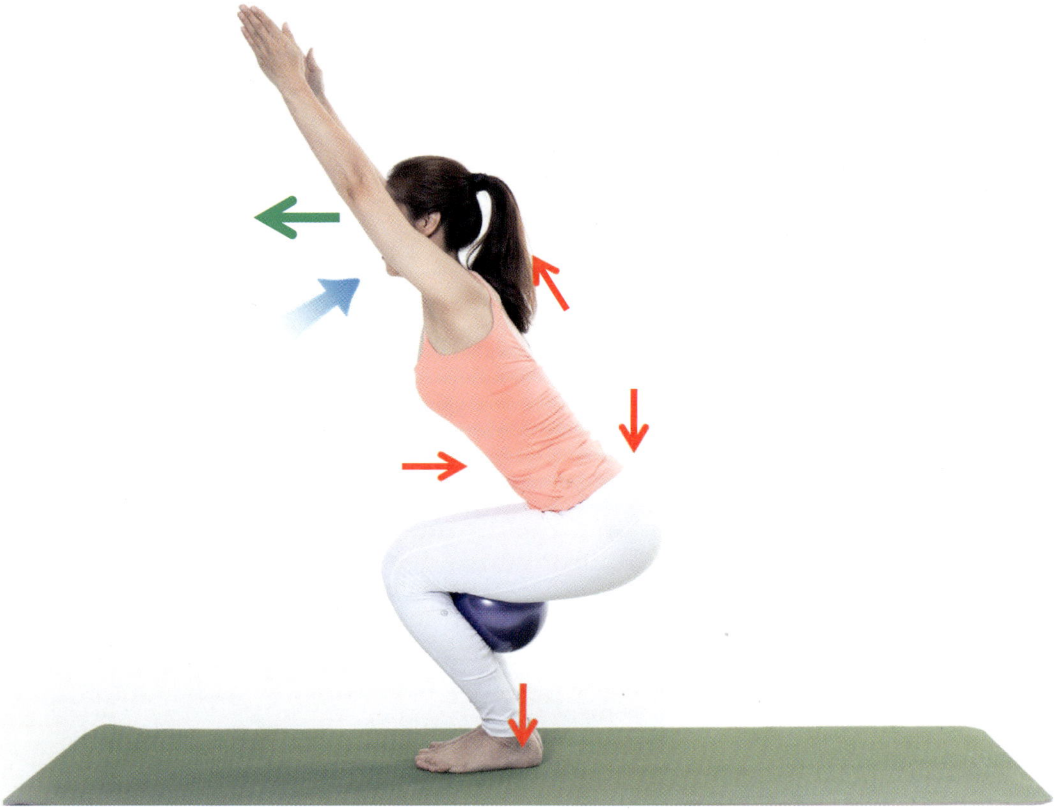

효과 Effect – 볼을 무릎 뒤에 두고 하는 웃카타아사나는 체중을 뒤꿈치에 싣고 좀 더 안정적으로 무릎을 보호하며 하체 근력을 강화할 수 있다.

주의사항 Caution – 두 발이 하나처럼 발 전체에 체중을 고르게 싣고 뒤꿈치가 뜨지 않도록 주의하며 무릎 뒤에 의자가 있듯이 볼 위에 앉는 느낌으로 깊이 무릎을 구부린 후 꼬리뼈를 바닥으로 향해 척추의 전만을 예방할 수 있다.

핵심사항 Key point – 발가락을 들 수 있을 정도로 체중이 뒤에 있어야 한다. 간단하고 쉬운 자세이지만 허벅지와 엉덩이 근육을 강화하는데 효과가 높으므로 여러 번 하는 것을 권장한다.

서서하는 자세

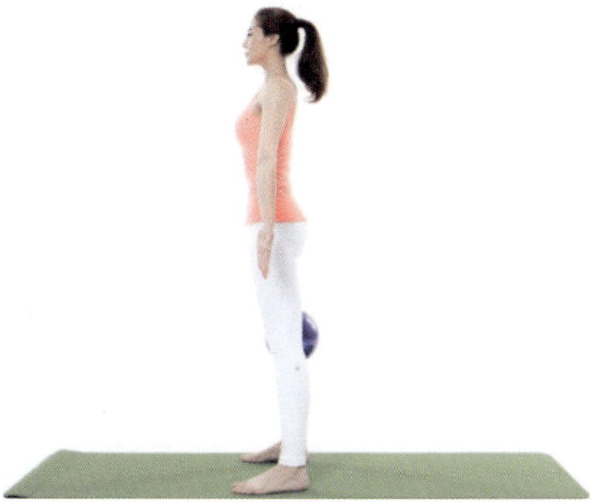

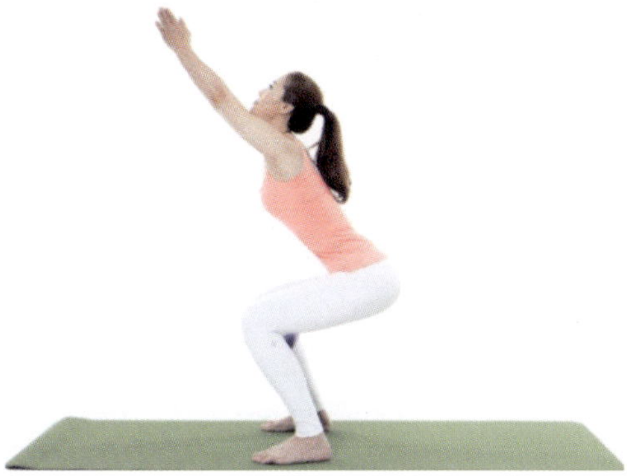

Leg - 골반넓이로 넓히고 발은 11자를 유지함
Ball - 무릎 사이　　　Breathing - Inhale
Motion - 내전근을 사용해 무릎 안쪽으로 볼을 조임
Drishti - 엄지손가락

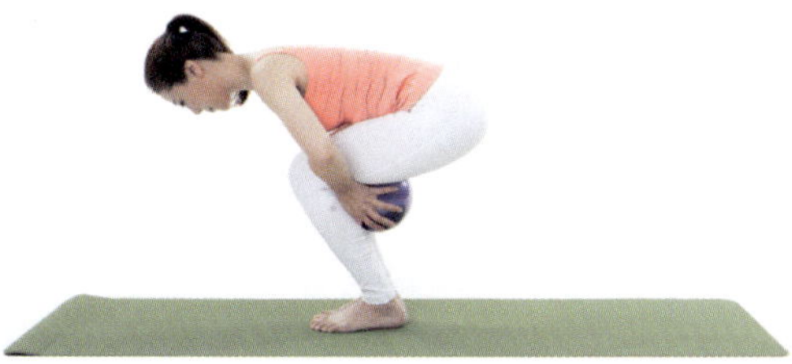

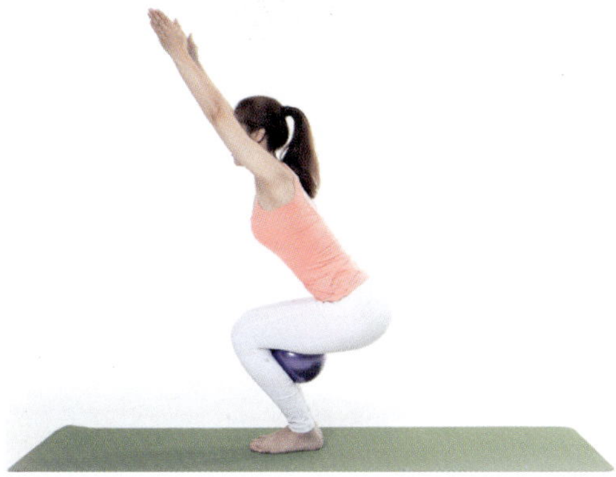

Leg - 무릎을 구부림
Ball - 무릎 뒤　　　Breathing - Inhale
Motion - 볼에 앉듯이 뒤로 깊게 앉음
Drishti - 정면

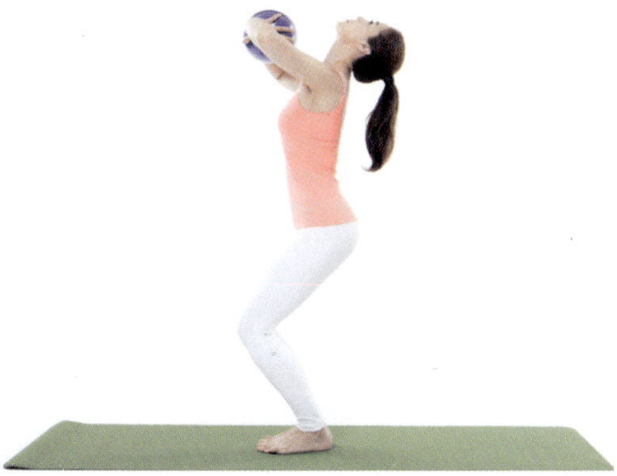

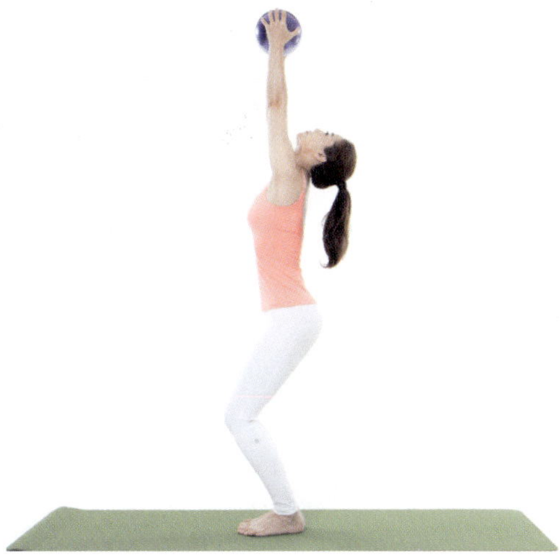

Leg - 두 발을 모음
Ball - 가슴 앞에서 위로 올림
Breathing - Inhale
Motion - 볼을 뻗어 올림
Drishti - 하늘

아르다 웃타나아사나 – 굽은 등을 펴고 척주기립근을 강화하는 시퀀스

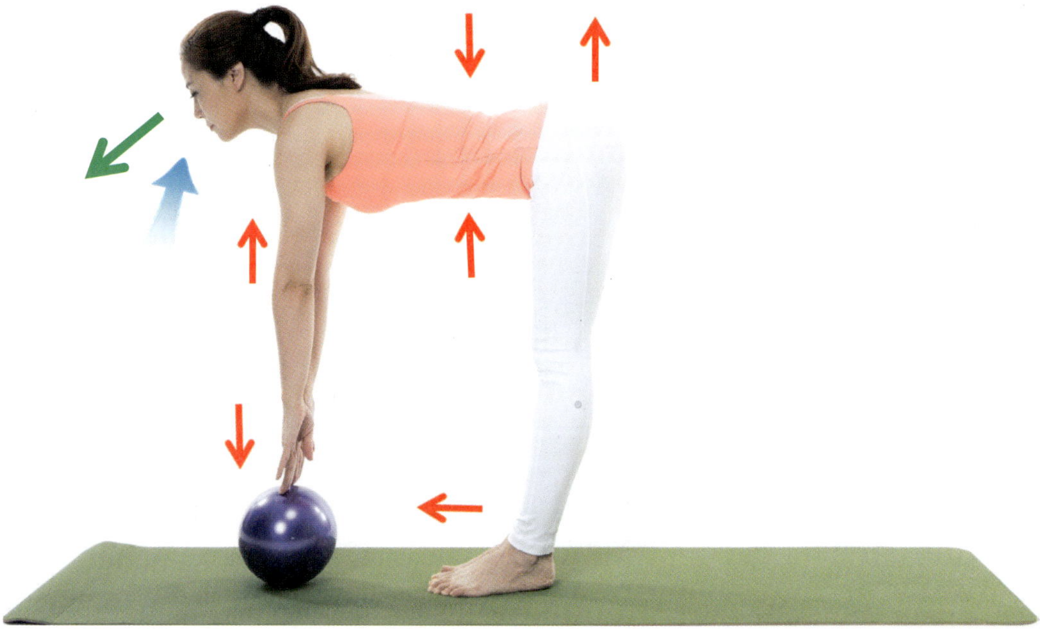

효과 Effect – 굽은 등과 어깨를 펴는 자세로 전신의 스트레칭을 할 수 있다. 잘못된 자세에서 오는 척추의 변형을 바로 잡아주는 좋은 자세이다.

주의사항 Caution – 체중이 뒤에 두면 햄스트링에 무리가 가기 때문에 발가락 쪽에 체중을 두고 어깨 아래 손끝과 볼을 바닥과 수직으로 해서 가슴을 펴준다.

핵심사항 Key point – 볼이 나의 신체를 받쳐준다는 느낌으로 마시는 호흡에 손끝으로 가볍게 누르며 가슴을 펴고 내쉬는 호흡에 복부를 당겨 에너지의 흐름을 느껴본다.

서서하는 자세

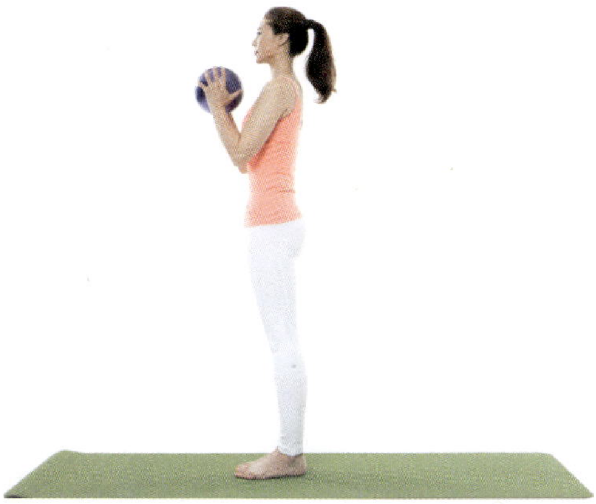

Leg - 바르게 선 자세(두 발을 모음)
Ball - 가슴 앞
Motion - 두 손으로 잡음
Drishti - 정면

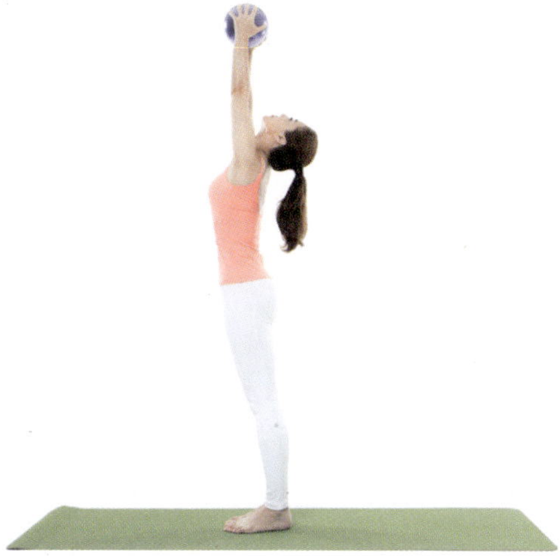

Leg - 준비자세 유지
Ball - 하늘방향
Breathing - Inhale
Motion - 위로 올림
Drishti - 하늘

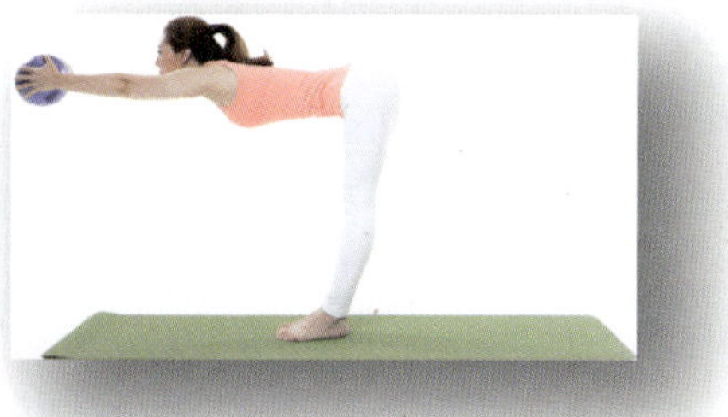

Leg - 준비자세 유지
Ball - 정면방향
Motion - 바닥과 몸을 수평으로 만들며 볼을 앞으로 뻗음
Drishti - 볼

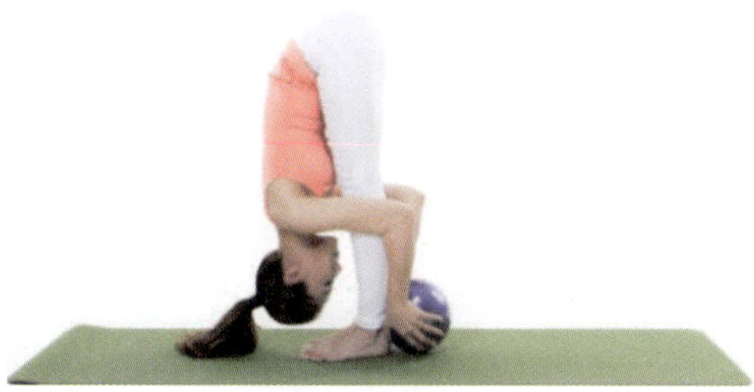

Leg - 준비자세 유지 : 체중을 발가락 쪽에 신음
Ball - 아킬레스건 뒤 Breathing - Exhale
Motion - 볼을 당기며 다리와 상체가 바닥과 수직으로 깊은 전굴함
Drishti - 볼

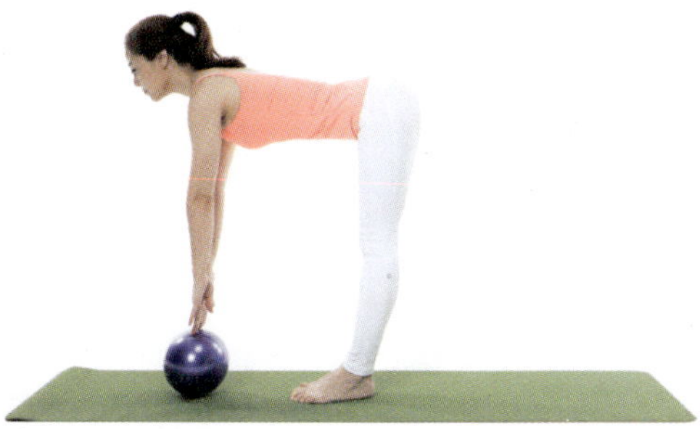

Leg - 준비자세 유지 : 체중을 발가락 쪽에 실음
Ball - 어깨 아래 Breathing - Inhale
Motion - 볼을 손끝으로 가볍게 누르며 가슴과 척추를 폄
Drishti - 바닥 멀리

샴부아사나 – 어깨의 유연성 향상 및 전신을 신장하는 콤비네이션 시퀀스

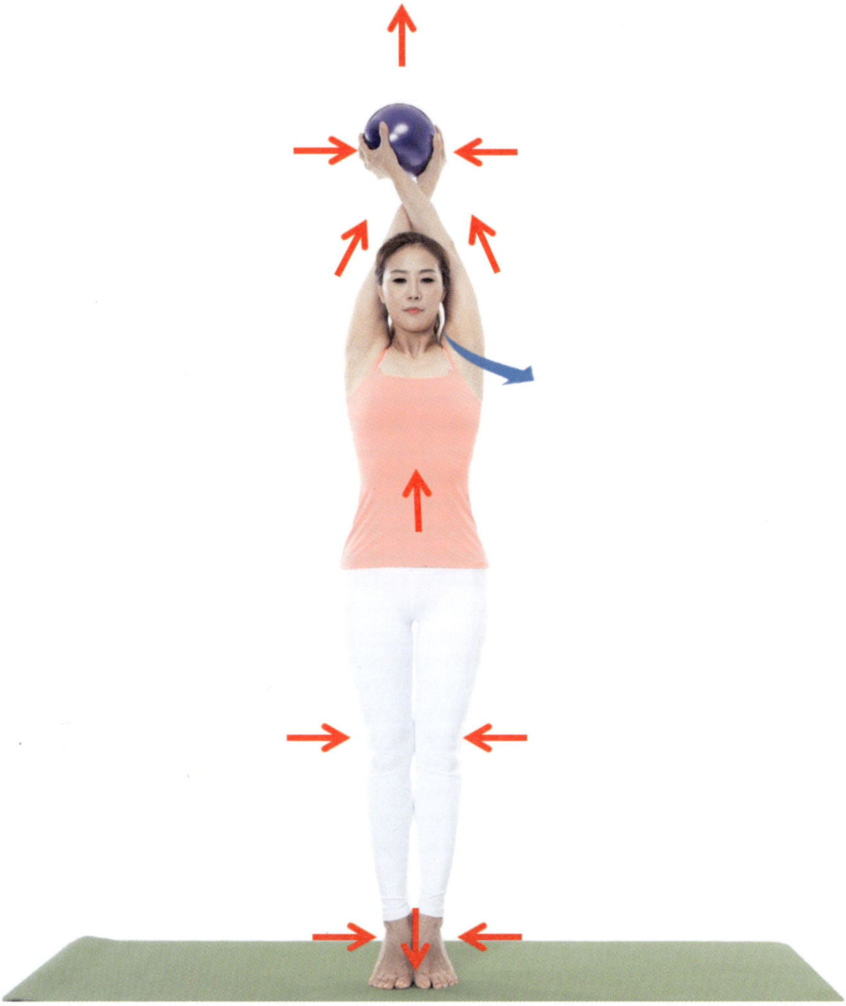

효과 Effect – 어깨관절의 회전을 도와 견갑대의 안정성 및 가동범위를 향상한다. 척추기립근의 신장으로 자세를 좋게 해주며, 반복적인 비복근 수축과 이완운동으로 혈액순환을 촉진한다.

주의사항 Caution – 발가락에 체중을 싣고 발목을 완전히 펴서 뒤꿈치를 UP 한다. 발목을 붙여야 발목을 강하게 만들 수 있으며 온몸을 위로 신장시키는 느낌으로 에너지를 끌어 올린다.

핵심사항 Key point – 볼이 신체 어느 곳에 머무는지를 자각해야 한다. 현대인의 라운드숄더와 거북목, 굽은 등의 개선을 위해 만든 시퀀스 중 첫 번째 자세이기 때문에 매우 중요하다. 몸이 바닥과 수직으로 뻗어 올리고 균형을 오랫동안 잡을 수 있어야 한다.

서서하는 자세

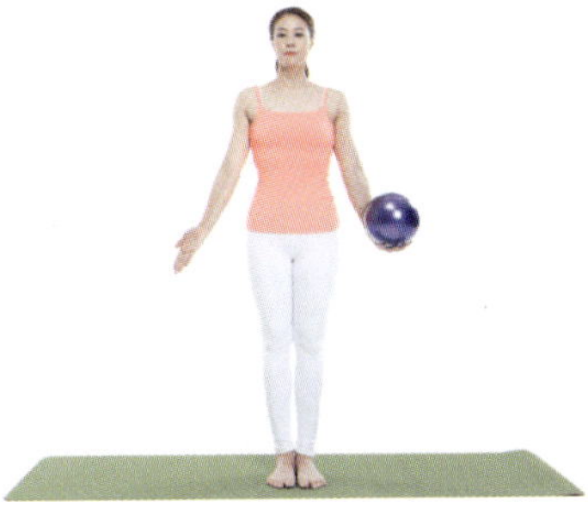

Leg - 타다아사나(바르게 선 자세)
Ball - 왼손
Drishti - 정면

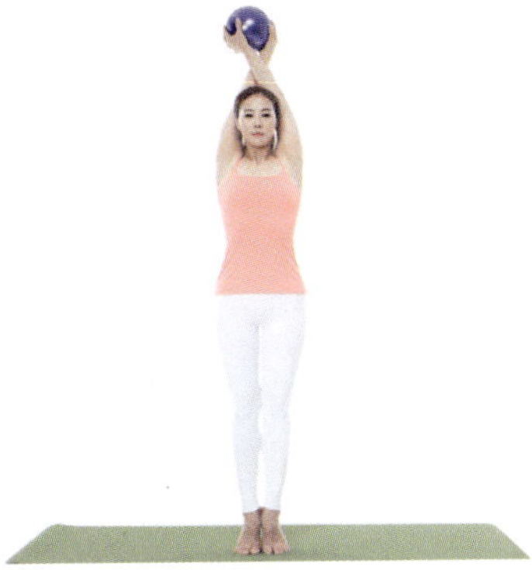

Leg - 뒤꿈치 Up
Ball - 하늘방향
Breathing - Inhale
Motion - 옆으로 들어 올려
오른손이 볼 잡은 손 뒤로 가서
크로스해서 볼을 잡음
Drishti - 정면

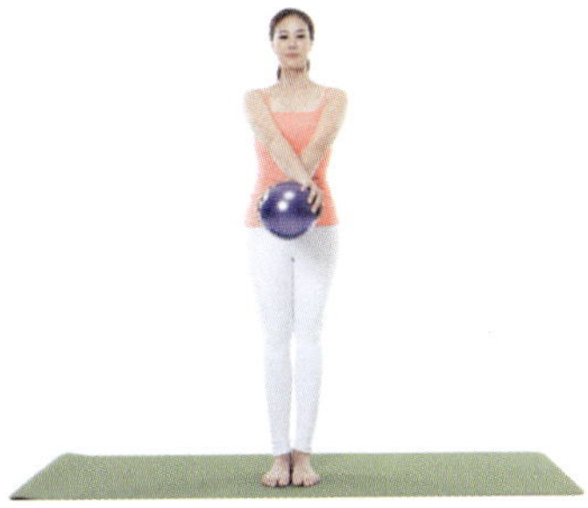

Leg - 뒤꿈치 Down
Ball - 배꼽 앞
Breathing - Exhale
Motion - 팔을 펴고 내림
Drishti - 정면

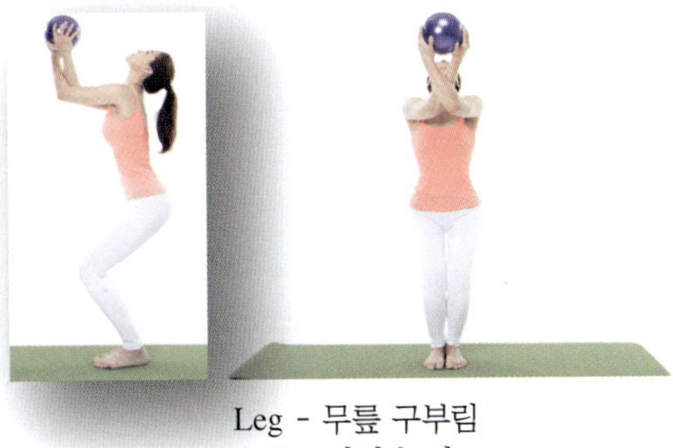

Leg - 무릎 구부림
Ball - 머리 높이
Breathing - Inhale
Motion - 볼을 가슴 안쪽으로
들어 올려 팔꿈치를 위로 올림
Drishti - 하늘

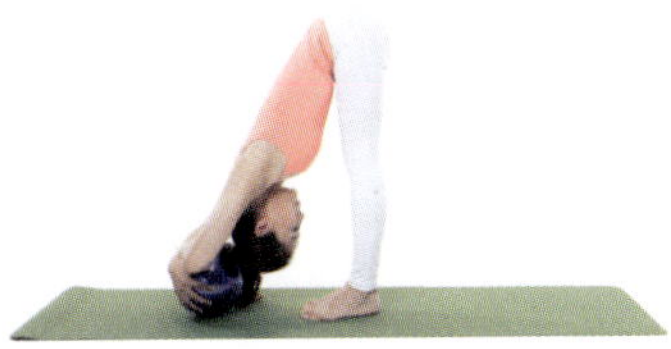

Leg - 무릎 폄
Ball - 바닥(발끝 20cm 앞)
Breathing - Exhale
Motion - 볼을 바닥으로 내림
정수리에 볼을 대고 전굴함
Drishti - 발목 사이

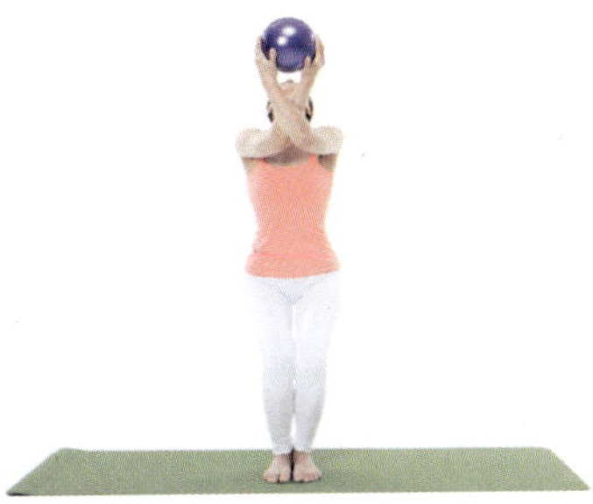

Leg - 무릎 구부림
Ball - 머리 높이
Breathing - Inhale
Motion - 볼을 가슴 안쪽으로
들어 올려 팔꿈치를 위로 올림
Drishti - 하늘

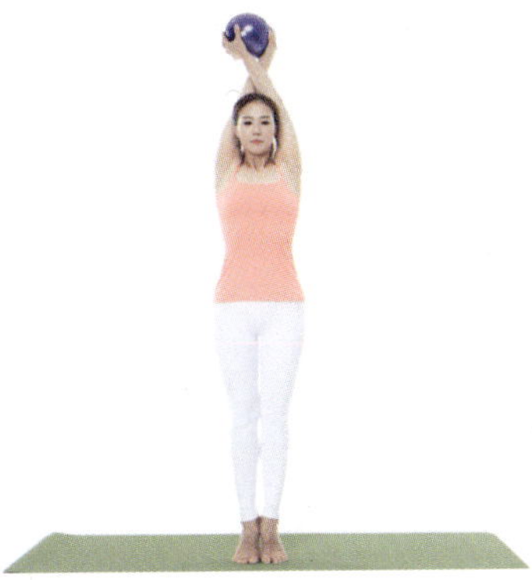

Leg - 뒤꿈치 Up
Ball - 하늘방향
Breathing - Inhale
Motion - 볼을 가슴 안쪽으로
회전시켜 하늘방향으로 올림
Drishti - 정면

비라바드라아사나 1 – 척주기립근 및 하체 강화 시퀀스

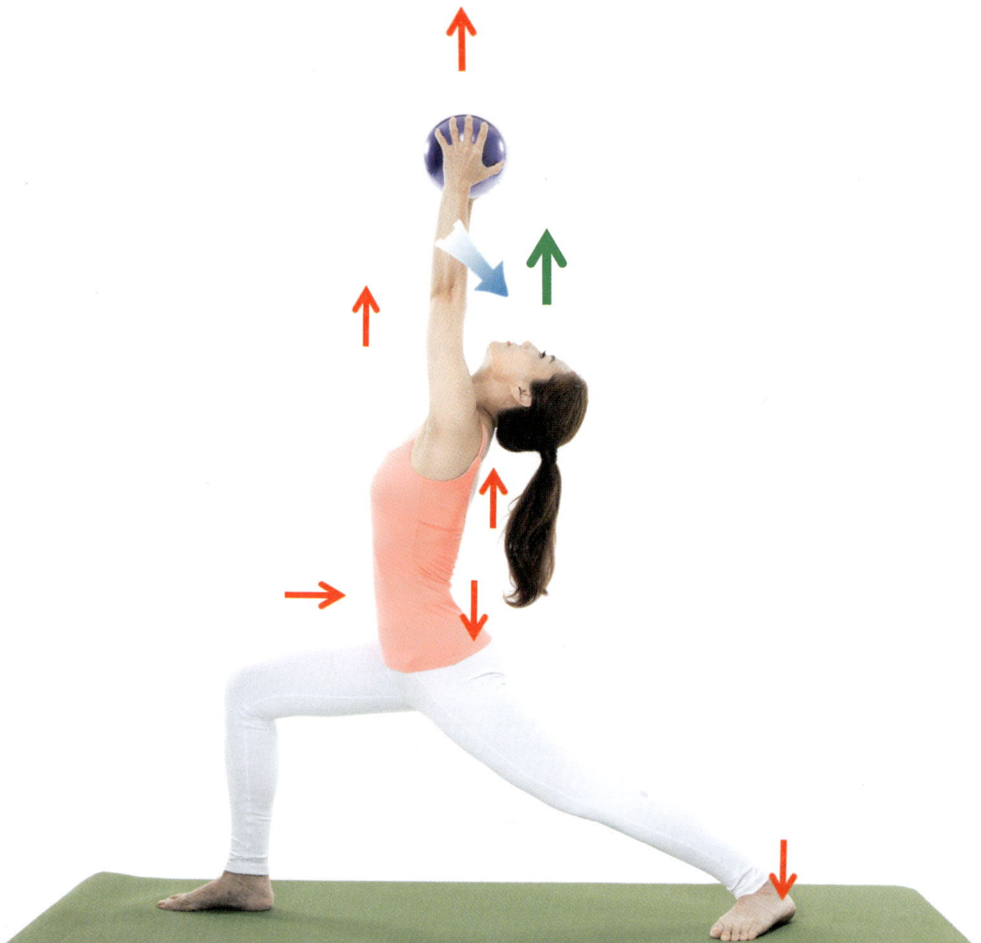

효과 Effect – 엉덩이와 햄스트링의 타이트니스 감소를 도우며, 복부와 둔부 근육의 활성화로 스포츠 관련 손상의 위험으로부터 예방한다.

주의사항 Caution – 고관절의 통증이나 무릎의 불편함을 느낄 수 있으며, 허리의 전만은 요통을 느끼게 하므로 주의한다.

핵심사항 Key point – 볼은 하늘로 뻗는 에너지를 싣고 어깨와 가슴은 볼의 지름만큼 공간의 여유를 갖고 어깨를 내리며, 가슴을 펼 수 있다. 또한, 모든 하체의 근육을 활성화할 수 있어 자세를 향상할 수 있고, 균형 감각을 증진한다.

Rhythmic YOGA 리드믹요가

서서하는 자세

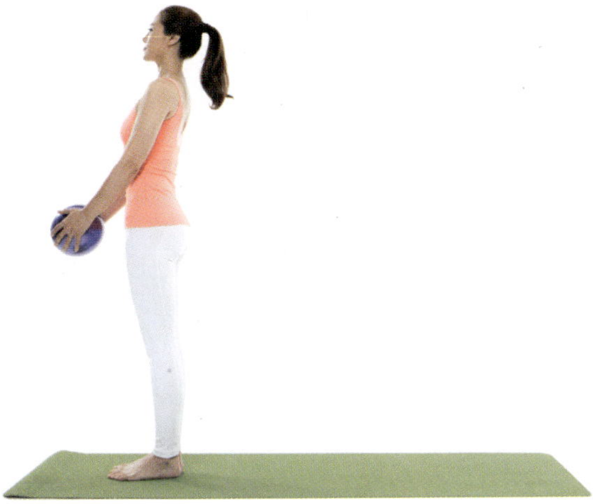

Leg - 타다아사나(바르게 선 자세)
Ball - 치골 앞
Drishti - 정면

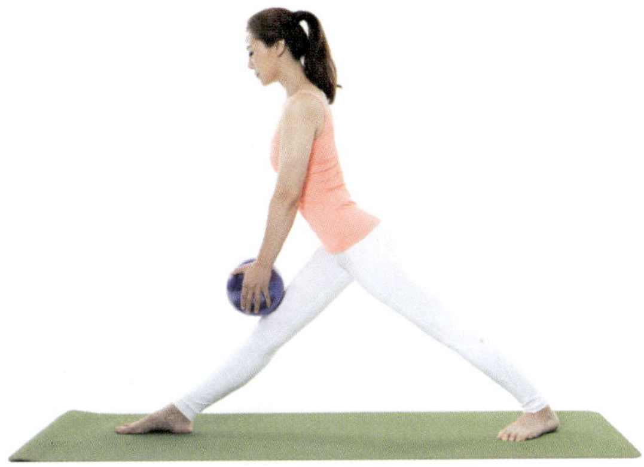

Leg - 어깨 넓이 3~4배로 넓히고 무릎은 폄
Ball - 무릎 위
Breathing - Inhale
Motion - 한발을 뒤로 뻗고 앞 무릎 위에 볼을 올려놓음
Drishti - 바닥 멀리

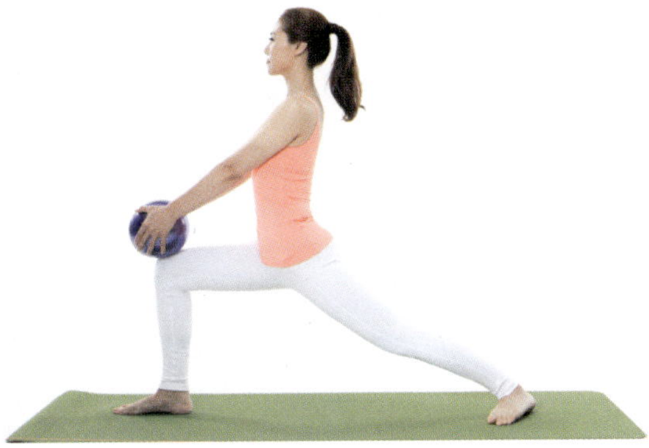

Leg - 앞 무릎을 수직으로 구부림
Ball - 무릎 위
Breathing - Exhale
Motion - 척추를 세우며, 앞 무릎을 구부림
Drishti - 정면

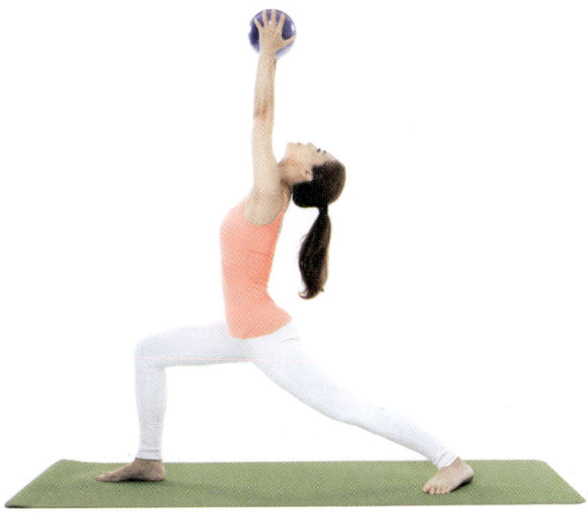

Leg - 자세 유지
Ball - 하늘 방향
Breathing - Inhale
Motion - 다리의 각도는 그대로 유지한 채 팔을 펴서 볼을 위로 올림
Drishti - 하늘

파르스봇타나아사나 – 척추를 강화하며 하체의 강한 스트레칭을 돕는 시퀀스

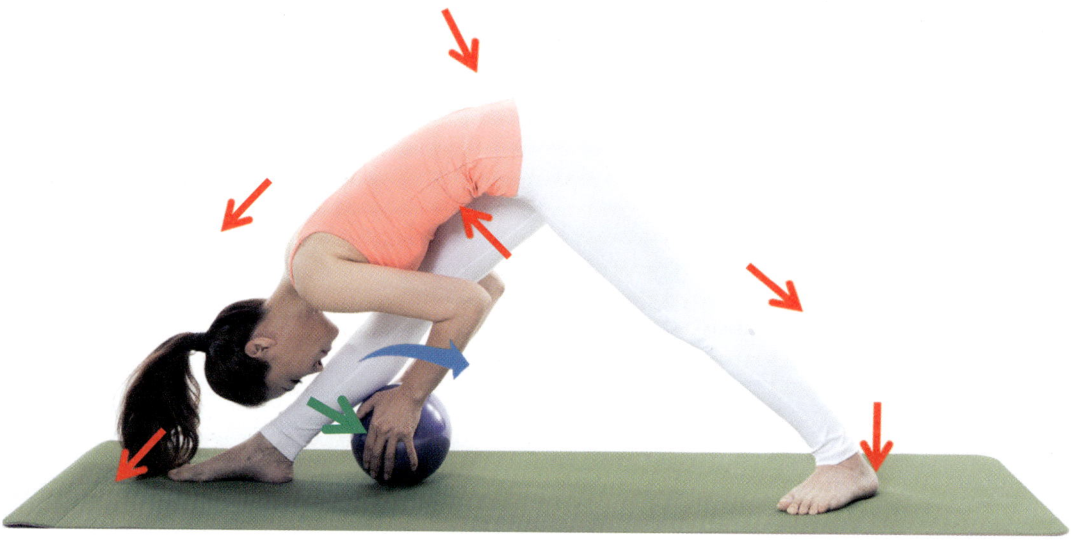

효과 Effect – 불안정한 볼에 집중하며 코어를 강화에 도움을 주며, 하체의 균형 감각 향상 및 햄스트링과 비복근의 강한 스트레칭을 할 수 있다.

주의사항 Caution – 볼에 실는 양손의 힘이 균등 해야만 몸의 중심을 잡을 수 있는데 골반이 열리거나 상체가 틀어져 있을 경우 볼을 잡은 손의 균형이 무너질 수 있다. 한편, 무릎 통증과 요통에 주의해야 한다.

핵심사항 Key point – 상체와 하체의 강한 스트레칭을 요구하는 자세이나 볼에 실는 손의 균형을 통해 신체 좌·우의 불균형을 알 수 있다.

서서하는 자세

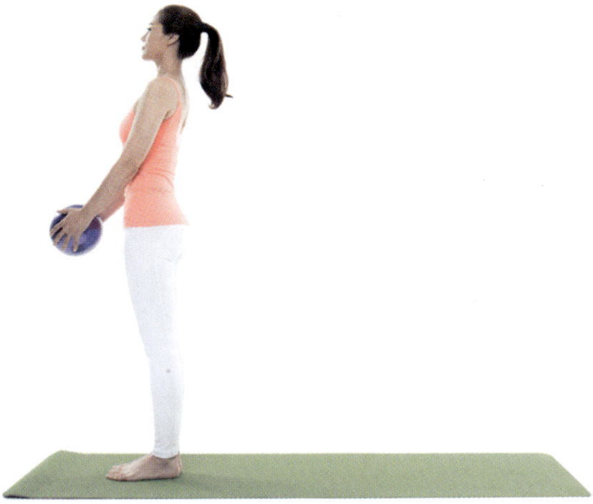

Leg - 타다아사나(바르게 선 자세)
Ball - 치골 앞
Breathing - Inhale
Drishti - 정면

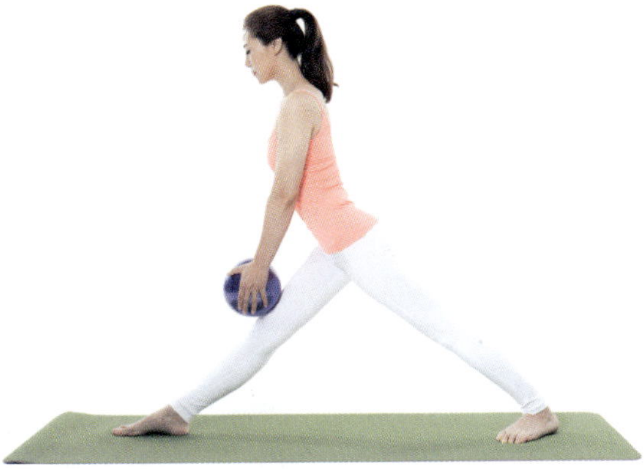

Leg - 어깨 넓이 3~4배로 넓히고 무릎은 폄
Ball - 무릎 위
Breathing - Exhale
Motion - 한발을 뒤로 뻗고 앞 무릎 위에 볼을 올려놓음
Drishti - 바닥 멀리

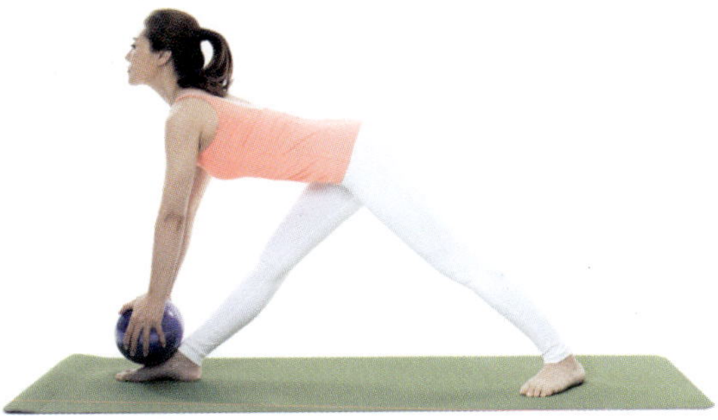

Leg - 자세 유지
Ball - 발등 위
Breathing - Inhale
Motion - 상체를 기울여 볼을 발등에 댐
Drishti - 정면

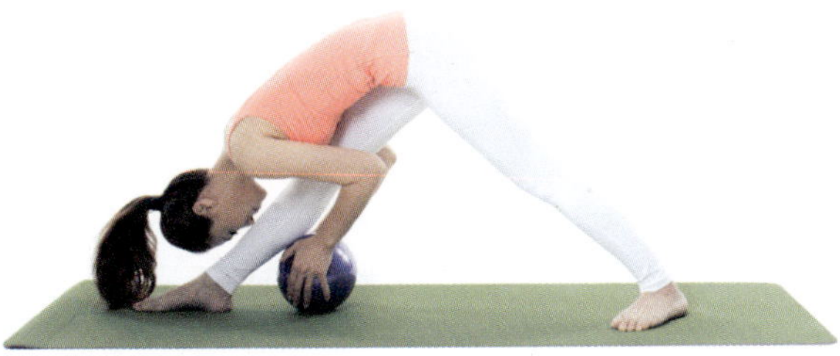

Leg - 자세 유지
Ball - 비복근 뒤 바닥
Breathing - Exhale
Motion - 볼을 다리 뒤로 가져오며 깊은 전굴함
Drishti - 볼

안자네야아사나 – 고관절 강화 및 척추 유연성 향상 콤비네이션 시퀀스

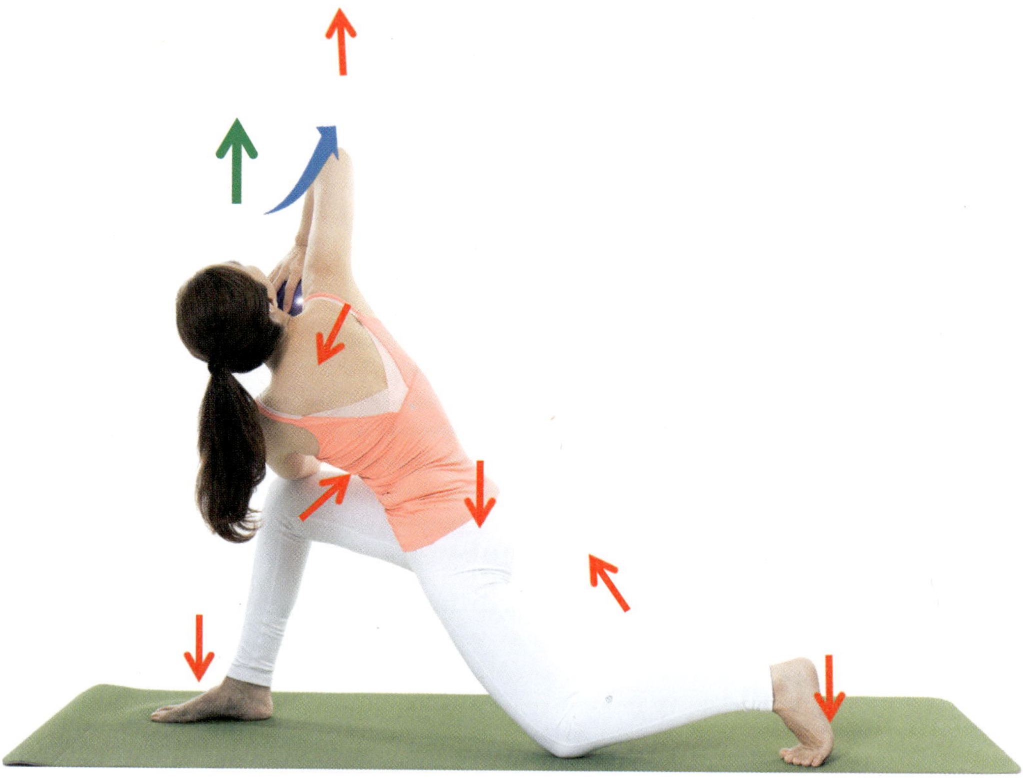

효과 Effect – 고관절을 신전시키며, 동시에 척추를 로테이션하는 어려운 자세이나 엉덩이와 둔부의 신장과 하체의 가동범위 향상을 돕고, 바른 자세를 향상한다.

주의사항 Caution – 앞쪽 무릎이 발끝을 벗어나지 않도록 주의하며 허벅지를 과도하게 신장시키지 않도록 하여 고관절, 서혜부, 무릎의 문제가 있는 사람에게 무리가 가지 않도록 한다.

핵심사항 Key point – 먼저 로우런지 자세가 안정적으로 일정 시간 유지가 되어 기반이 견고해야 두 번째 동작인 척추 로테이션이 가능하다. 무릎에 댄 팔꿈치가 눌리지 않도록 볼을 밀어 올리는 에너지가 있어야 척추 로테이션이 자연스럽게 이어진다.

서서하는 자세

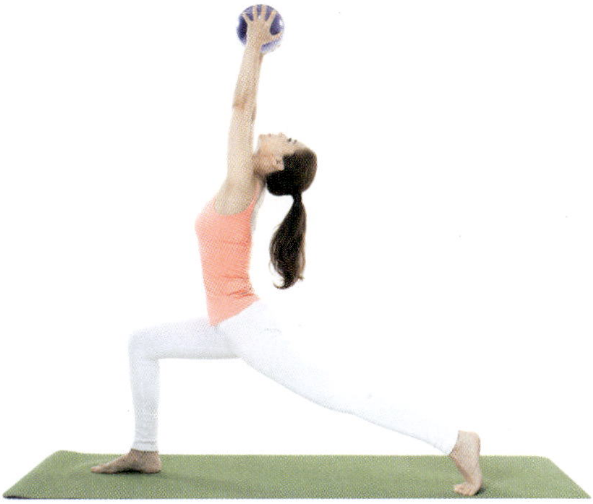

Leg - 하이런지
Ball - 하늘 방향
Breathing - Inhale
Motion - 뻗은 다리 뒤꿈치는 발목이 펴질 만큼 바닥에서 들어 올리며, 볼을 수직으로 올림
Drishti - 하늘

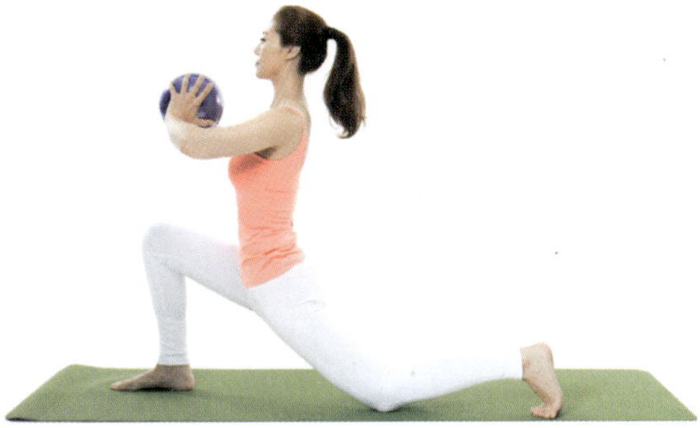

Leg - 뻗은 뒷다리의 무릎을 바닥에 무릎을 댐
Ball - 가슴 앞
Breathing - Exhale
Motion - 볼을 가슴 앞으로 가져오며 무릎을 바닥에 댐 팔꿈치는 바닥과 수평임
Drishti - 정면

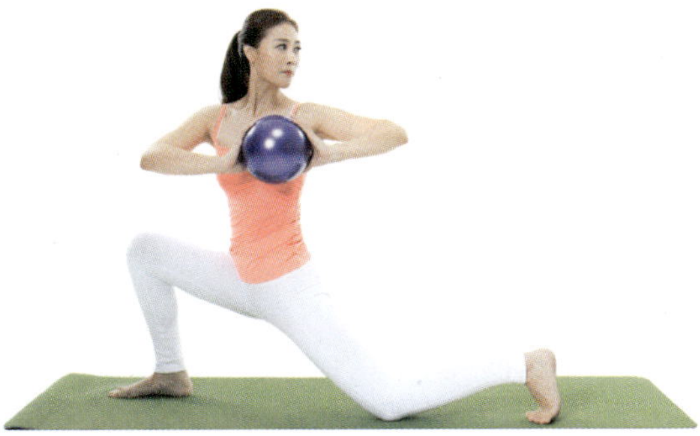

Leg - 로우런지
Ball - 가슴 앞
Breathing - Inhale → Exhale
Motion - 숨을 마시며 척추를 신장시키고 내쉬며 앞으로 나와 있는 다리의 같은 팔을 앞으로 하여 볼을 밀어 척추를 로테이션함
Drishti - 뒤

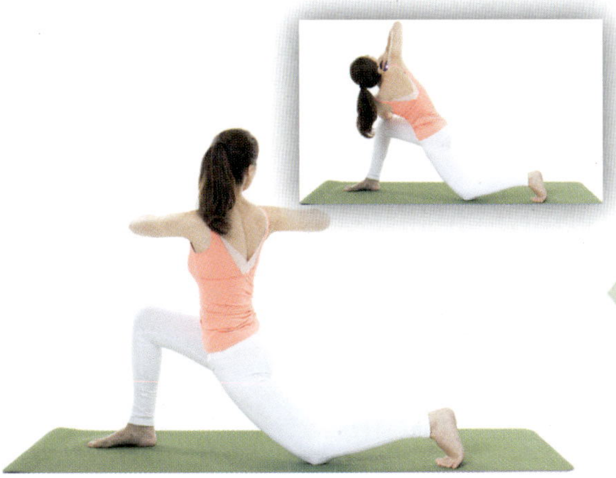

Leg - 자세 유지
Ball - 가슴 앞
Breathing - Inhale → Exhale
Motion - 숨을 마시며 척추를 신장시키고 내쉬며 반대쪽으로 볼을 밀어 척추를 로테이션함 (가장 어려운 자세로 도전함)
Drishti - 뒤

비라바드라아사나 2 – 하체 및 고관절 강화 시퀀스

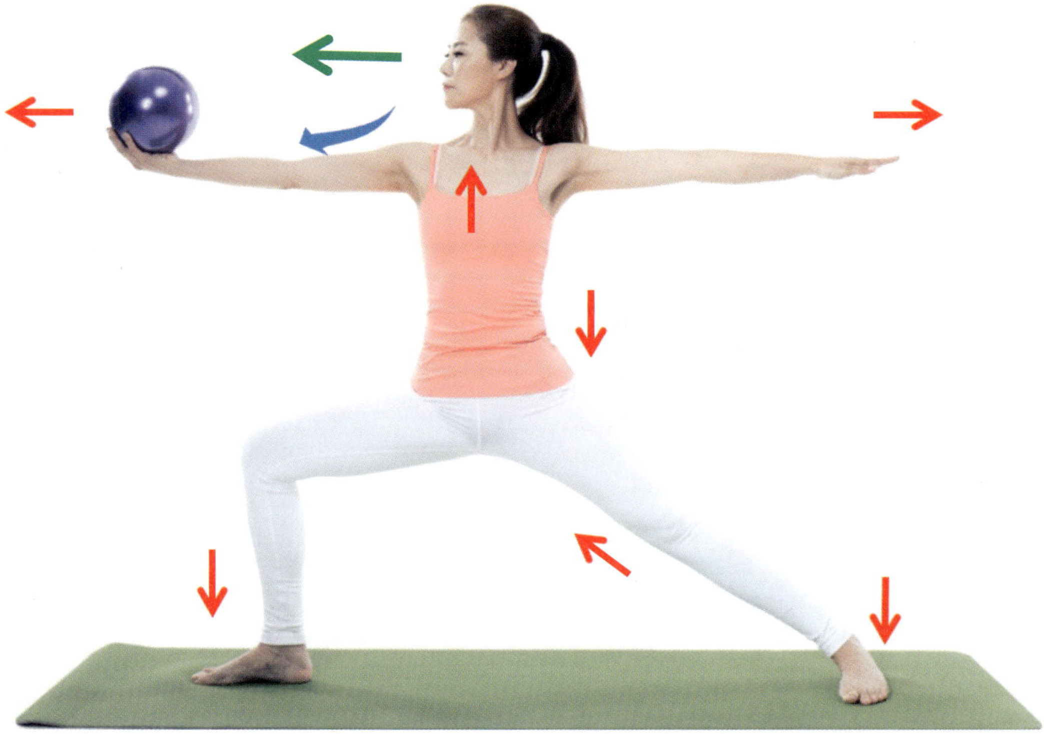

효과 Effect – 허벅지와 팔의 힘을 강화하며 볼을 들고 있는 팔의 어깨, 가슴을 신장시키며 고관절 및 하체 근육을 활성화한다.

주의사항 Caution – 발꿈치로 바닥을 압박하면서 안쪽 허벅지 근육을 활성화해야 하지만 고관절, 무릎, 허리의 문제가 있는 사람은 통증을 느끼기도 하므로 무릎을 많이 구부리거나 무릎이 발끝 앞으로 나오지 않도록 주의한다.

핵심사항 Key point – 어깨와 고관절을 바닥과 수평으로 맞추며, 앞쪽 무릎과 발목을 수직 일직선으로 맞춰 안정감을 형성한다.

서서하는 자세

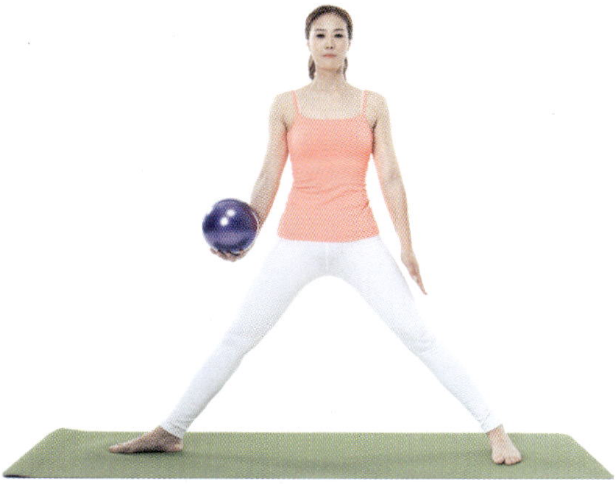

Leg - 어깨넓이 3~4배(발목 그림과 같이)
Ball - 오른손
Motion - 볼을 오른손으로 잡고 다리를 넓혀 발목을 그림과 같이 돌림
Drishti - 정면

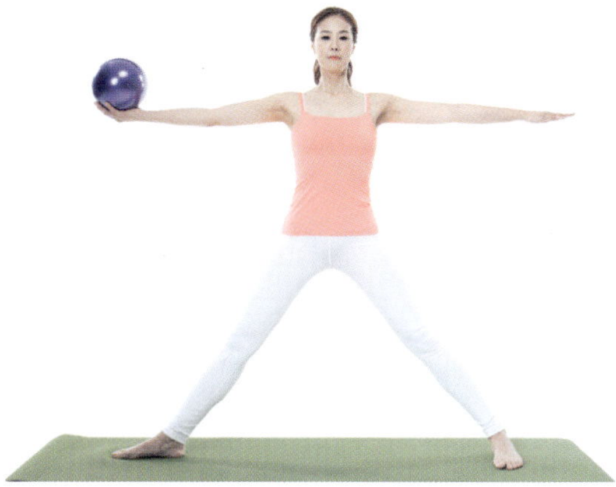

Leg - 준비자세 유지
Ball - 어깨 높이
Breathing - Inhale
Motion - 볼을 팔과 수평으로 들어 올리며 척추를 신장시킴
Drishti - 정면

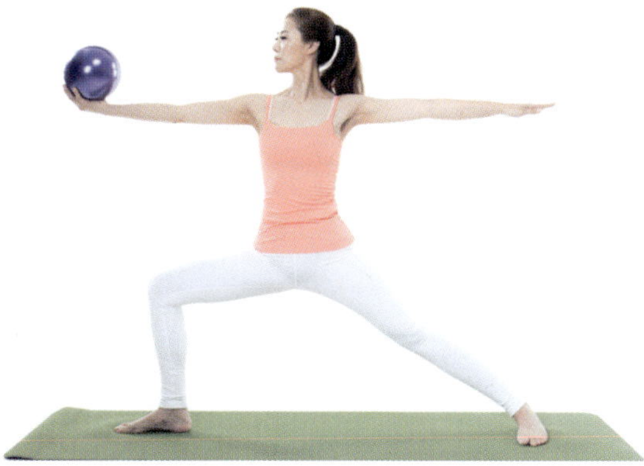

Leg - 앞 무릎을 90° 구부림
Ball - 어깨 높이
Breathing - Exhale
Motion - 장골의 높이를 유지하여 무릎을 구부리며, 목을 회전해서 볼을 바라봄
Drishti - 볼

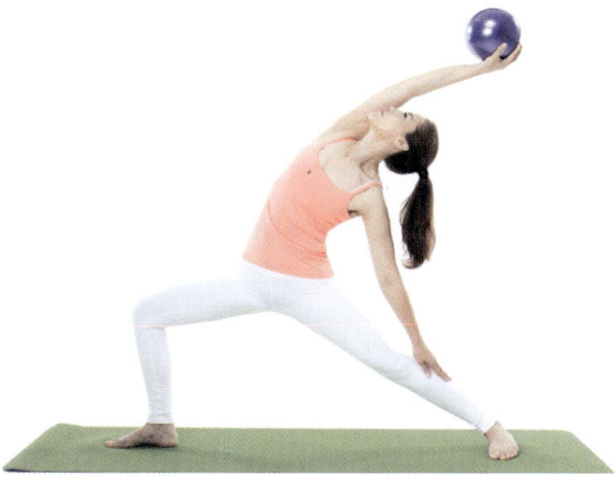

Leg - 자세 유지
Ball - 대각선 하늘 방향
Breathing - Inhale
Motion - 어깨를 회전시키며 볼을 들어 올려 옆구리를 신장시킴
Drishti - 볼

웃티타 파르스바코나아사나 – 신체의 측면을 강하게 신전시키는 시퀀스

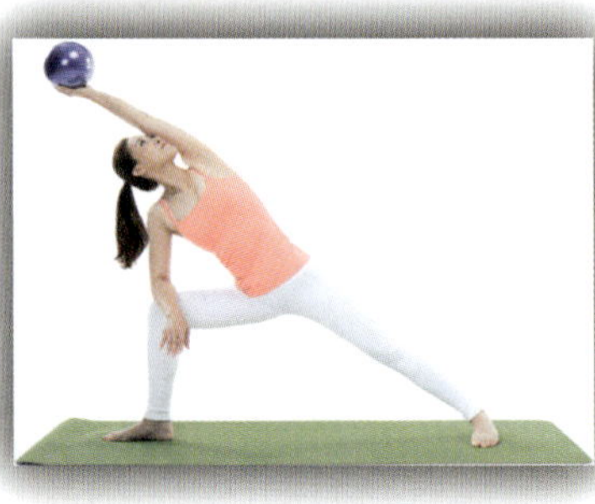

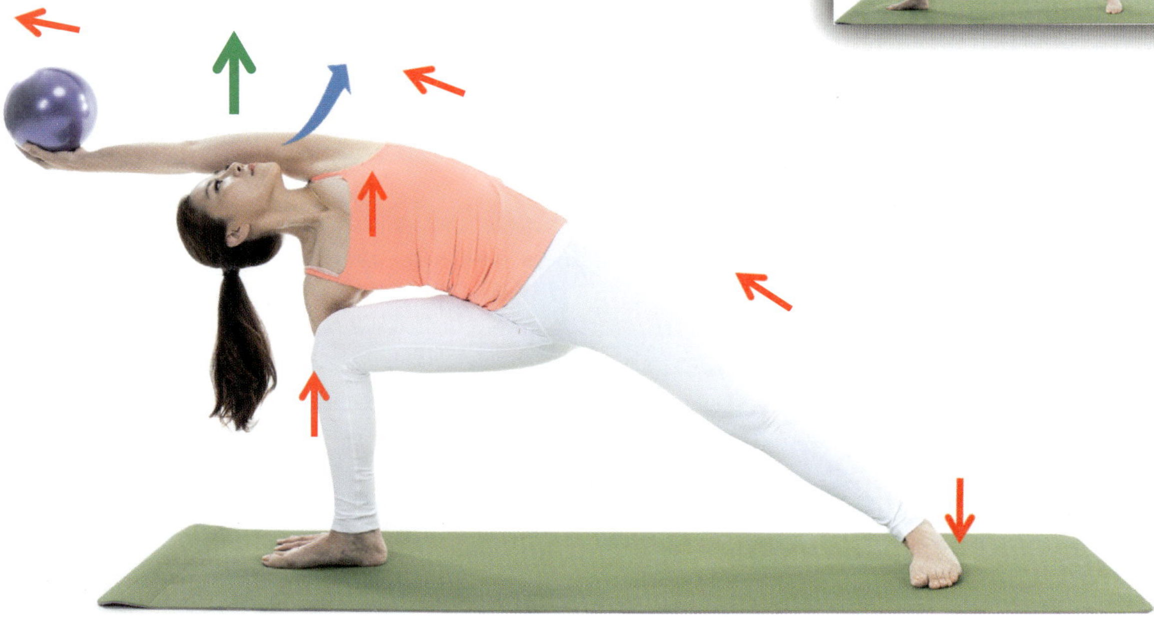

효과 Effect – 엉덩이, 서혜부, 몸통의 측면을 신장시키는 자세이다. 볼을 들고 대각선으로 뻗어주는 동작을 통해 몸통이 앞으로 굽히는 것을 막아주어 척추의 신장을 돕는다.

주의사항 Caution – 만약 손바닥이 바닥에 닿기 어렵다면 볼을 바닥에 두고 손으로 누르며 동작을 실시해도 좋으며, 무릎이나 어깨에 문제가 있는 사람은 낮은 난이도에서 머무르게 한다.

핵심사항 Key point – 척추를 강하게 신장시키는 자세로 허벅지, 무릎 및 발목의 강화와 신체의 안정화에 도움을 주며, 무엇보다도 코어에 집중할 수 있는 자세이다.

서서하는 자세

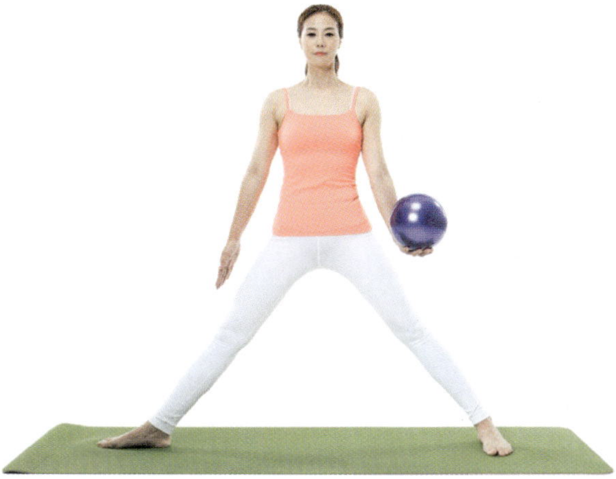

Leg - 어깨넓이 3~4배로 넓히고 무릎을 폄
Ball - 왼손
Motion - 볼을 왼손으로 잡고 다리를 넓혀 발목을 그림과 같이 돌림
Drishti - 정면

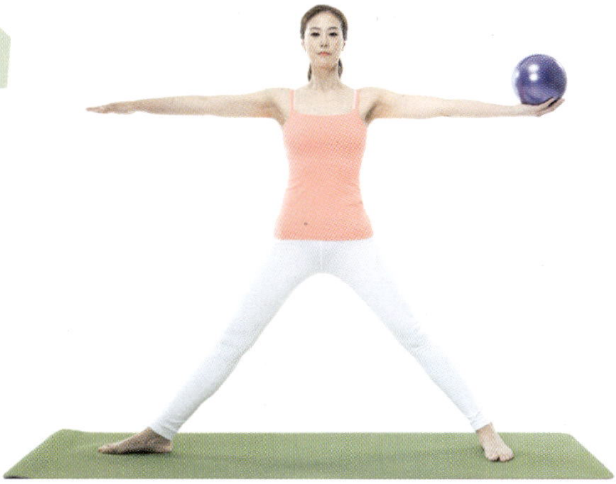

Leg - 준비자세 유지
Ball - 어깨 높이
Breathing - Inhale
Motion - 볼을 팔과 수평으로 들어 올리며 척추를 신장시킴
Drishti - 정면

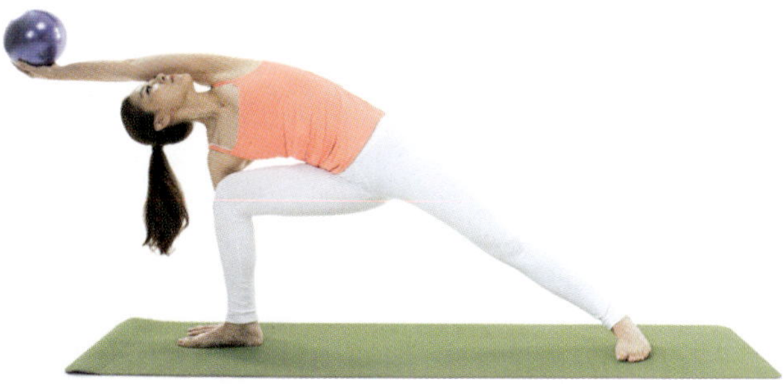

Leg - 앞 무릎을 90° 구부림
Ball - 발에서 대각선 방향
Breathing - Exhale
Motion - 몸을 기울여 발날 쪽에 손을 짚으며, 앞 무릎을 90° 구부림
Drishti - 하늘

웃티타 트리코나아사나 - 고관절 강화 및 전신 스트레칭 시퀀스

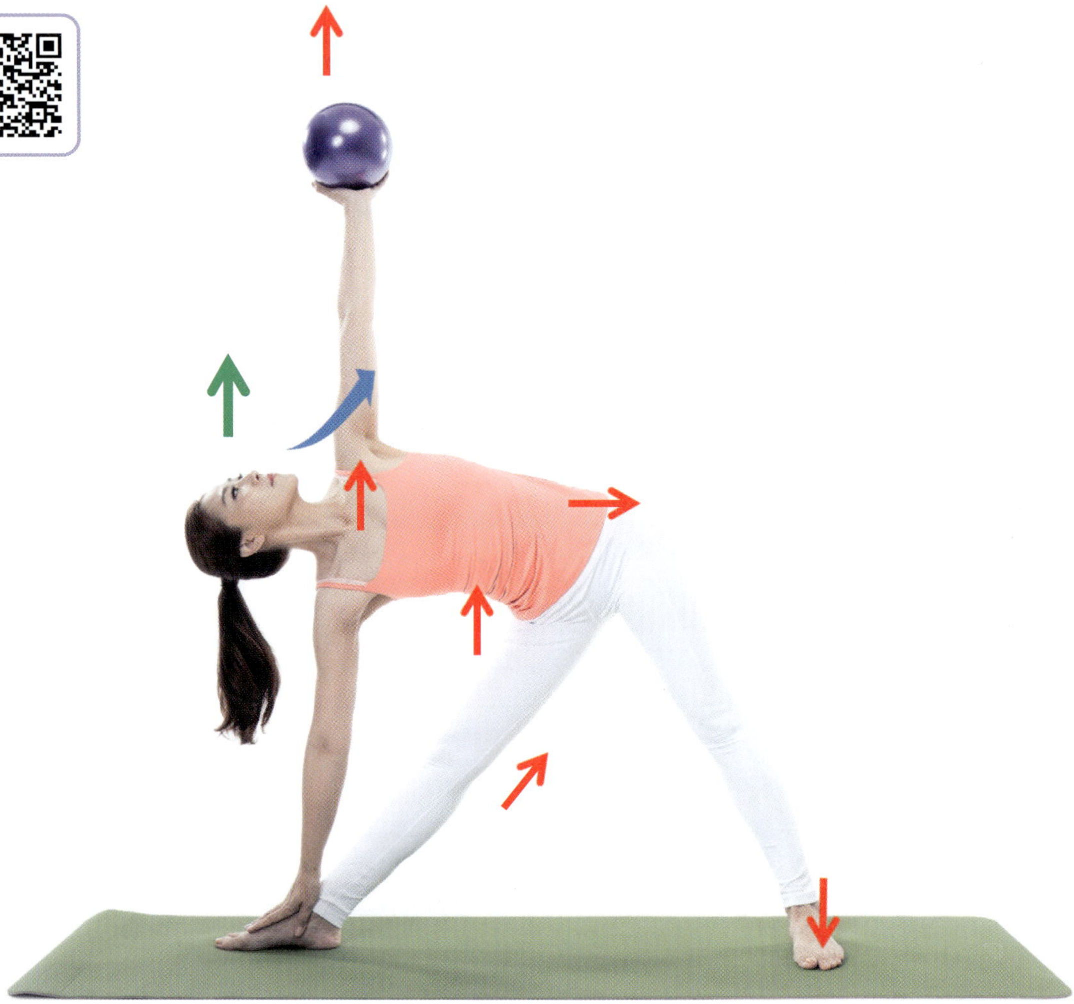

효과 Effect - 볼을 위로 신장시키는 동작을 통해 어깨, 가슴 근육의 신장을 도우며, 자세를 집중시킨다. 또한, 고관절의 경직을 해소하여 내전근을 신장시키고 요통을 완화하는 효과가 있다.

주의사항 Caution - 엉덩이를 한쪽으로 비틀지 않도록 하며, 앞쪽 무릎을 타이트하게 유지하고, 발, 정강이 및 허벅지의 중심과 일직선으로 정렬하여 몸통이 앞쪽으로 나오지 않도록 주의한다.

핵심사항 Key point - 양쪽 팔을 지렛대로 사용하여 부드럽게 척추와 몸통을 기울이며, 양팔을 반대 방향으로 멀어지게 한다. 이때, 목을 회전해서 볼을 바라보며 자세에 집중하며, 유지한다.

서서하는 자세

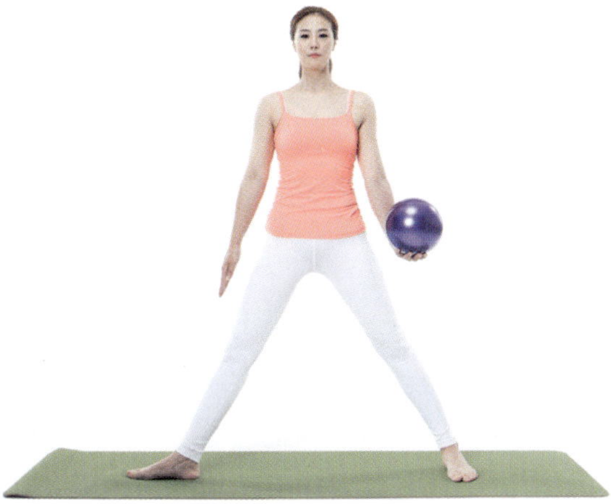

Leg - 어깨넓이 2~3배(발목 그림과 같이)
Ball - 왼손
Motion - 볼을 오른손으로 잡고 다리를 넓혀 발목을 그림과 같이 돌림
Drishti - 정면

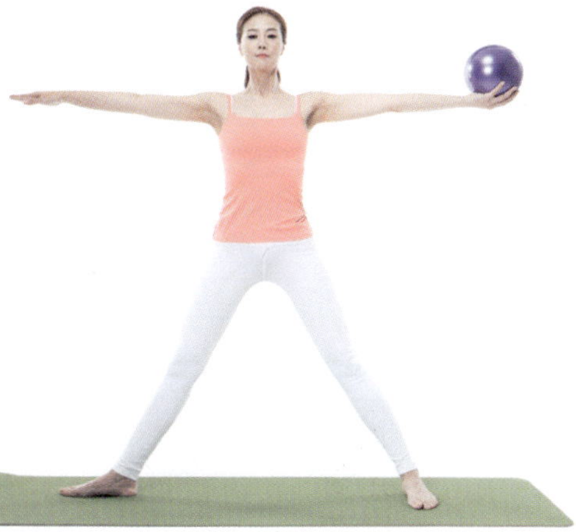

Leg - 준비자세 유지
Ball - 어깨 높이
Breathing - Inhale
Motion - 볼을 팔과 수평으로 들어 올리며 척추를 신장시킴
Drishti - 정면

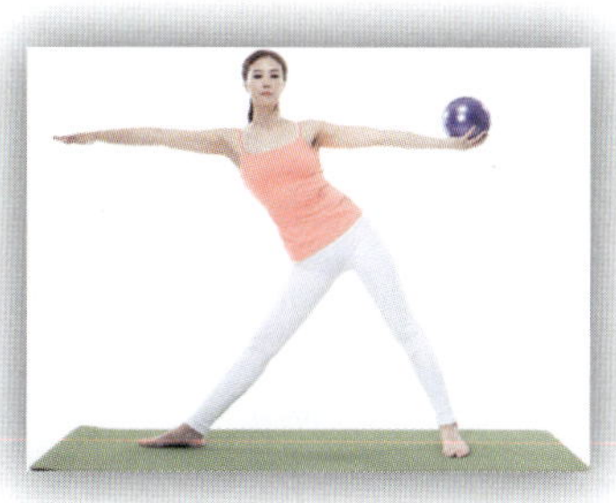

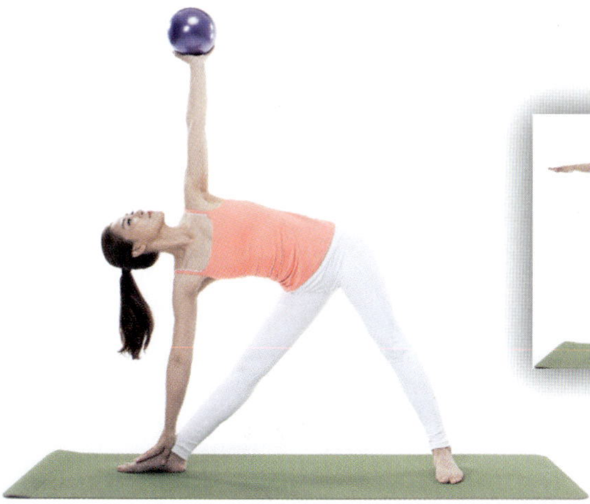

Leg - 준비자세 유지
Ball - 하늘 방향
Breathing - Exhale
Motion - 팔을 지렛대로 사용하여 몸통을 기울이며, 척추를 바닥과 수평으로 만들고, 팔은 바닥과 수직으로 뻗음
Drishti - 볼

파르브릿타 트리코나아사나 – 척추의 활력과 코어 안정화 시퀀스

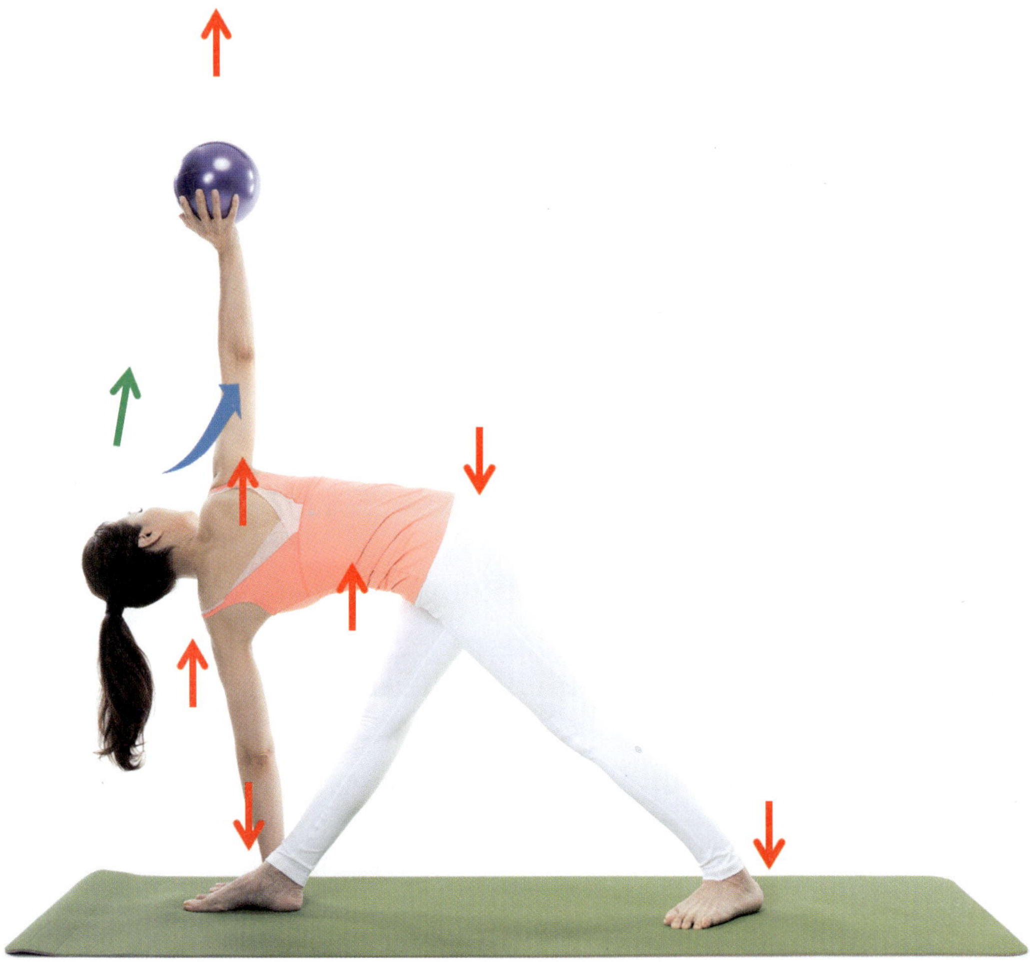

효과 Effect – 코어의 강화와 고도의 균형감을 향상하는 자세로 볼을 잡은 팔의 에너지가 척추를 둥글게 만드는 것을 막아준다(척추가 둥글게 되면 볼을 떨어뜨리게 된다). 또한, 햄스트링의 신장 및 엉덩이 근육과 척추를 강하게 해주는 효과가 있다.

주의사항 Caution – 햄스트링이 타이트한 사람은 다리를 조금 좁히거나 난이도를 낮춰 볼을 바닥에 대고 손으로 누르며 실시한다.

핵심사항 Key point – 안정감있는 하체를 유지한 채 가동성을 넓혀 척추를 로테이션해야 하며, 볼을 더 위로 뻗어 올려 굽은 어깨와 가슴을 펴는데 에너지를 싣는다.

Rhythmic YOGA 리드믹요가

서서하는 자세

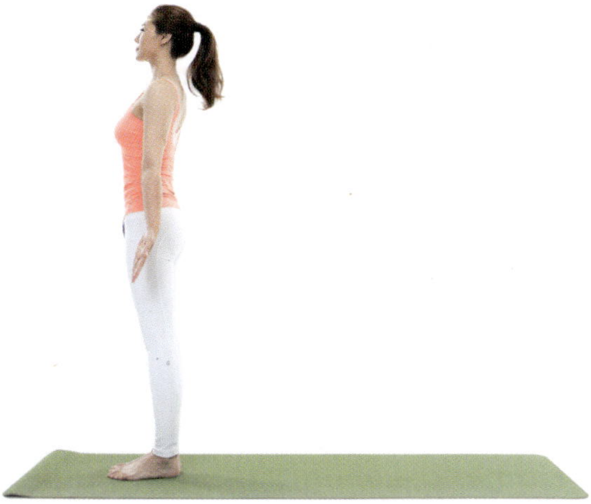

Leg - 타다아사나
Ball - 오른손
Drishti - 정면

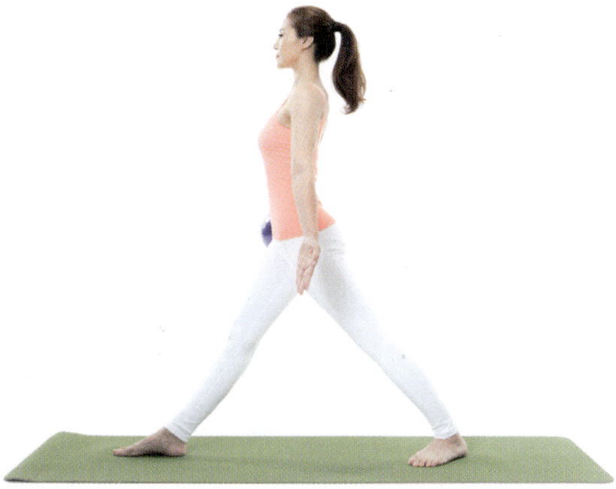

Leg - 어깨넓이 2~3배(발목 그림과 같이)
Ball - 왼손
Motion - 왼 다리를 뒤로 뻗음
Drishti - 정면

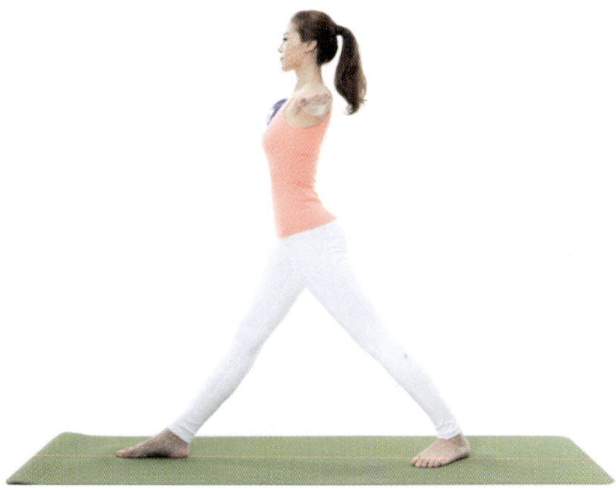

Leg - 준비자세 유지
Ball - 어깨 높이
Breathing - Inhale
Motion - 볼을 어깨 높이로 올리며 척추를 신장시킴
Drishti - 정면

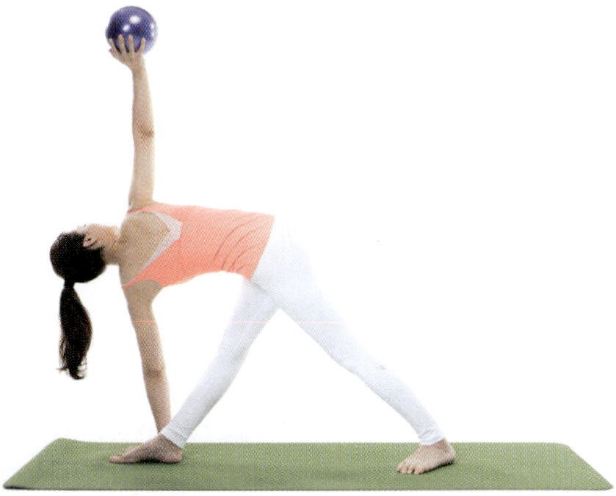

Leg - 준비자세 유지
Ball - 하늘 방향
Breathing - Exhale
Motion - 몸통을 기울이며, 손을 발날 쪽에 짚고
볼을 하늘 방향으로 뻗어 척추를 로테이션함
Drishti - 볼

비라바드라아사나 3 – 전신의 균형감각을 깨워주는 시퀀스

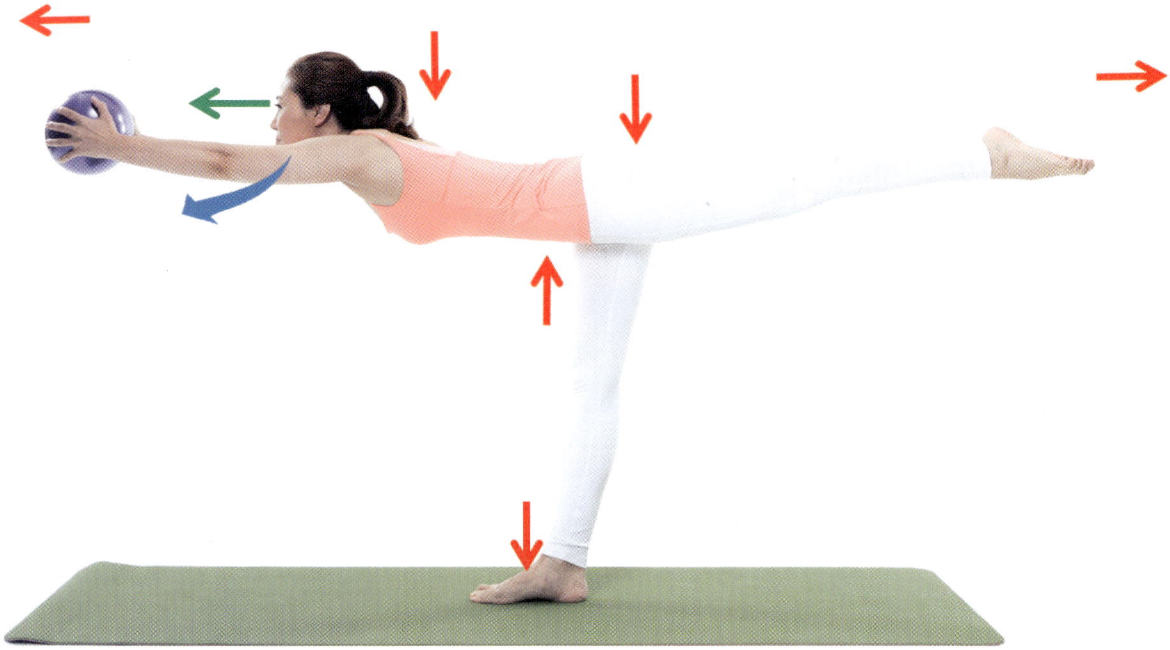

효과 Effect – 볼을 잡은 손을 앞으로 뻗는 동작은 어깨와 척추를 둥글게 하지 않고 신장시키는 것을 돕는다. 이 자세는 신체의 균형을 향상하며, 발목, 허벅지 및 척추를 강화한다.

주의사항 Caution – 상체가 기울어지는 만큼 다리를 올리려고 생각하며, 본인의 평형성에 맞게 진행해야 한다. 만일 다리를 무리하게 올리면 골반이 열려 몸통이 기울어질 수 있다.

핵심사항 Key point – 드는 다리의 대둔근과 대퇴 이두근이 활성화되며, 중심 잡는 다리의 고관절이 강화되는 것을 스스로 느낄 수 있는 밸런스 자세이다. 다리를 드는 만큼 상체가 기울어지려고 하는데 볼을 들어 올리는 힘이 어깨와 척추에 전달되어 자세를 바르게 해준다.

Rhythmic YOGA 리드믹요가

균형잡는 자세

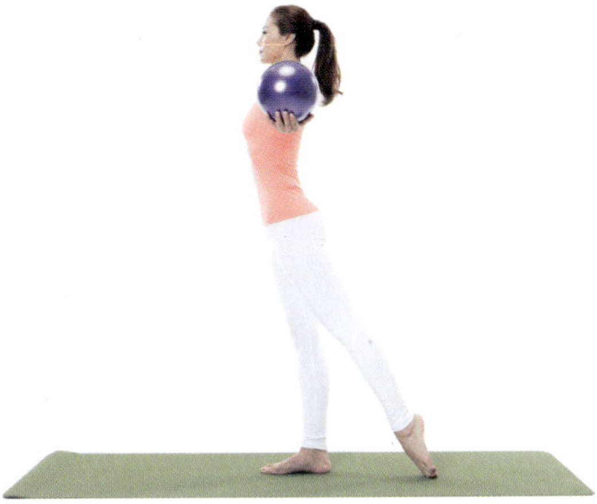

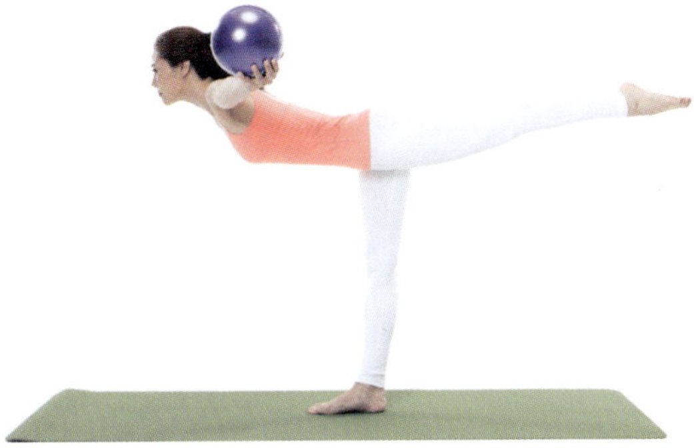

Leg - 뒤로 90° 들어 올림
Ball - 어깨 높이(왼손)
Breathing - Exhale
Motion - 상체를 90° 기울이며 다리도
같은 속도로 들어 올림
Drishti - 정면

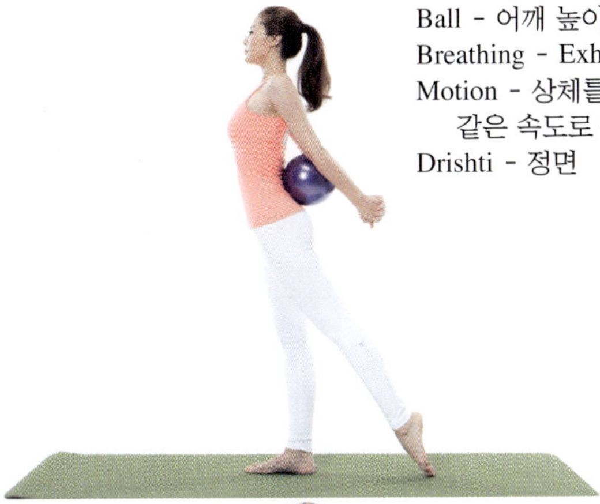

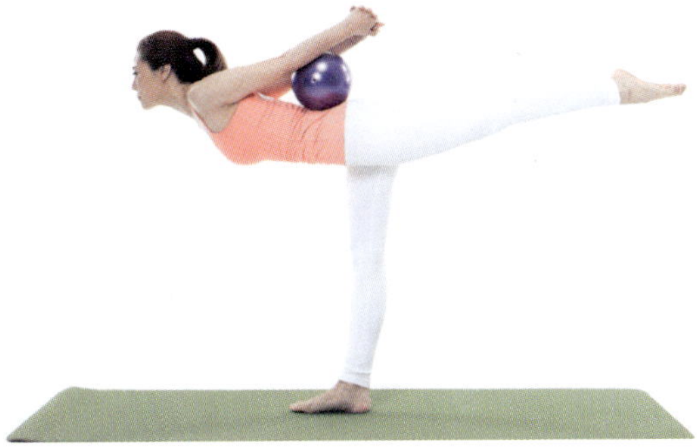

Leg - 뒤로 90° 들어 올림
Ball - 요추(천골)
Breathing - Exhale
Motion - 허리 뒤에 볼을 두고 깍지를 낀 팔로 누르며
팔을 펴 굽은 어깨를 펴고 상체를 90° 기울이며
다리도 같은 속도로 들어 올림
Drishti - 정면

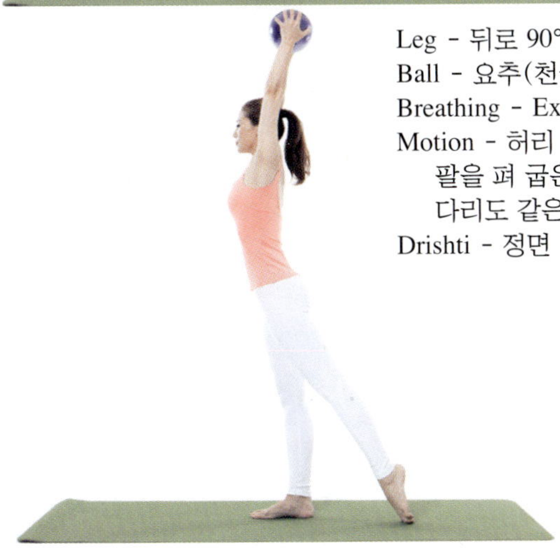

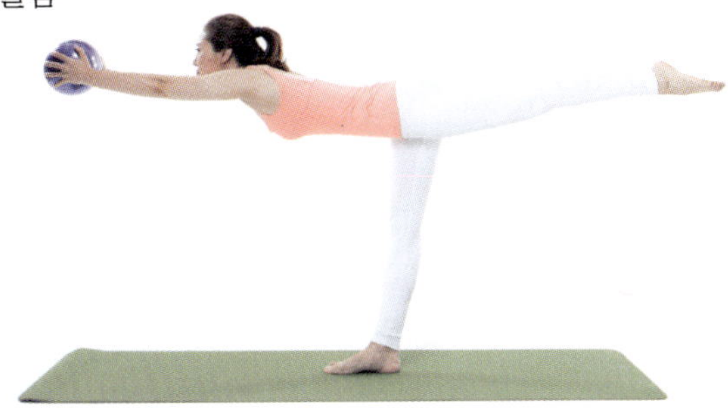

Leg - 뒤로 90° 들어 올림
Ball - 정면
Breathing - Exhale
Motion - 볼을 앞으로 뻗으며 상체를 90° 기울이며
다리도 같은 속도로 들어 올림
Drishti - 정면

브륵샤아사나 – 척주기립근을 신장시키는 밸런스 시퀀스 1

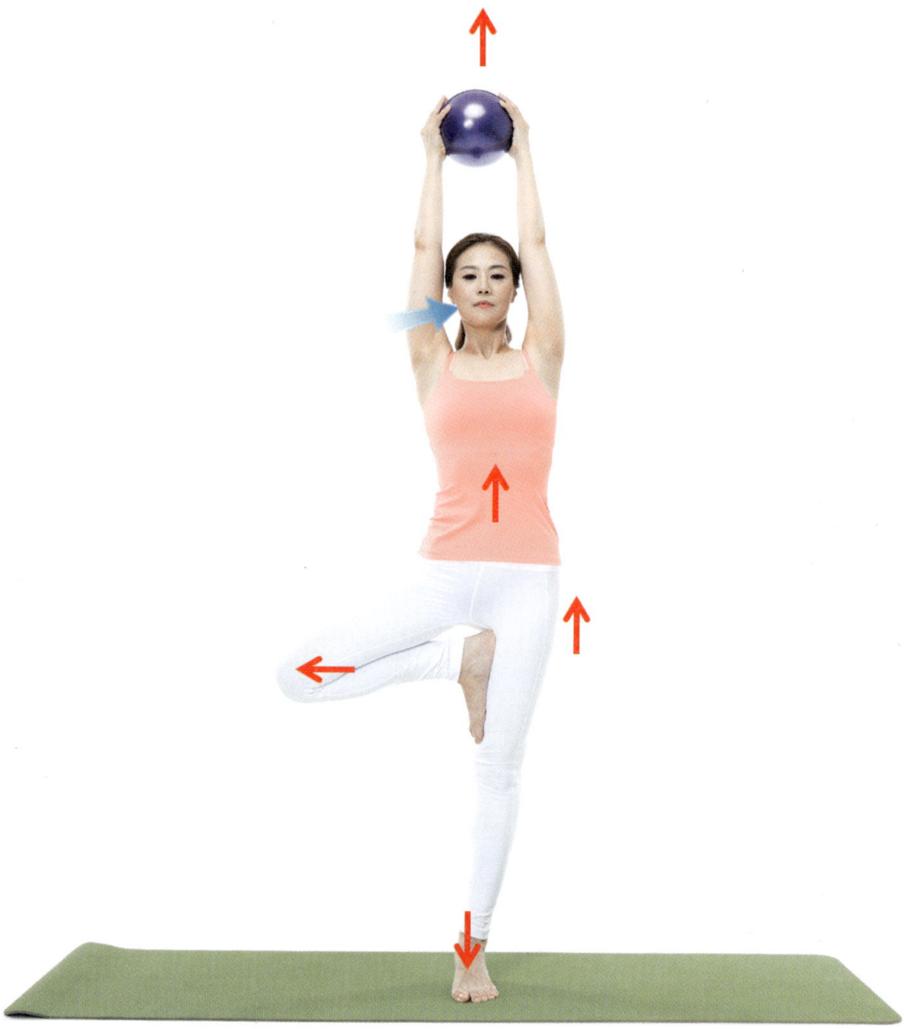

효과 Effect – 나무자세는 균형감각을 향상하는 대표적인 자세로 발목, 다리, 발의 근육을 강화시키는 효과가 있다. 뻗어 올리는 볼에 집중하여 신체의 평형성을 향상하며, 척주기립근을 위로 신장시킨다.

주의사항 Caution – 코어 근육이 약하거나 서혜부, 무릎, 발의 문제로 밸런스가 어려운 사람은 다리를 낮추고, 볼을 한 손으로 들고 어깨 높이로 올려 균형을 잡는 맞은 단계 동작부터 한다.

핵심사항 Key point – 다리 근육과 복부기립근의 활성화를 느낄 수 있으며, 허리가 전만되지 않도록 꼬리뼈를 아래쪽으로 당기며, 볼의 방향으로 척추를 신장시켜 요추 안정화에 집중한다.

균형잡는 자세

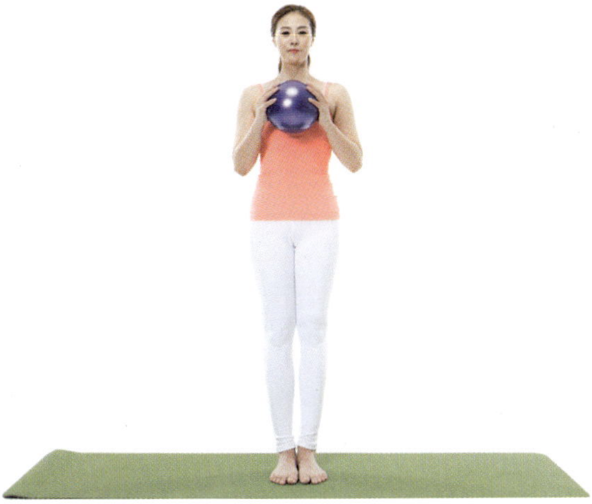

Leg - 타다아사나
Ball - 가슴 앞
Drishti - 정면

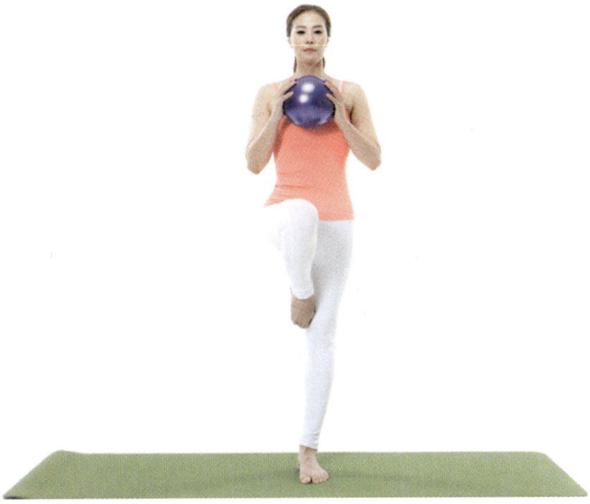

Leg - 무릎을 구부려 올림
Ball - 가슴 앞
Breathing - Inhale
Motion - 무릎을 앞으로 들어주며 발 아치를 무릎 안쪽에 댐
Drishti - 정면

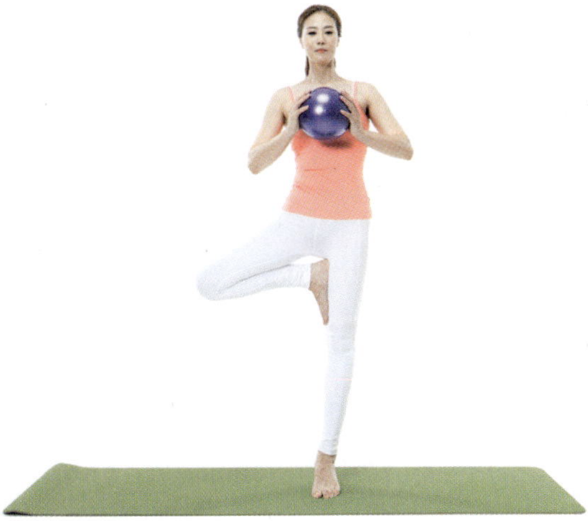

Leg - 고관절 확장
Ball - 가슴 앞
Breathing - Exhale
Motion - 균형을 잡으며 천천히 고관절을 열어 발바닥을 다리 안쪽에 댐
Drishti - 정면

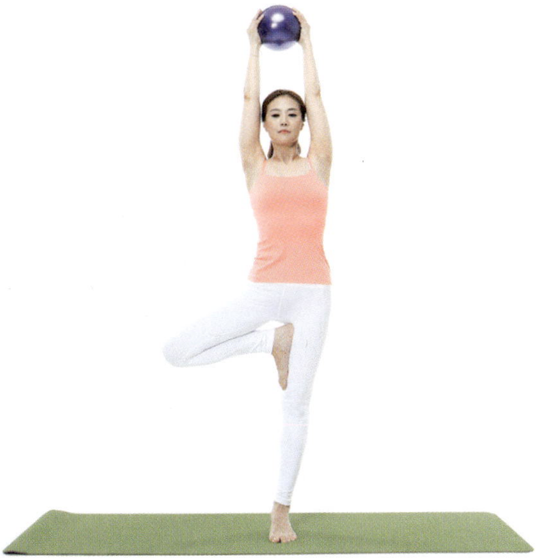

Leg - 자세 유지
Ball - 하늘 방향
Breathing - Inhale
Motion - 볼을 위로 뻗어주며 척주기립근 및 복부기립근을 신장시킴
Drishti - 정면

브릑샤아사나 – 척주기립근의 신장시키며, 하체를 강화하는 밸런스 시퀀스 2

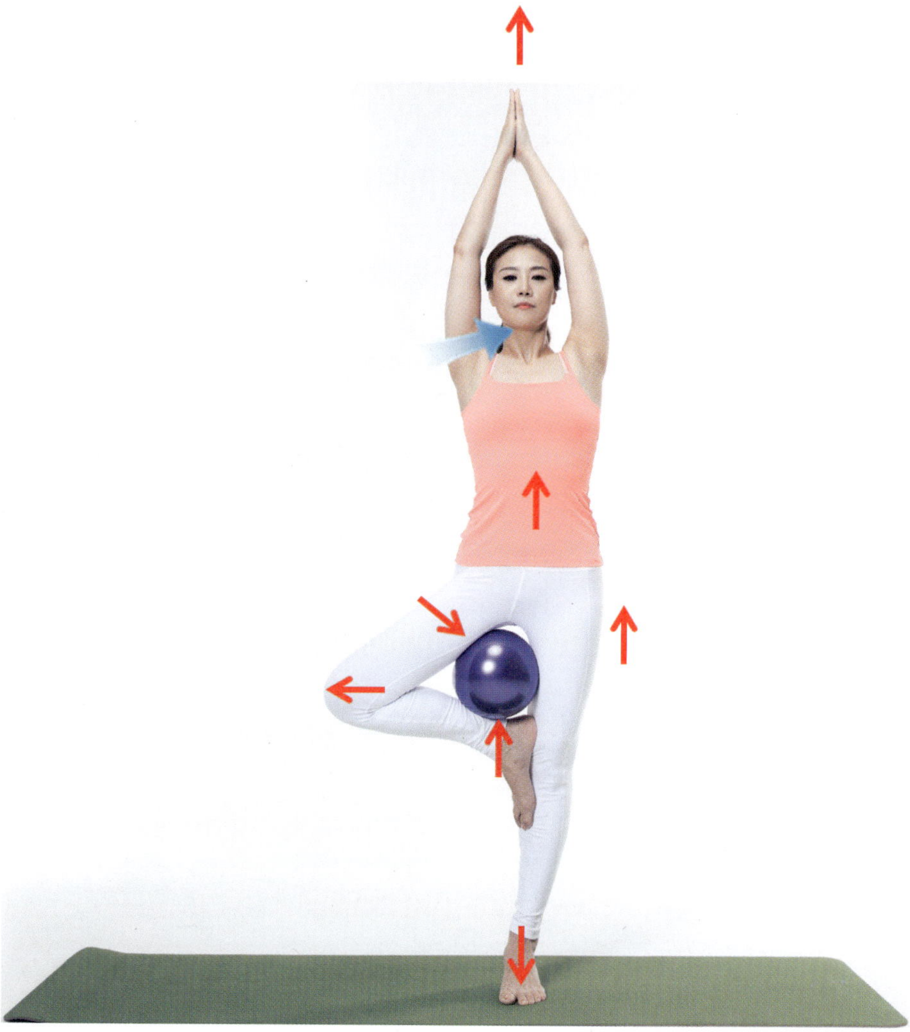

효과 Effect – 보다 더 견고한 중심 잡기를 위해 하체의 힘을 기르기 위한 나무자세의 응용이다. 볼을 다리 사이에 끼우는 것 만으로도 서 있는 다리에 기대거나 골반이 기울어지는 것을 방지할 수 있으며 내전근과 햄스트링 그리고 발목을 강화할 수 있다.

주의사항 Caution – 볼을 무릎 사이에 끼우려고 하면 무릎의 각도가 넓혀져서 발끝을 무릎에 댈 수가 없으므로 반드시 먼저 햄스트링에 볼을 댄 후 무릎을 구부려 아킬레스건으로 지지한다.

핵심사항 Key point – 난이도가 높은 밸런스 동작을 위해서는 균형을 잡는 심부 근육의 활성화가 중요하므로 이 자세를 꾸준히 하여 고관절 및 하체 근육을 강화한다.

균형잡는 자세

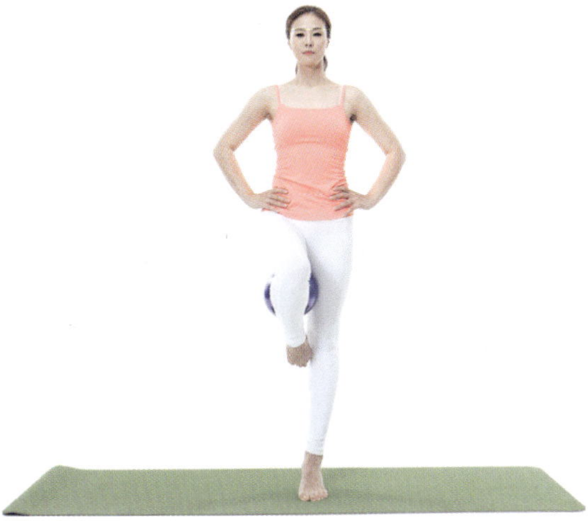

Leg - 다리 사이에 볼을 끼움
Ball - 아킬레스건과 햄스트링 사이
Breathing - Inhale
Motion - 무릎을 앞으로 들어 올려 엄지발가락 안쪽이 무릎 안쪽에 닿게 함
Drishti - 정면

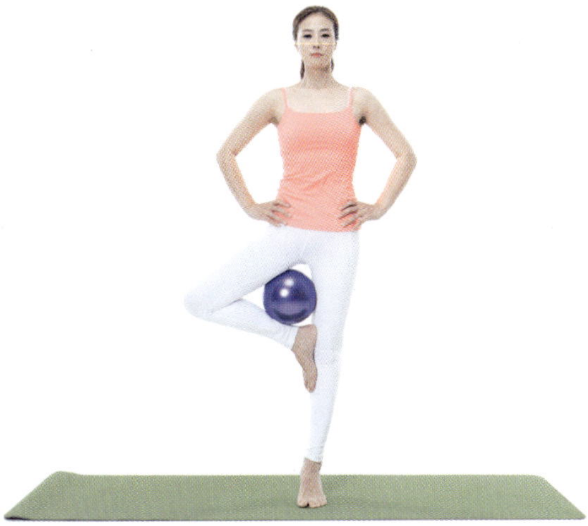

Leg - 고관절 확장
Ball - 아킬레스건과 햄스트링 사이
Breathing - Exhale
Motion - 내전근과 햄스트링에 힘을 주어 볼이 빠지지 않도록 하며, 천천히 고관절을 열어 발바닥을 다리 안쪽에 댐
Drishti - 정면

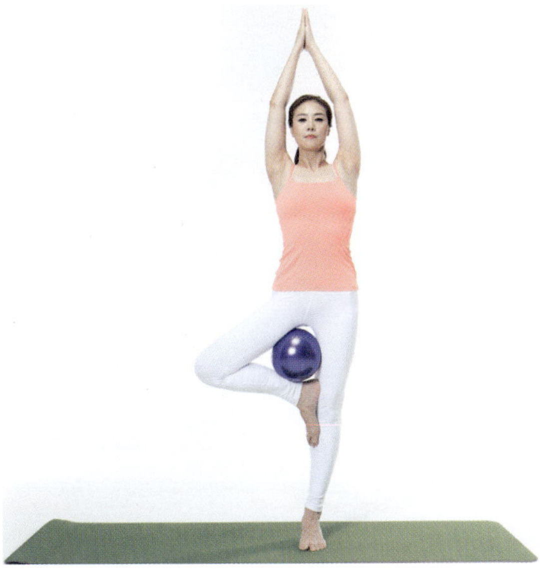

Leg - 고관절 확장
Ball - 하늘 방향
Breathing - Inhale
Motion - 손을 위로 뻗어주며 척주기립근 및 복부기립근을 신장시킴
Drishti - 정면

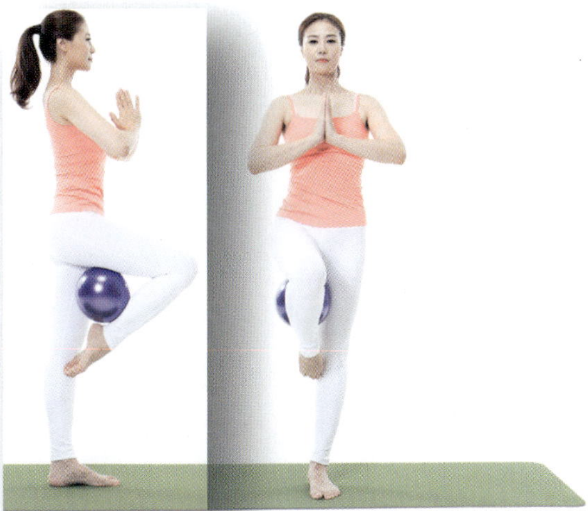

Leg - 무릎 정면으로
Ball - 하늘 방향
Breathing - Inhale
Motion - 합장한 손을 가슴 앞으로 하고, 무릎을 정면으로 함
Drishti - 정면

가루다아사나 – 불균형을 교정하는 밸런스 시퀀스

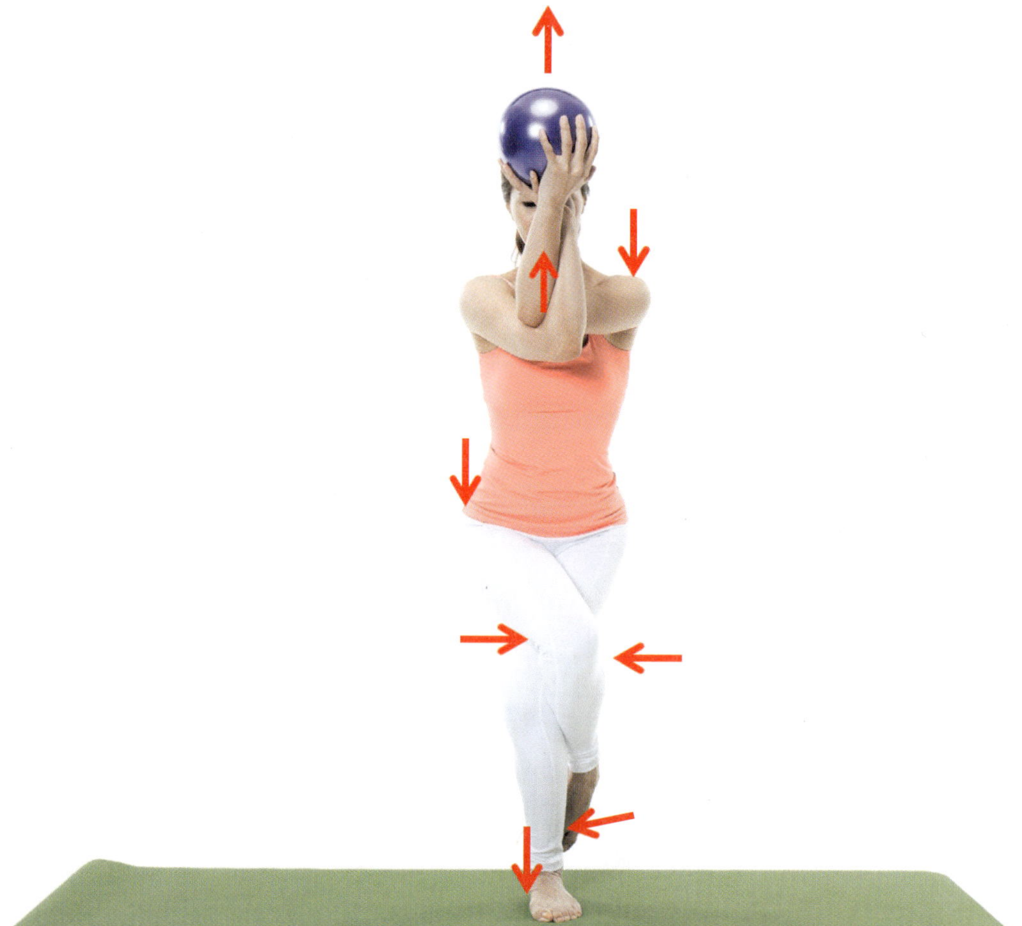

효과 Effect – 고관절 및 어깨관절의 불균형을 동시에 교정하는 요가의 대표적인 밸런스 자세로써 볼을 잡은 손의 힘으로 어깨관절의 안정화 및 강화할 수 있다.

주의사항 Caution – 지지하고 있는 발, 발목, 무릎, 고관절의 기반이 매우 중요하며, 꼰 다리의 안정적인 동작이 종합적으로 이뤄져야만 팔을 꼬아 자세를 완성할 수 있다.

핵심사항 Key point – 신체의 좌·우 불균형을 스스로 알게 하는 자세로 고도의 집중력이 필요하다. 좌·우 장골 높이 및 어깨 견봉의 높이가 수평으로 유지한다.

균형잡는 자세

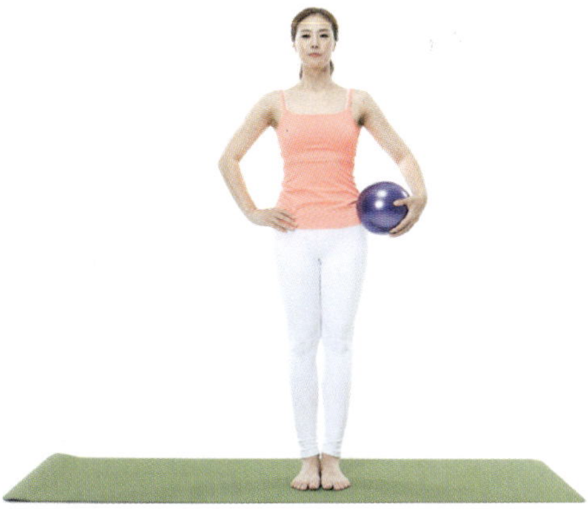

Leg - 타다아사나
Ball - 왼쪽 골반
Drishti - 정면

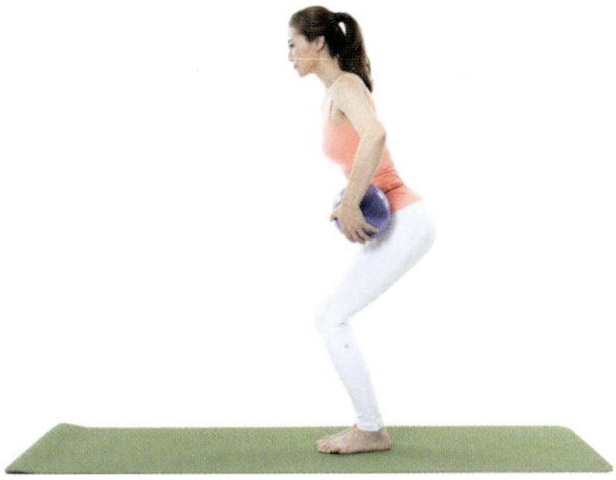

Leg - 무릎을 구부림
Ball - 왼쪽 골반
Drishti - 정면

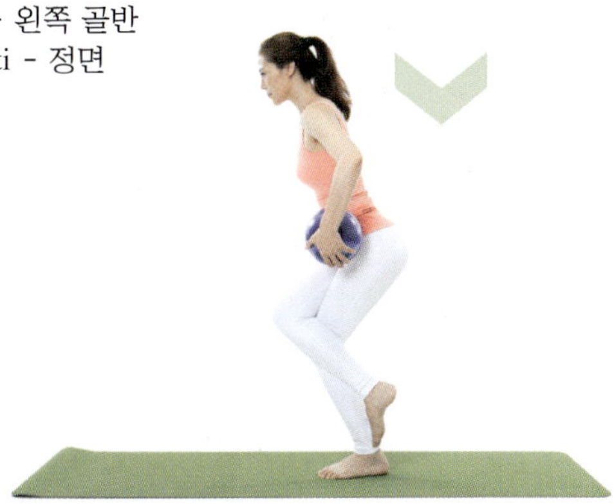

Leg - 오른 다리로 왼 다리를 감싼다
Ball - 왼쪽 골반
Motion - 오른 다리를 들어 올려 왼 다리를 감싸 엄지발가락이 정강이에 걸리게 함
Drishti - 정면

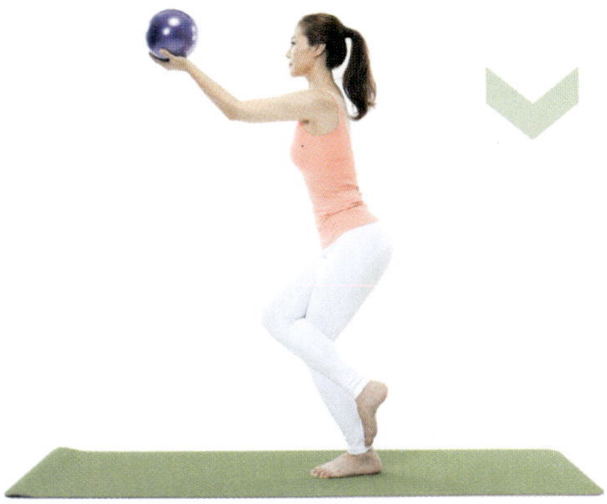

Leg - 자세 유지
Ball - 얼굴 앞
Motion - 왼손의 볼을 얼굴 앞으로 들어 올림
Drishti - 볼

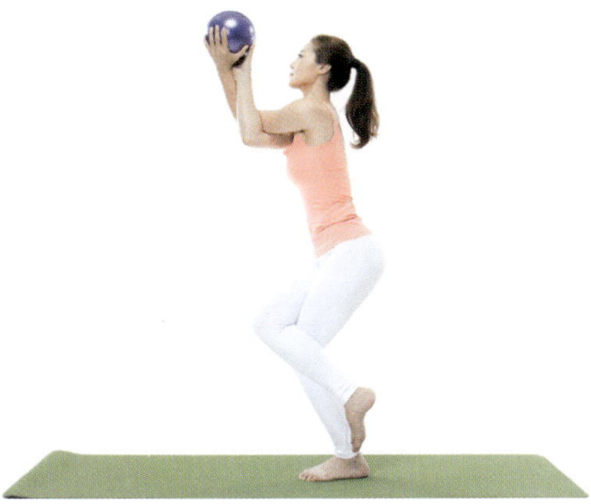

Leg - 자세 유지
Ball - 얼굴 앞
Motion - 오른 팔로 왼팔을 감싸고 오른손으로 볼을 잡음
Drishti - 볼

아르다 찬드라아사나 – 에너지의 균형과 협응을 향상하는 밸런스 시퀀스

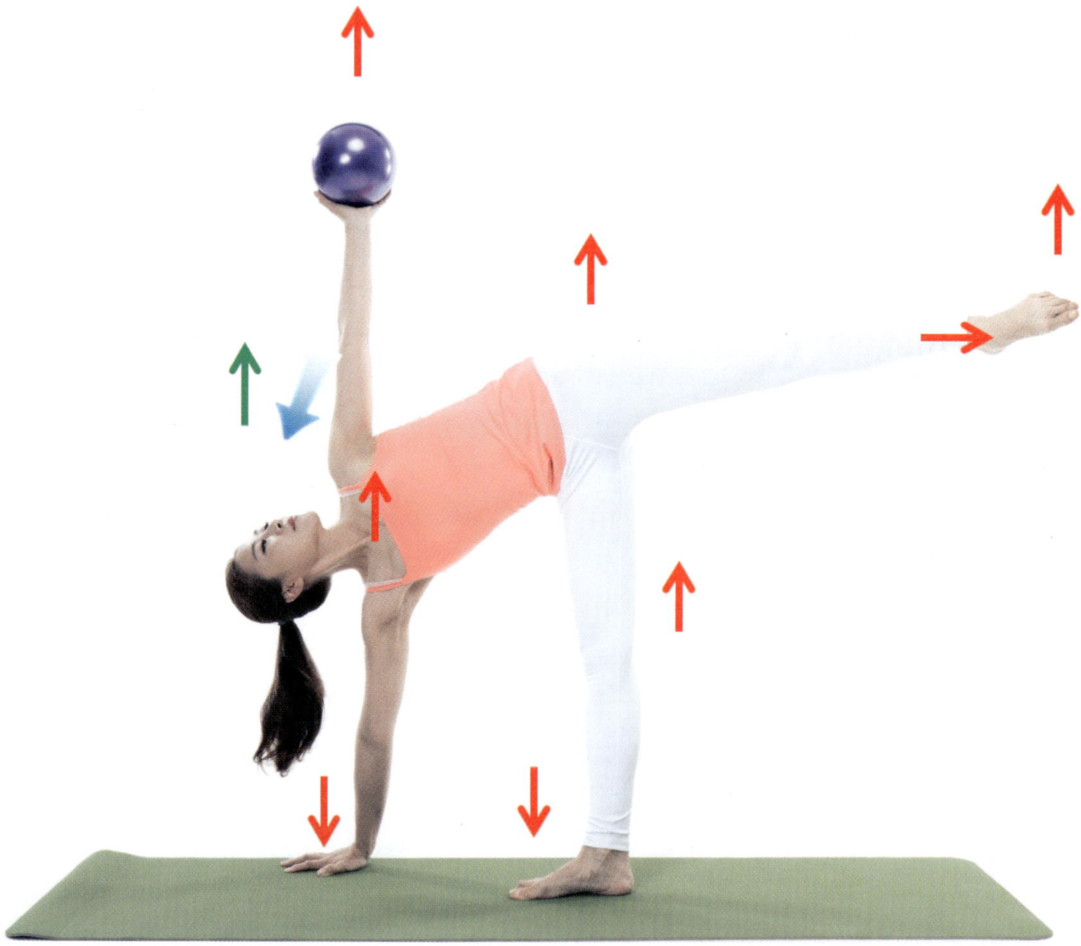

효과 Effect – 발목, 고관절 강화에 목적이 있는 이 자세는 위로 가는 에너지의 방향성을 잃을 경우 밸런스가 무너지는 실수를 범하게 된다. 볼을 잡은 손에 집중하여 에너지의 방향이 하늘로 뻗어 나가도록 돕는다.

주의사항 Caution – 지지하고 있는 손과 발의 기반이 중요하며, 체중을 짚은 손에 실리지 않도록 한다. 특히, 옆에서 보면 마치 벽에 기대듯이 신체가 일직선이 되도록 한다.

핵심사항 Key point – 균형감각과 신체의 협응력을 향상하는 밸런스 동작은 코어의 힘과 하체의 안정성이 요구된다.

균형잡는 자세

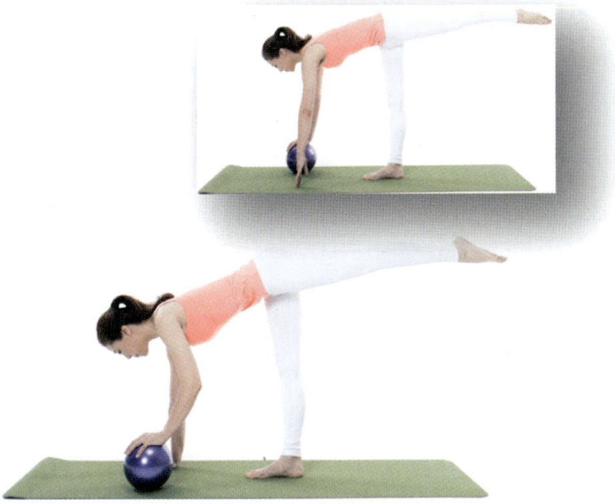

Leg - 왼 다리를 90° 듦
Ball - 바닥에 대고 왼손으로 잡음
Breathing - Inhale
Motion - 손끝을 어깨 아래에 대고 아르다 웃타나아사나에서 다리를 90° 들어 올림
Drishti - 바닥

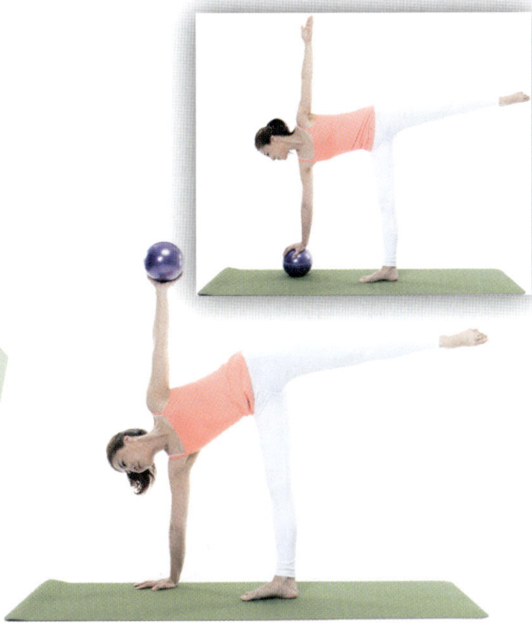

Leg - 왼 다리를 골반을 연다
Ball - 왼손으로 잡아 하늘 방향
Breathing - Exhale → Inhale
Motion - 골반을 먼저 열고 중심이 잡히면 볼을 천천히 하늘 방향으로 들어 올림
Drishti - 바닥

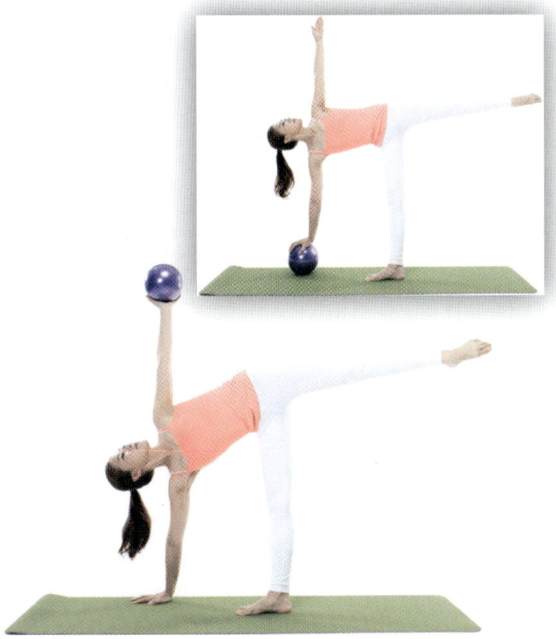

Leg - 자세 유지
Ball - 왼손으로 잡아 하늘 방향
Breathing - Exhale → Inhale
Motion - 가슴을 하늘 방향으로 돌리며 볼을 봄
Drishti - 볼

프라사리타 에카파다아사나 – 전신 근력 및 유연성 향상 콤비네이션 시퀀스

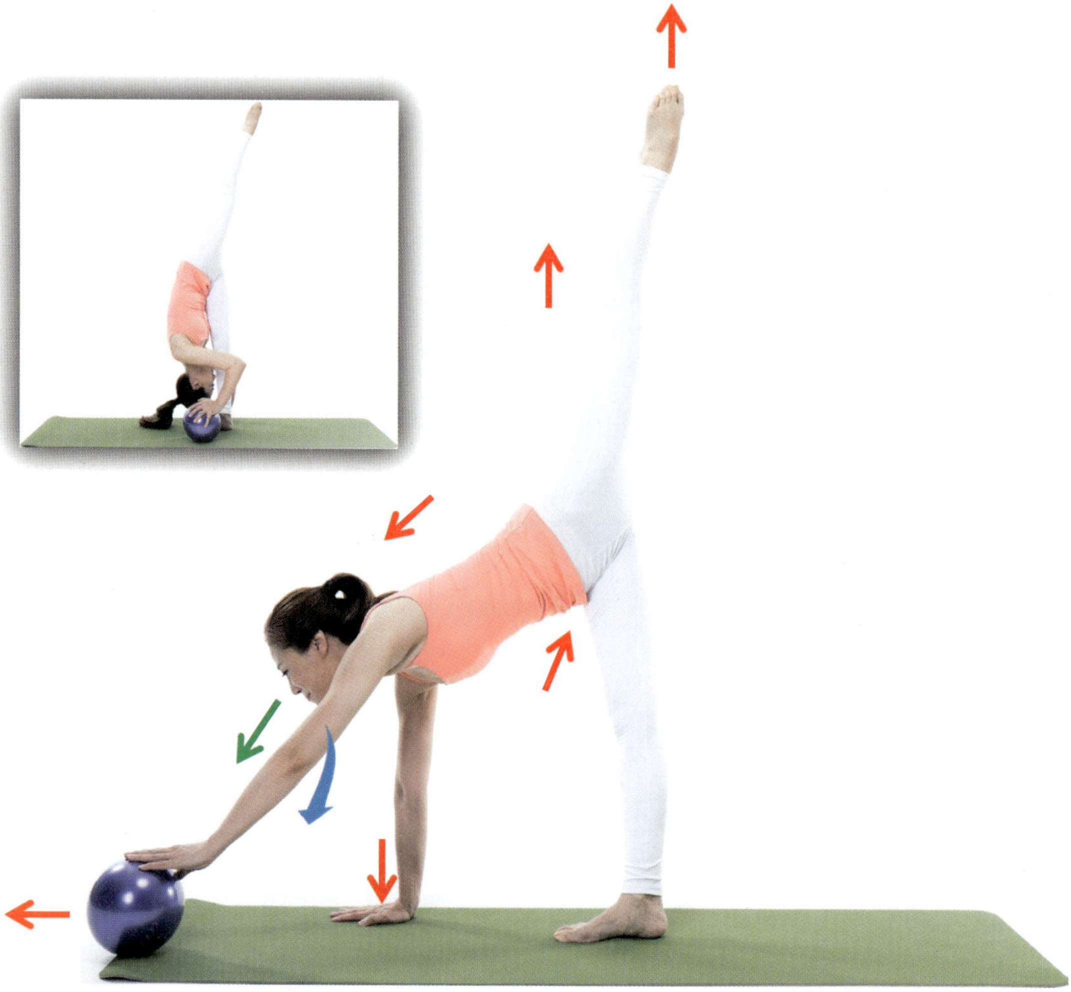

효과 Effect – 하체의 견고함 및 유연성이 향상되는 자세에서 볼을 바닥에서 멀리 밀어내며 전신의 근육을 한 단계 더 신장시킨다.

주의사항 Caution – 다리가 일직선으로 뻗기 위해서는 둔부의 힘과 고관절의 유연성이 필요하므로 무리하게 올리지 않고 단계별로 수련한다.

핵심사항 Key point – 모든 밸런스는 발, 발목, 무릎, 고관절의 안정성에서 시작되어 가동범위를 넓혀줘야 흔들림이 없다.

균형잡는 자세

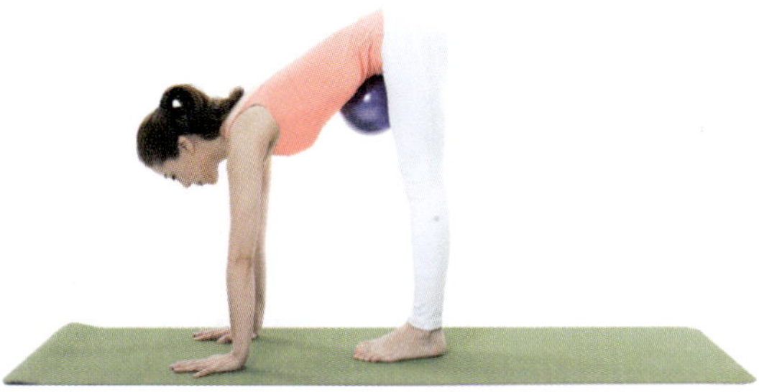

Leg - 다리를 모음
Ball - 복부
Breathing - Inhale
Motion - 볼을 복부 사이에 두고 손을 바닥에 짚음
Drishti - 바닥

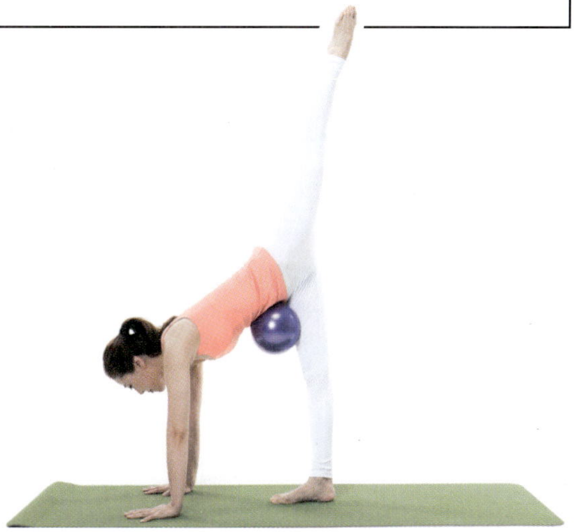

Leg - 왼 다리 수직으로 뻗음
Ball - 복부
Breathing - Exhale
Motion - 우디아나반다에 의식을 두고 볼을 복부 사이에 유지한 채 왼 다리를 들어 올림
Drishti - 바닥

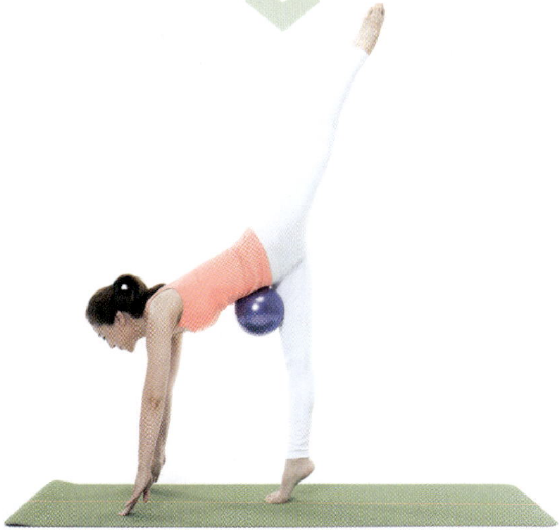

Leg - 왼 다리 유지한 채 오른 발 뒤꿈치를 듬
Ball - 복부
Breathing - Inhale
Motion - 지지하고 있는 발뒤꿈치를 들고 손끝을 세워 밸런스를 잡음
Drishti - 바닥 멀리

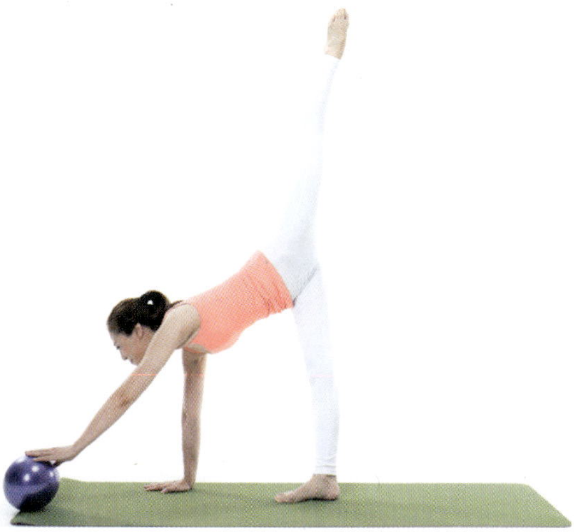

Leg - 왼 다리 유지
Ball - 바닥 멀리 밀어줌
Breathing - Exhale
Motion - 복부 사이에 있는 볼을 왼손을 빼서 바닥 멀리 밀어주며 가슴을 폄
Drishti - 볼

나타라자아사나 – 척주기립근 및 하체 강화 밸런스 시퀀스 1

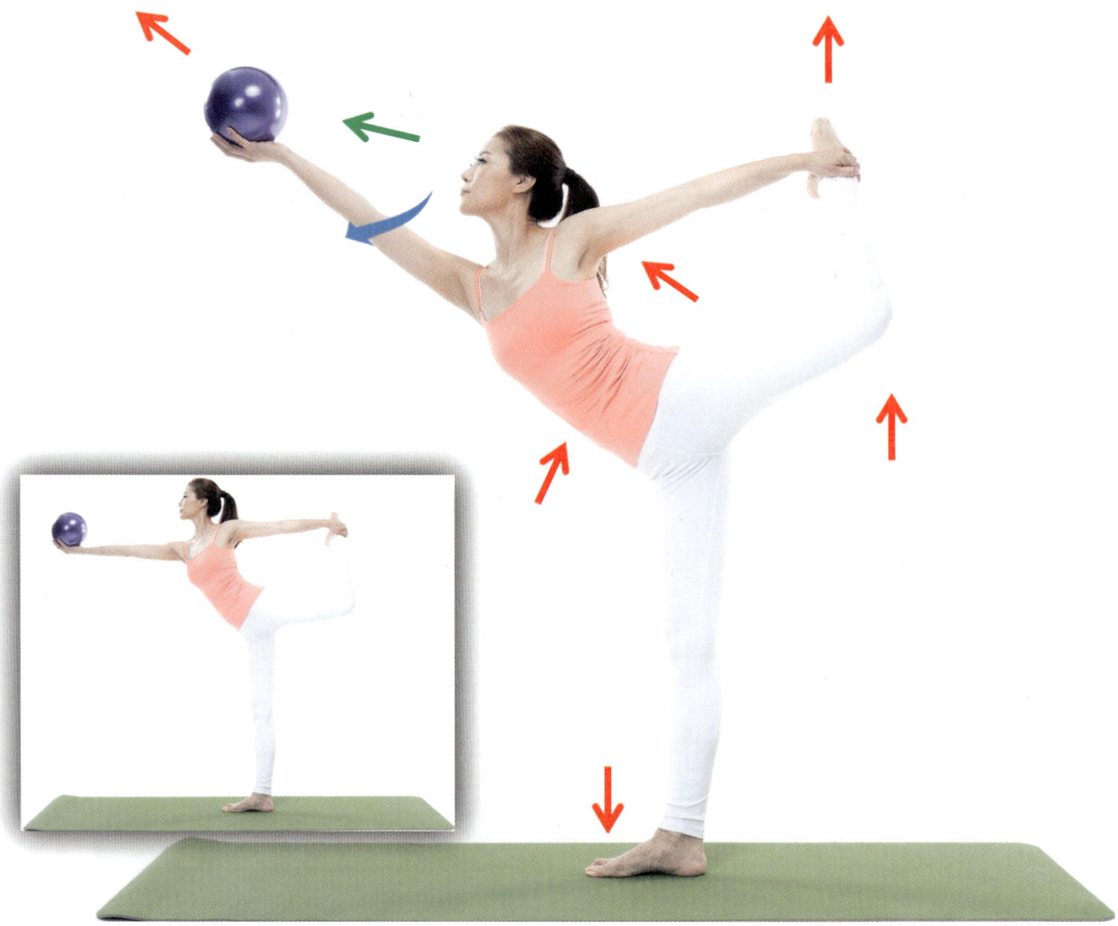

효과 Effect – 둔부와 어깨를 스트레칭하고, 균형을 향상하는 밸런스 자세는 평형성을 유지하기 위해서는 집중력이 필요하므로 볼에 집중하며 자세를 유지한다.

주의사항 Caution – 발목과 무릎의 안정성을 확보한 후 다리와 팔을 뻗어 가동성을 넓힌다. 균형이 잡히지 않은 상태에서 무리하게 가동성을 넓히면 균형을 잃고 낙상의 위험이 있다.

핵심사항 Key point – 허벅지, 서혜부, 복부의 스트레칭을 의식하며 다리를 올린다. 만약 유연성이 부족하다면 허벅지와 팔의 높이를 바닥과 수평으로 맞추고 유지 시간을 길게 한다.

Rhythmic YOGA 리드믹요가

균형잡는 자세

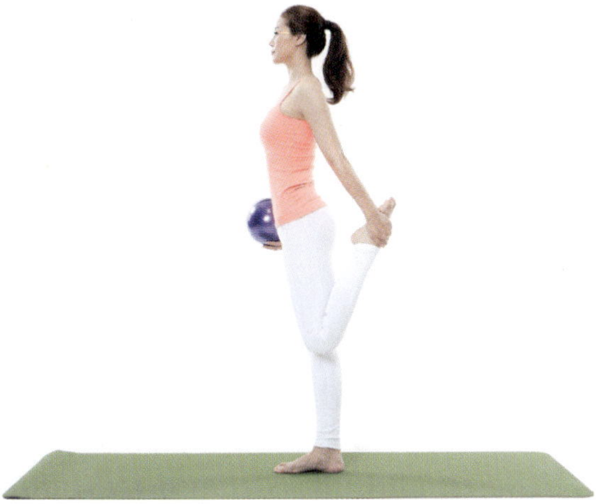

Leg - 왼 다리를 뒤로 구부림
Ball - 오른손
Motion - 왼 다리를 구부리고 왼손으로 발등을 잡음
Drishti - 정면

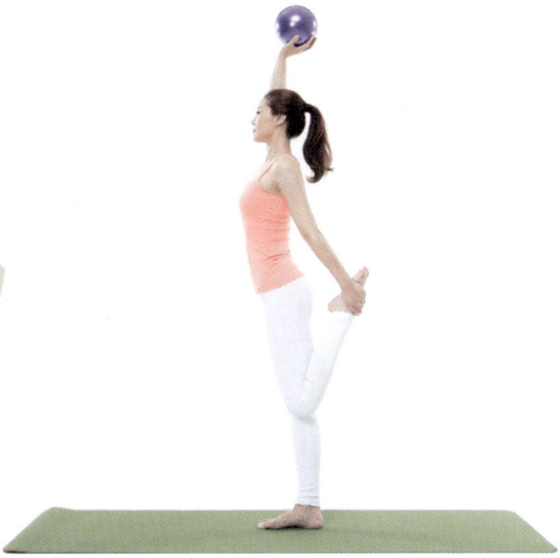

Leg - 준비자세 유지
Ball - 하늘 방향
Breathing - Inhale
Motion - 볼을 하늘 방향으로 들어 올림
Drishti - 정면

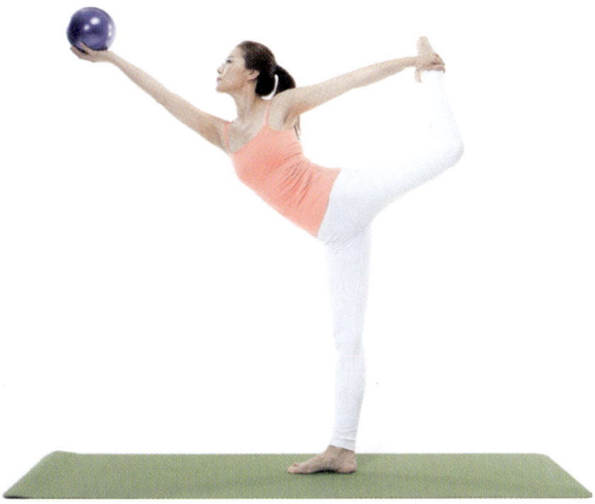

Leg - 발끝을 하늘 방향으로 올리며 무릎을 폄
Ball - 대각선 방향으로 뻗음
Breathing - Exhale
Motion - 볼을 대각선으로 뻗어주며 고관절을 완전히 펴서
다리를 뒤로 들어 올림
이때 상체가 숙여지지 않도록 함
Drishti - 볼

나타라자아사나 – 척추기립근 및 하체 강화 밸런스 시퀀스 2

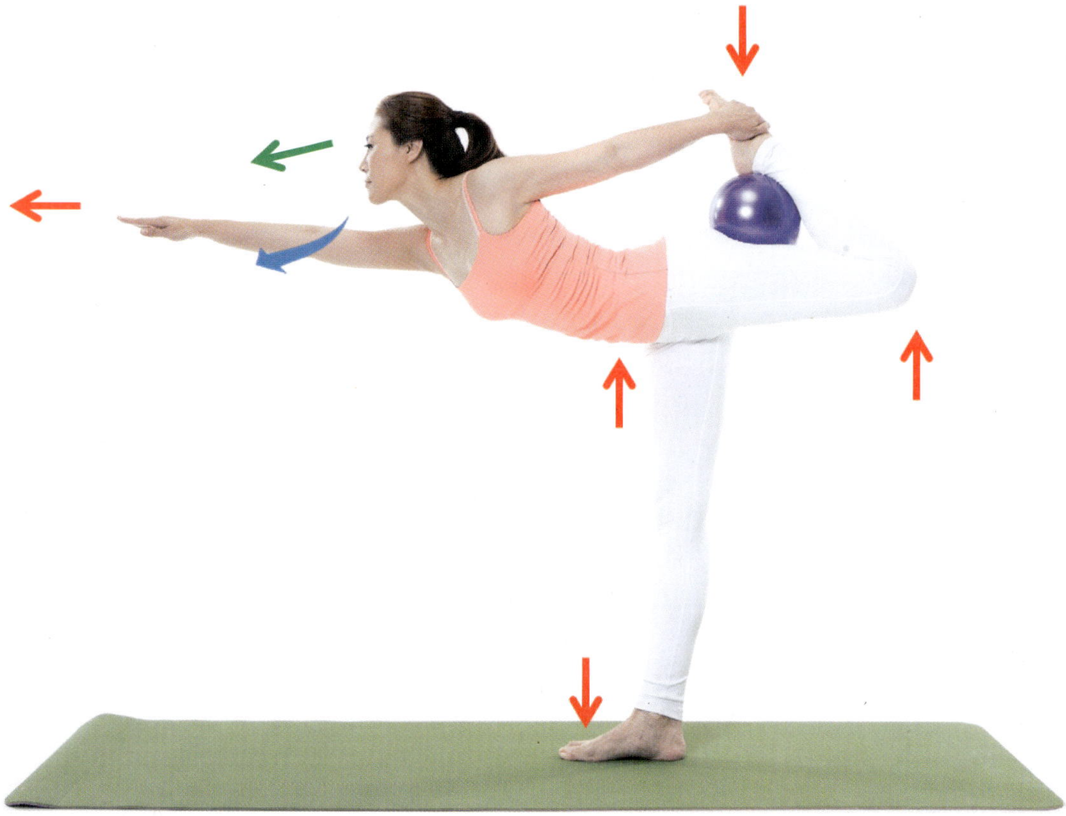

효과 Effect – 나타라자아사나를 할 때 생각보다 많은 사람이 고관절 신전을 어려워하기 때문에 볼을 햄스트링과 발목 사이에 끼워 고관절 신전을 도우며, 균형감각을 향상한다.

주의사항 Caution – 볼을 무릎 사이에 끼우려고 하지 않도록 주의하며, 무릎을 들어 올리는 의식이 있어야 고관절이 신전된다.

핵심사항 Key point – 고관절의 신전은 상체를 앞으로 밀어주는 에너지의 흐름 속에 자연스럽게 확장되므로 누구나 쉽게 이 자세를 통하여 나타라자아사나를 더욱 바르게 할 수 있다.

균형잡는 자세

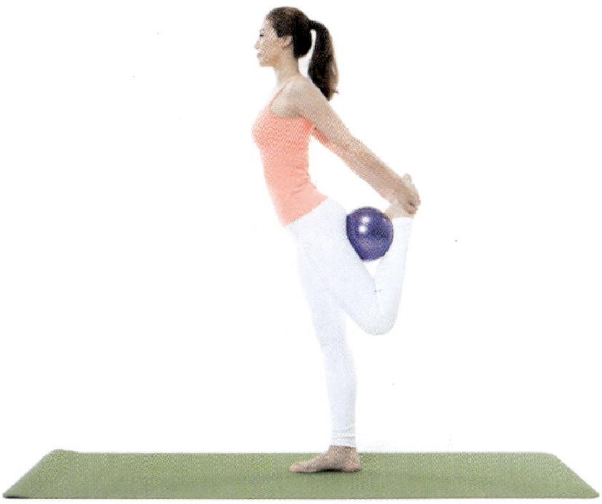

Leg - 다리 사이에 볼을 끼움
Ball - 아킬레스건과 햄스트링 사이
Motion - 볼을 다리 사이에 끼우고 양손을 뒤로 하여 발등을 잡음
Drishti - 정면

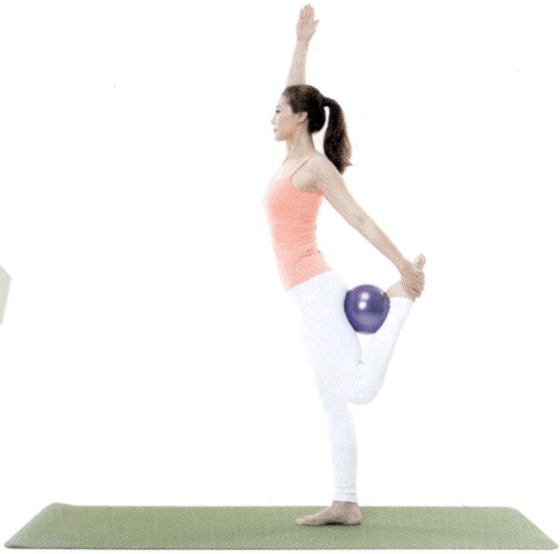

Leg - 준비자세 유지
Ball - 아킬레스건과 햄스트링 사이
Breathing - Inhale
Motion - 오른손을 위로 들며 척추를 신장함
Drishti - 정면

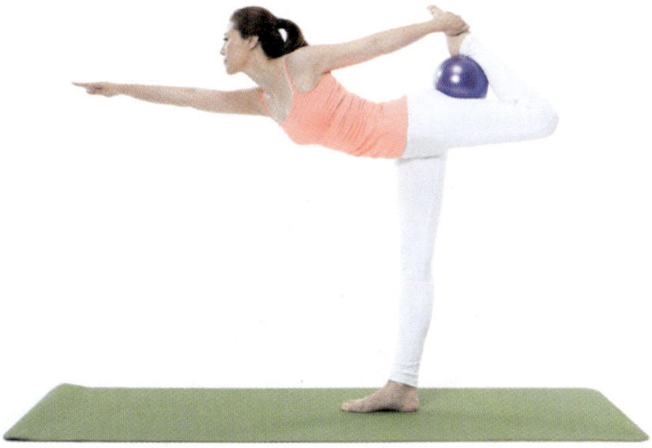

Leg - 무릎을 들어 올림
Ball - 아킬레스건과 햄스트링 사이
Breathing - Exhale
Motion - 상체를 앞으로 숙이며 팔을 수평으로 뻗음과 동시에 왼발을 잡은 손으로 다리를 위로 당겨 무릎을 들어 올림
Drishti - 손끝

아치 밸런스자세 – 척주기립근 및 하체 강화 밸런스 시퀀스 3

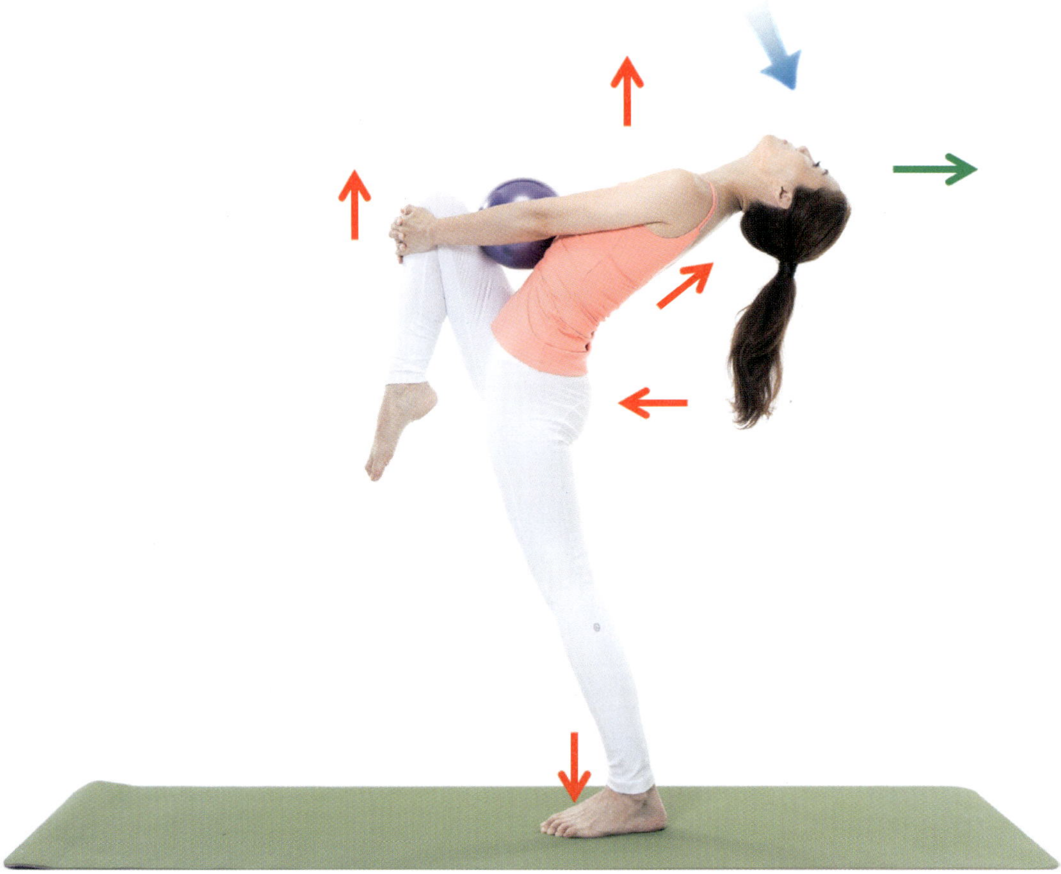

효과 Effect – 이 자세는 리듬체조 동작의 응용 자세로 요가와 결합한 독창적인 자세이다. 아치 밸런스 자세는 복부와 허벅지 사이의 볼이 고관절과 둔부의 안정성을 확보하는 역할을 해주며, 상체와 하체의 균형을 잡아 주어 아치 밸런스를 더 크게 해준다.

주의사항 Caution – 평형성이 좋아질 때까지 시선은 정면을 보고 실시한 후 고개를 젖혀 뒤를 바라본다. 발목과 고관절의 힘 그리고 허리의 유연성이 부족한 사람은 단계별로 수련한다.

핵심사항 Key point – 볼을 끼운 다리의 허벅지와 지지하는 다리는 거의 일직선이 되어야 고관절을 앞으로 밀어 장요근 스트레칭으로 할 수 있고 허리를 뒤로 젖히는 원동력이 된다.

균형잡는 자세

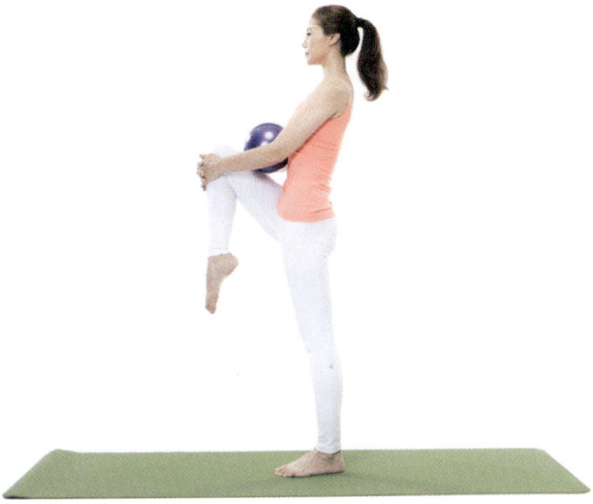

Leg - 오른 다리를 들어 구부림
Ball - 다리와 복부 사이
Breathing - Inhale → Exhale
Motion - 들어 올린 무릎을 두 손으로 잡고,
팔꿈치를 구부려 당겨줌
Drishti - 정면

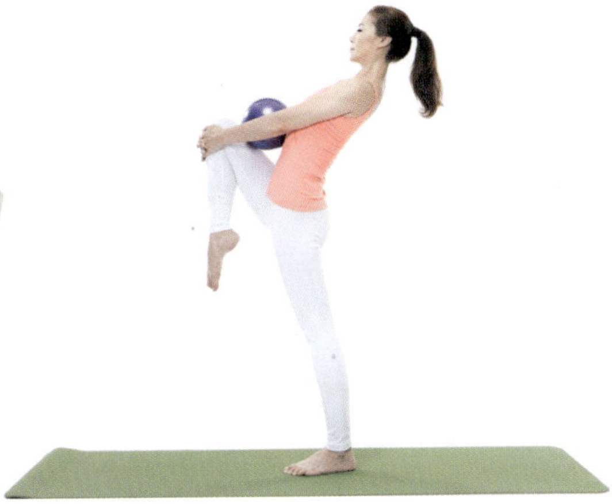

Leg - 준비자세 유지
Ball - 다리와 복부 사이
Breathing - Inhale → Exhale
Motion - 팔이 펴질 만큼 상체를 뒤로 보내고,
둔부에 힘을 주어 앞으로 밀며 고관절을 신장시킴
Drishti - 정면

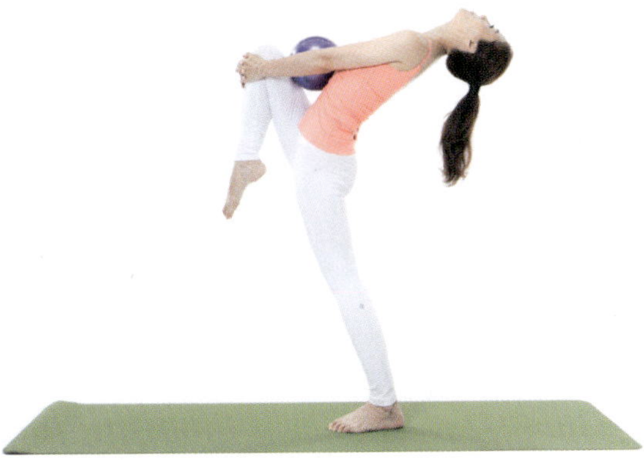

Leg - 고관절을 앞으로 밈
Ball - 다리와 복부 사이
Breathing - Inhale → Exhale
Motion - 상체와 하체의 균형을 잘 잡으며 상체를
뒤로 하여 고개를 젖힘
Drishti - 뒤

단다아사나 → 빠스치못타나아사나 연결 – 척주기립근 강화 시퀀스

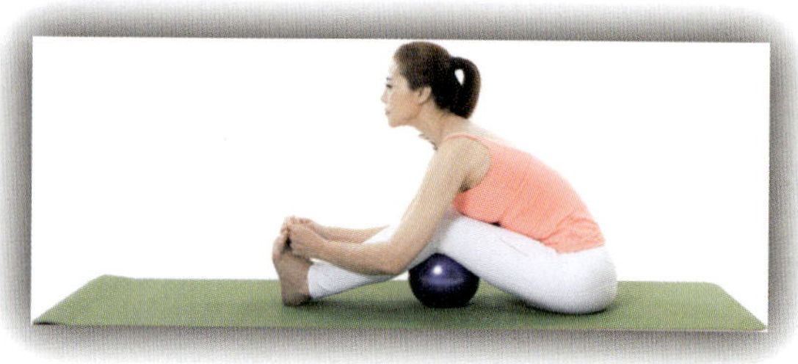

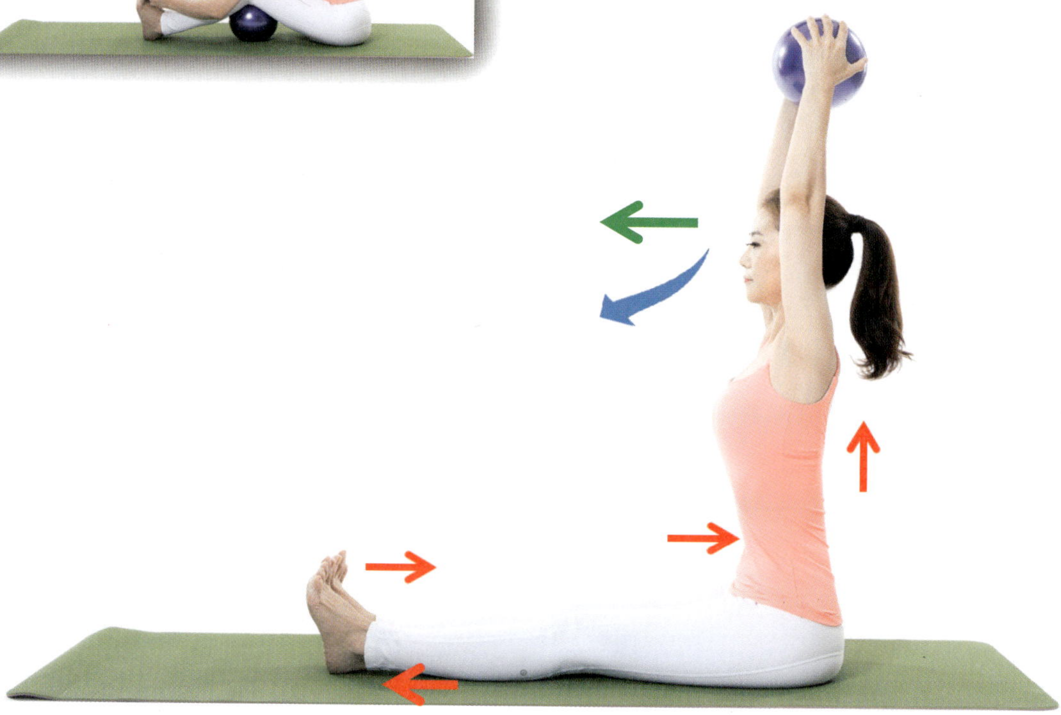

효과 Effect – 이 자세의 유지만으로도 척주기립근 강화, 굽은 등과 어깨를 펴주며, 동시에 다리의 혈액순환을 좋게 해주는 간단하면서도 효과적인 자세이다.

주의사항 Caution – 무릎의 구부러짐, 척추의 굽음, 어깨관절의 경직이 한 눈에 확인이 가능하므로 이 동작으로 자세 평가를 한다.

핵심사항 Key point – 볼의 에너지가 위로 상승하고 있음을 상기하며 척추를 바르게 신장한다. 이때 물라반다, 우디아나반다, 잘란다라반다를 자각하며 에너지의 흐름에 집중한다.

Rhythmic YOGA 리드믹요가

전굴자세

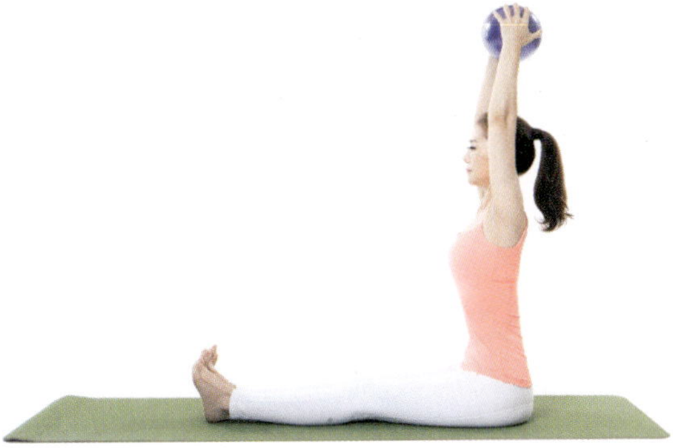

Leg - 다리를 붙이고 뻗음
Ball - 정수리 위
Breathing - Inhale
Motion - 척추를 신장시킴
Drishti - 정면

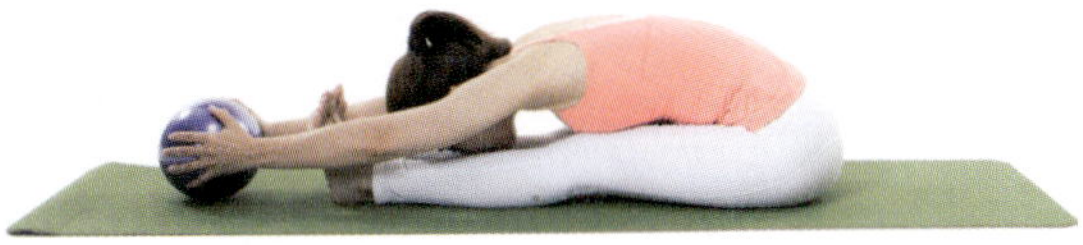

Leg - 준비자세 유지
Ball - 발바닥 앞
Breathing - Exhale
Motion - 척추를 신장시킴
Drishti - 바닥

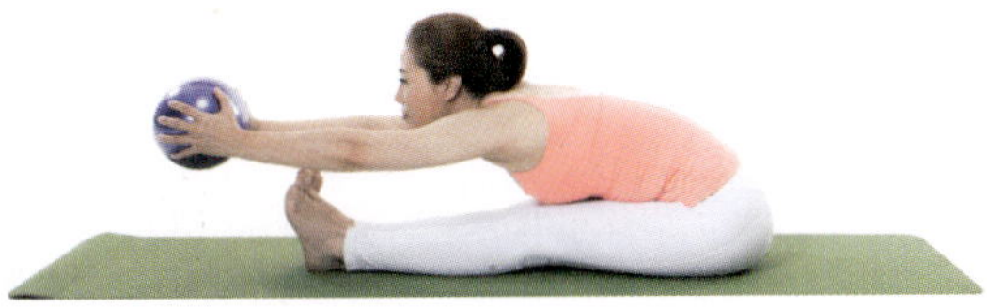

Leg - 준비자세 유지
Ball - 바닥 위로 들어 올림
Breathing - Inhale
Motion - 볼을 들어 올리며 척추를 더 신장시킴
Drishti - 볼

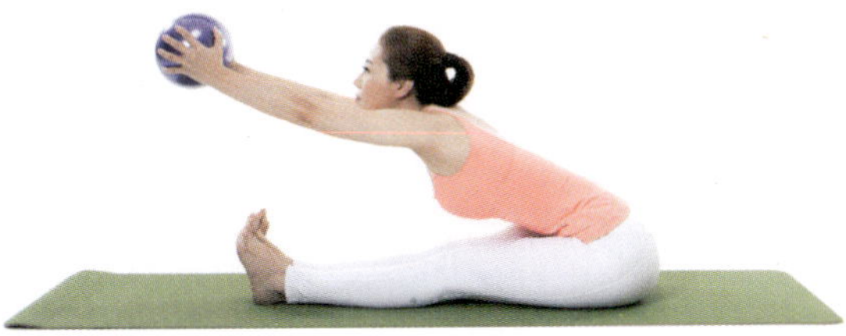

Leg - 준비자세 유지
Ball - 수직이 될 때까지 들어 올림
Breathing - Inhale
Motion - 볼을 위로 올리고 척추를 더 신장시키며 단다아사나
Drishti - 볼

자누시르사아사나 – 고관절 교정 및 유연성 향상 시퀀스

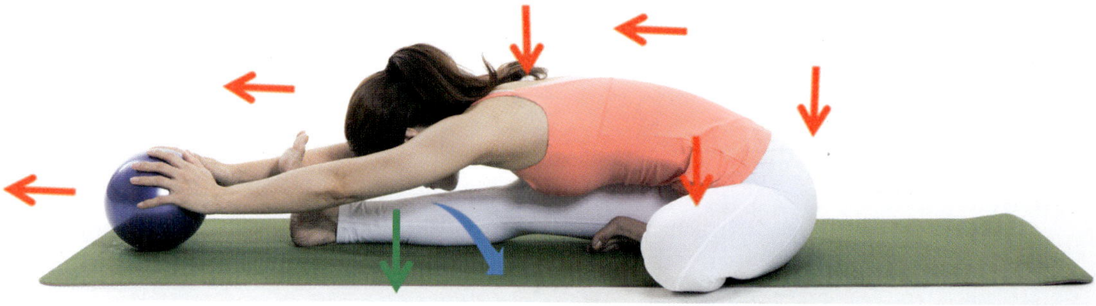

효과 Effect – 고관절의 유연성을 향상하는 자세로 굽힌 다리의 무릎을 바닥으로 누르는 힘이 고관절 교정에 도움이 된다. 이 자세를 업그레이드하기 위해 볼을 이용해 척추를 신장시켜 굽은 등을 펴준다.

주의사항 Caution – 유연성이 부족한 사람은 볼을 발바닥 앞에 놓는 것이 어려우므로 첫 번째 단계에서 발등 위에 올려놓고 볼을 굴리는 동작을 한 후, 유연성이 향상되면 발바닥 앞에 놓고 굴리는 동작으로 단계를 높여야 한다.

핵심사항 Key point – 상체의 전굴이 목적이 아닌 고관절의 굴곡과 척추의 신장에 집중한다.

전굴자세

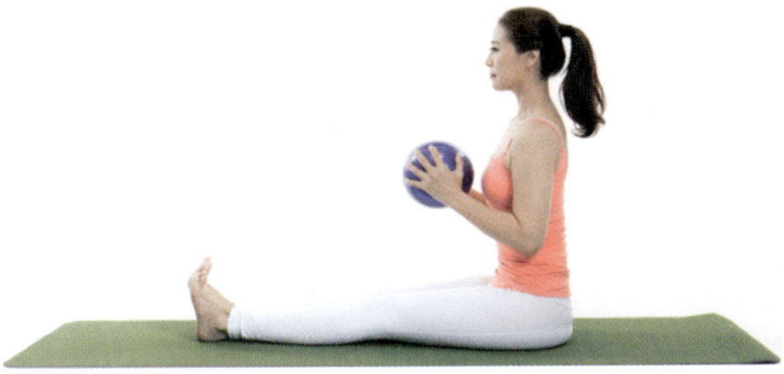

Leg - 단다아사나
Ball - 가슴 앞
Motion - 다리를 모아 앞으로 뻗고 바르게 앉음
Drishti - 정면

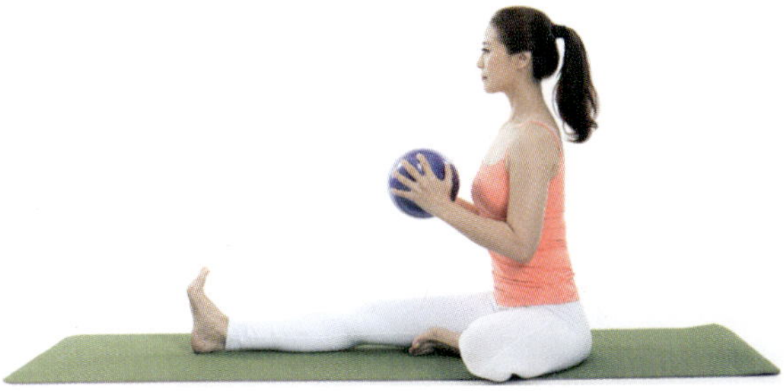

Leg - 왼 다리를 구부려 발바닥을 내전근에 댐
Ball - 가슴 앞
Motion - 오른 다리를 구부려 뒤꿈치를 몸의 중심에 대고 발바닥을 내전근에 붙인 후 무릎을 바닥으로 누름
Drishti - 정면

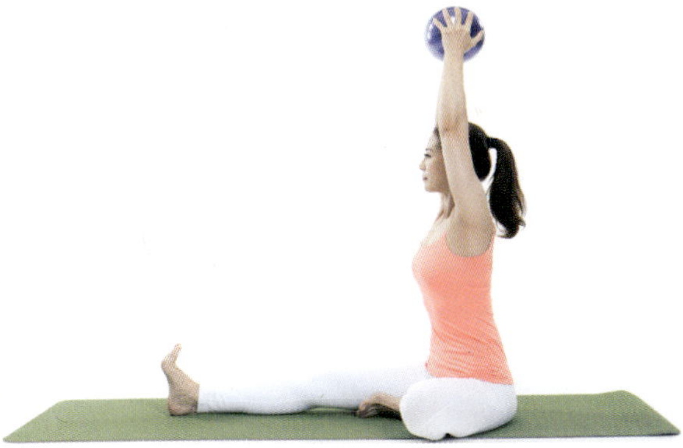

Leg - 자세 유지
Ball - 하늘 방향
Breathing - Inhale
Motion - 볼을 하늘 방향으로 들어 올리며 척추를 신장함
Drishti - 정면

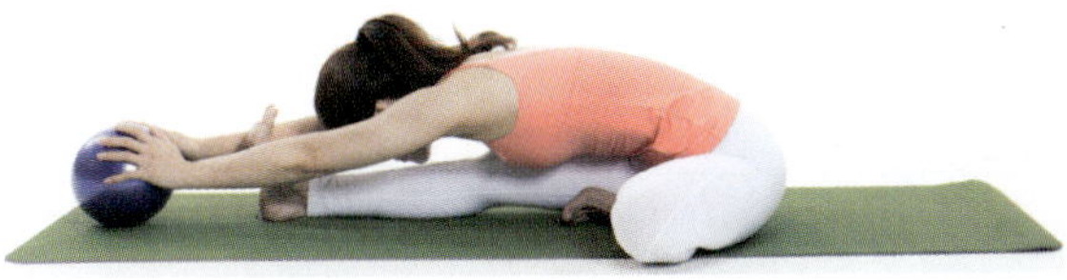

Leg - 자세 유지
Ball - 바닥 멀리
Breathing - Exhale
Motion - 볼을 발바닥 앞에 내려놓고 두 손으로 굴리며, 복부, 가슴, 머리 순으로 내려가 척추를 신장함
Drishti - 바닥

파르브릿타 자누시르사아사나 – 고관절 유연성 향상 및 사이드 스트레칭 시퀀스

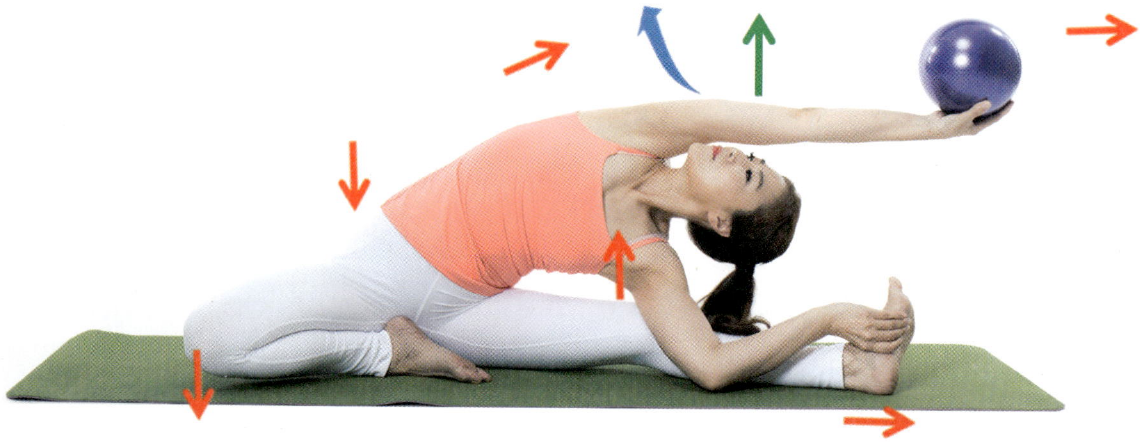

효과 Effect – 볼을 잡은 손의 어깨는 내회전을, 반대쪽 어깨의 외회전을 하며, 깊은 측굴을 통해 신체의 측면을 스트레칭하는 자세이다. 척추를 옆으로 기울이는 유연성과 고관절의 유연성이 동시에 필요한데, 볼을 잡은 손의 어깨를 강하게 내회전하며 상체가 앞으로 굽혀지는 것을 막아준다.

주의사항 Caution – 측굴이 깊은 만큼 다리를 구부린 쪽의 무릎이 뜨지 않도록 주의하며, 가능하면 기울어진 쪽 어깨가 무릎 앞으로 나오게 하여 아래 가슴이 위로 로테이션한다.

핵심사항 Key point – 신체 전신의 유연성이 요구되는 어려운 자세이므로 단계별로 실시한다.

측굴자세

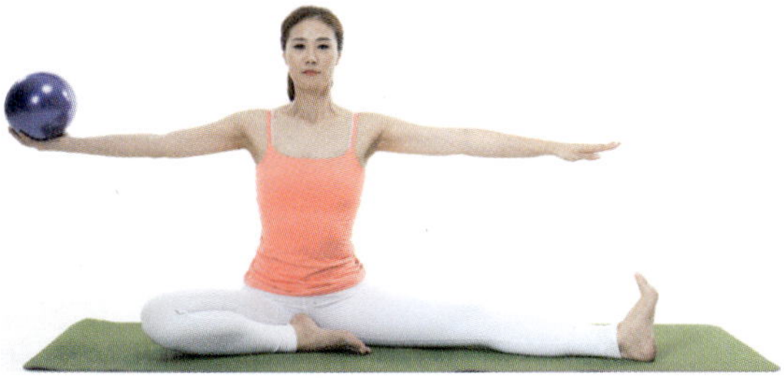

Leg - 왼 다리를 옆으로 하고 오른 다리를 구부림
Ball - 어깨 높이
Breathing - Inhale
Motion - 먼저 왼 다리를 옆으로 뻗고 오른 다리를 구부려 뒤꿈치를 몸의 중심에 댐
Drishti - 정면

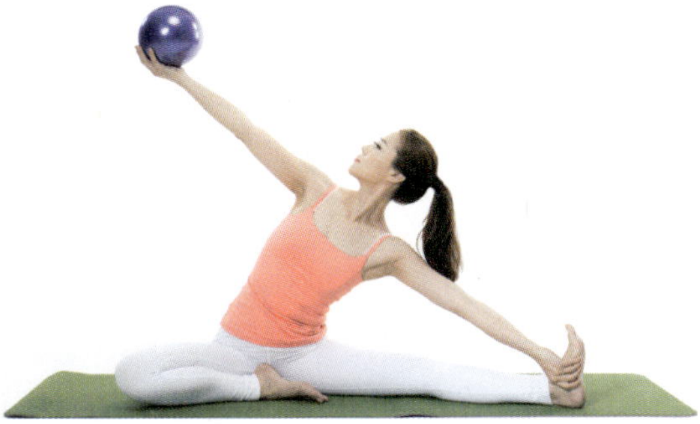

Leg - 준비자세 유지
Ball - 대각선 높이
Breathing - Exhale
Motion - 왼쪽 어깨를 외회전하여 손으로 발 아치를 잡고 볼을 대각선으로 뻗음
Drishti - 볼

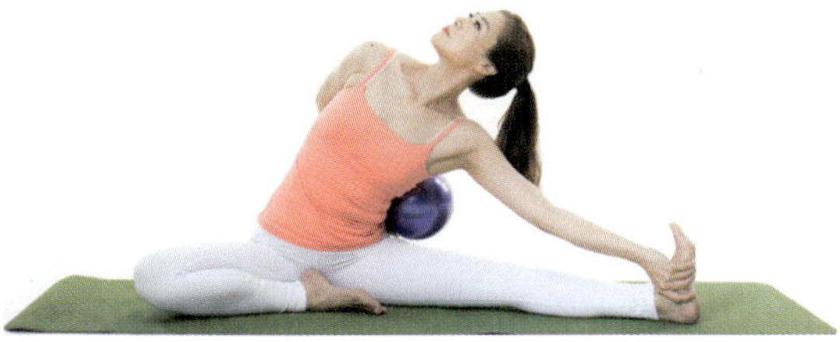

Leg - 준비자세 유지
Ball - 왼쪽 장골 옆
Breathing - Inhale
Motion - 볼을 든 쪽 어깨를 내회전하여 손을 등 뒤로 보내 장골 옆에 둠
Drishti - 하늘 방향

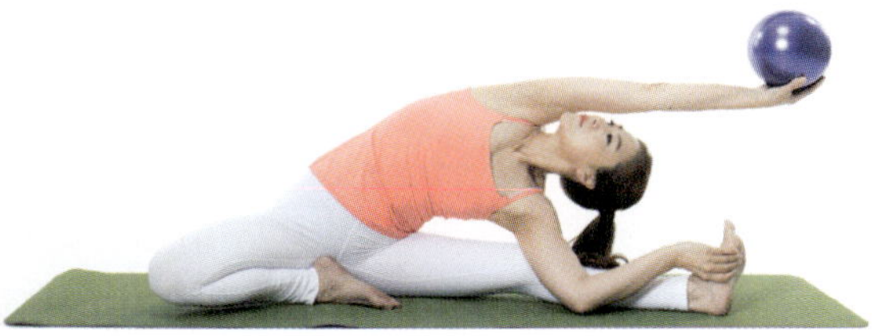

Leg - 준비자세 유지
Ball - 왼쪽 장골 옆
Breathing - Exhale
Motion - 몸을 왼쪽으로 기울이며, 볼을 견고하게 잡아 크게 원을 그리며 뻗어 줌
Drishti - 하늘 방향

비라아사나 – 고관절 및 견관절 이완 스트레칭 콤비네이션 시퀀스

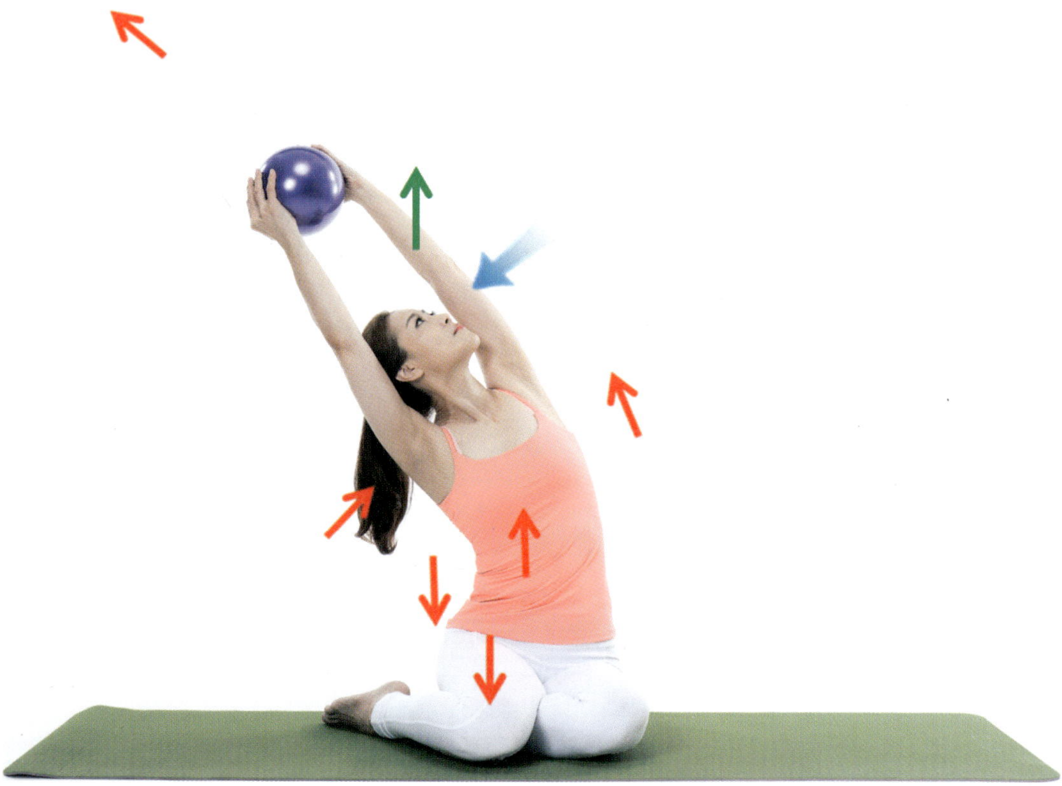

효과 Effect – 볼을 잡은 손을 대각선으로 뻗어 올리며 고관절과 견관절 이완 스트레칭을 쉽고 바르게 할 수 있다. 이 자세는 척추측만으로 인한 등근육 및 요방형근의 긴장을 완화한다.

주의사항 Caution – 옆으로 많이 숙이는 것을 목적으로 하지 않고 척추의 공간을 열며 가벼운 측굴을 통해 볼을 잡은 손부터 장골근까지 이완 스트레칭을 해야 한다. 한편, 양쪽 좌골과 무릎이 바닥으로 안정감 있게 위치해야 상체의 가동성을 넓힐 수 있으므로 뜨지 않도록 주의한다.

핵심사항 Key point – 볼은 정수리보다 뒤로 가도록 하여 견관절을 펴주고 하늘을 바라봤을 때 팔이 시선을 가리지 않도록 아래 가슴을 살짝 틀어주어 흉추를 편다.

측굴자세

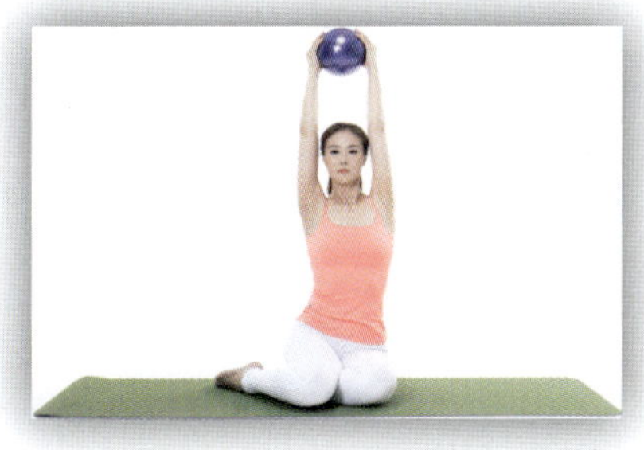

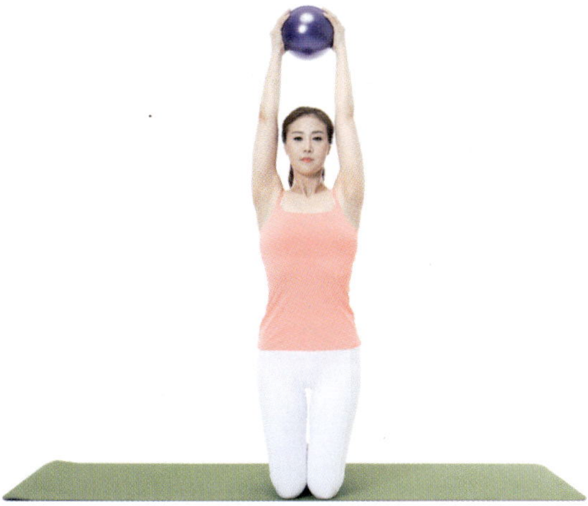

Leg - 무릎을 바닥에 대고 앉음
Ball - 하늘 방향
Breathing - Inhale
Motion - 마시는 호흡에 골반을 펴고 볼을 위로 들며 척추를 폄
Drishti - 정면

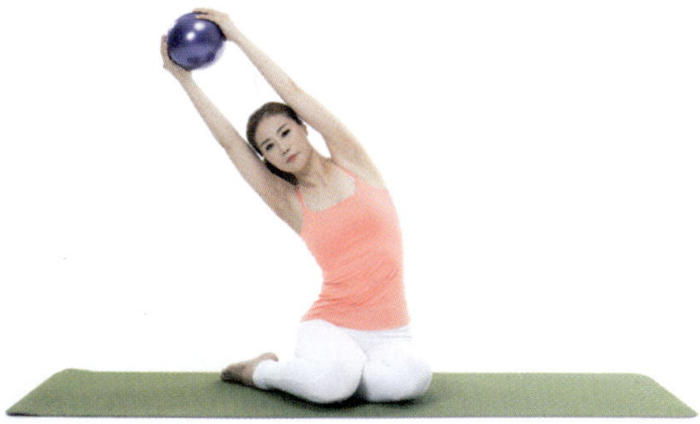

Leg - 엉덩이를 바닥에 대고 앉음
Ball - 대각선 방향
Breathing - Exhale
Motion - 엉덩이를 발 뒤꿈치 바깥쪽으로 앉아 몸을 기울이며 볼을 대각선 위로 뻗음
Drishti - 정면

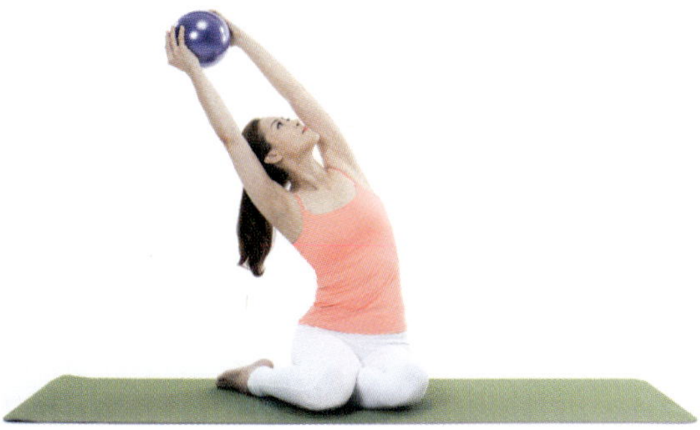

Leg - 자세 유지
Ball - 대각선 방향
Breathing - Inhale
Motion - 아래 있는 가슴을 들어 올리며 어깨와 척추를 폄
Drishti - 하늘 방향

파리가아사나 – 늑골의 간격을 넓혀 호흡의 기능 향상 시퀀스

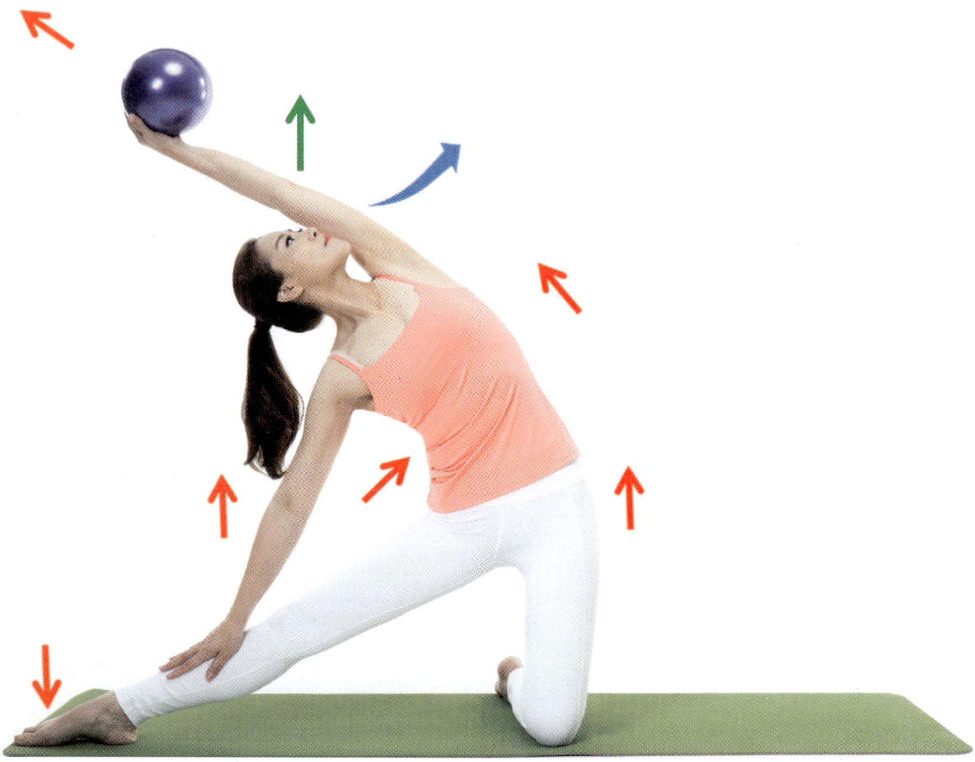

효과 Effect – 볼을 잡고 있는 손과 팔은 견관절을 안정화하며, 신체의 측면을 신장시키는 역할을 한다. 요방형근의 긴장과 경직은 요통을 유발하고, 골반의 불균형을 초래하므로 측굴 동작을 통해 스트레칭으로 교정한다.

주의사항 Caution – 다리를 짚은 손에 체중이 실리지 않도록 볼을 대각선 방향으로 뻗는다. 또한 장골근의 스트레칭을 위해서는 고관절이 접혀 엉덩이가 뒤로 빠지지 않게 주의한다.

핵심사항 Key point – 팔이 시선을 가리지 않게 견관절을 펴고 귀와 어깨의 공간을 열어 긴장감 없이 척추의 부드러운 측굴을 도와야 한다.

Rhythmic YOGA 리드믹요가

측굴자세

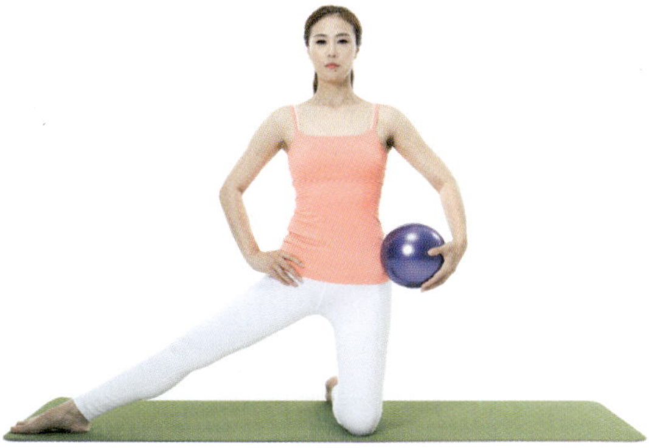

Leg - 무릎을 바닥에 대고 앉아 오른 다리를 뻗음
Ball - 왼손에 볼을 잡고 오른쪽 골반 옆에 댐
Motion - 한 다리를 옆으로 뻗어 발을 무릎 선에 맞추고 장골 위에 반대 손을 올림
Drishti - 정면

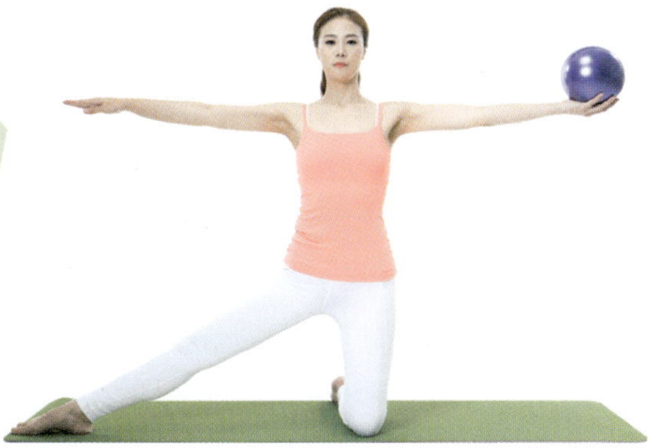

Leg - 준비자세 유지
Ball - 어깨 높이
Breathing - Inhale
Motion - 볼을 어깨 높이로 올리며 척추를 신장시킴
Drishti - 정면

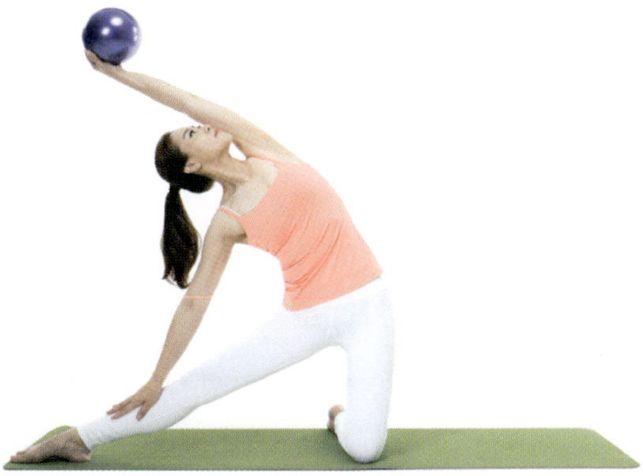

Leg - 준비자세 유지
Ball - 어깨 높이
Breathing - Exhale
Motion - 다리에 얹은 손을 지렛대 삼아 몸을 기울이며 볼을 대각선 위로 뻗음
Drishti - 하늘 방향

역파리가아사나 – 신체의 측면을 강하게 신전시키는 시퀀스

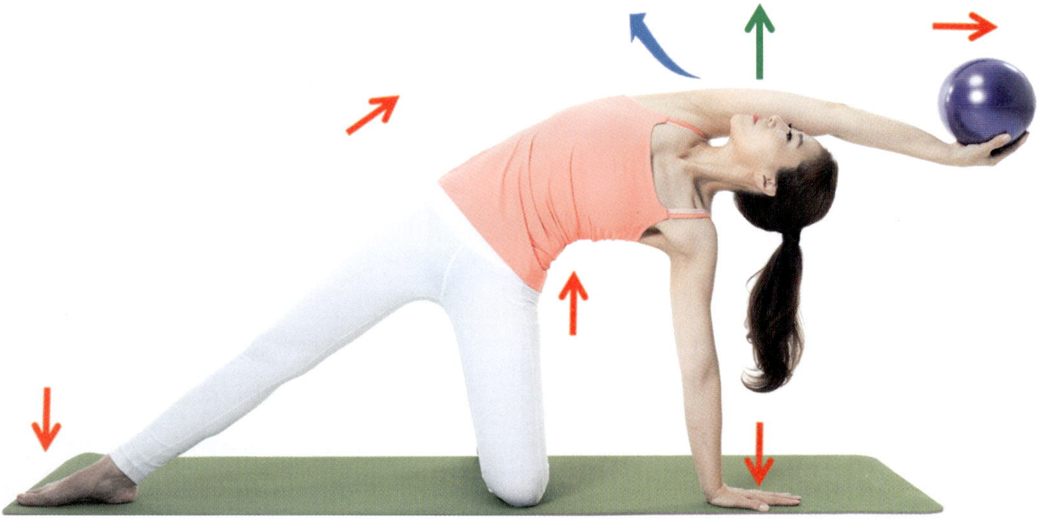

효과 Effect – 무릎을 바닥에 대고 발끝부터 볼을 잡은 손까지 신체의 측면을 신장시키는 자세로 척추의 유연성 및 어깨의 가동성을 향상한다.

주의사항 Caution – 어깨 아래 손을 짚고 누르는 힘으로 옆구리를 위로 들어주는 저항감을 느껴야 상체가 앞으로 굽혀지지 않는다. 고관절이 접혀 엉덩이가 뒤로 빠지지 않게 주의한다.

핵심사항 Key point – 이 자세는 다리의 근력이 부족한 사람이 쉽게 측면을 신장시킬 수 있는 자세로 에너지를 볼에 집중하여 최대한 신체를 볼의 방향으로 뻗어 주어야 한다.

Rhythmic YOGA 리드믹요가

측굴자세

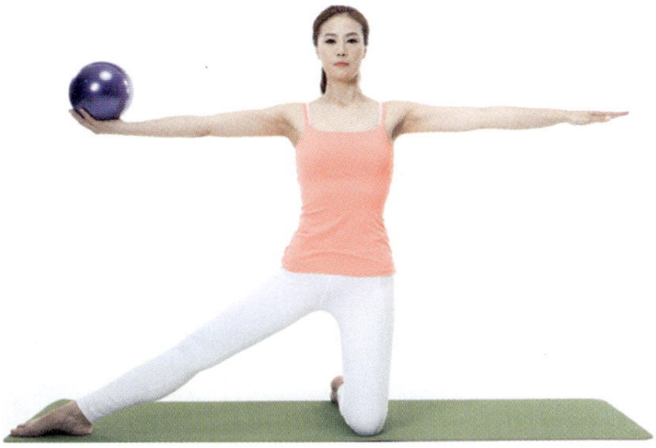

Leg - 무릎을 바닥에 대고 앉아 오른 다리를 뻗음
Ball - 오른손으로 볼을 들고 어깨 높이로 올림
Breathing - Inhale
Motion - 볼을 어깨 높이로 올리며 척추를 신장시킴
Drishti - 정면

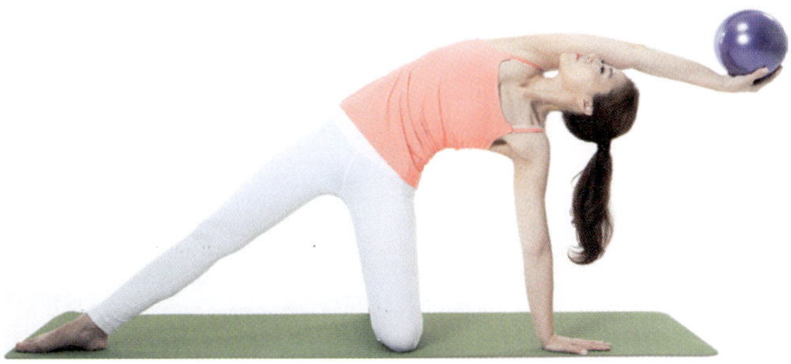

Leg - 준비자세 유지
Ball - 어깨 높이
Breathing - Exhale
Motion - 몸을 뻗은 다리 반대로 기울이며
어깨 아래 손을 짚고, 볼을 바닥과 수평이 되게 뻗음
Drishti - 뻗은 발끝의 반대방향

밧다코나아사나 – 고관절의 유연성을 향상 시키는 시퀀스 1

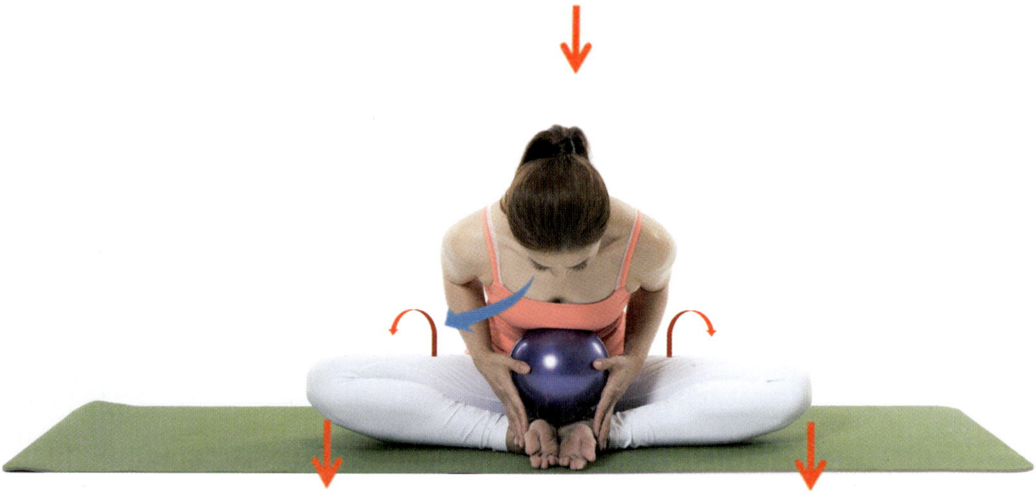

효과 Effect – 고관절의 외회전 및 유연성 향상을 돕는 이 동작은 발의 자세가 매우 중요하다. 발바닥이 완전히 붙으면 고관절 외회전이 안 되고 앞으로 숙였을 때 고관절 통증이 일어나기도 하므로 볼을 양쪽 발바닥 위에 올려 발바닥이 붙지 않게 도우며, 상체를 숙이는 동작으로 이어질 때 복부를 볼에 닿게 하여 고관절의 굴곡을 통해 안정감 있게 유연성을 향상한다.

주의사항 Caution – 양쪽 발날을 붙이고 엄지발가락이 바닥에 가깝다는 의식으로 무릎을 바닥 가까이 누른다. 안정된 고관절을 만든 후에 전굴을 통해 유연성을 향상해야 한다.

핵심사항 Key point – 볼에 가슴이 아닌 복부가 닿아야 하므로 척추를 신장시킨 후 전굴한다.

고관절 확장자세

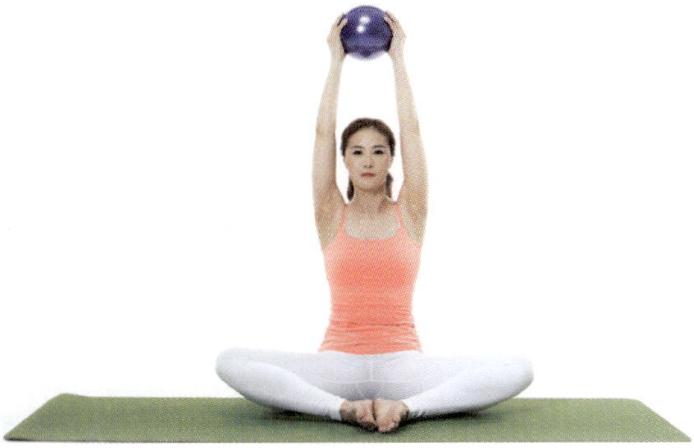

Leg - 무릎을 구부려 발날을 붙이고 앉음
Ball - 하늘 방향
Breathing - Inhale
Motion - 볼을 위로 들어 올리며 척추를 폄
Drishti - 정면

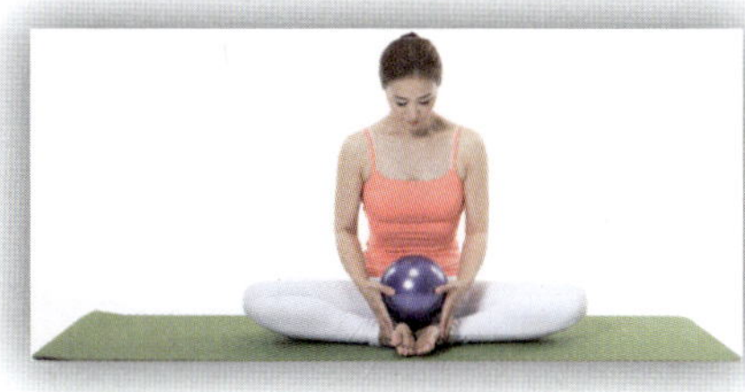

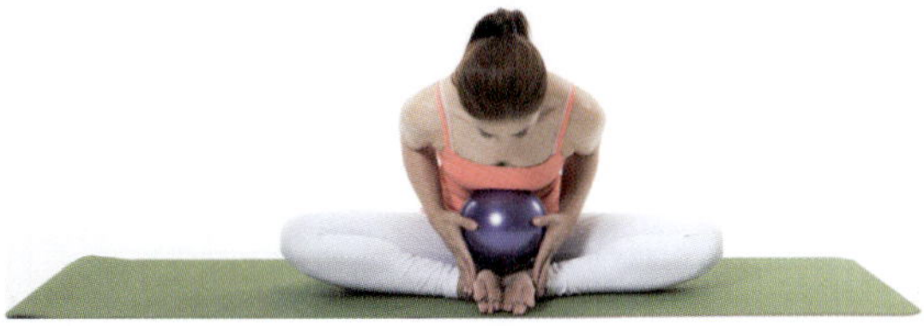

Leg - 준비자세 유지
Ball - 양쪽 발바닥 위
Breathing - Exhale
Motion - 볼을 양쪽 발바닥 위에 올린 후 전굴함
Drishti - 정면

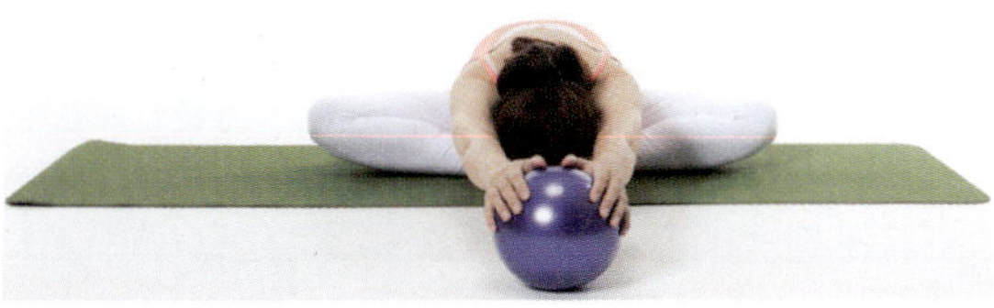

Leg - 준비자세 유지
Ball - 바닥 멀리
Breathing - Exhale
Motion - 척추를 신장한 채로 전굴이 잘 된다면
발바닥 위에 볼을 빼서 바닥 멀리 보내며, 깊은 전굴함
Drishti - 바닥

우파비스타 코나아사나 – 고관절의 유연성을 향상 시키는 시퀀스 2

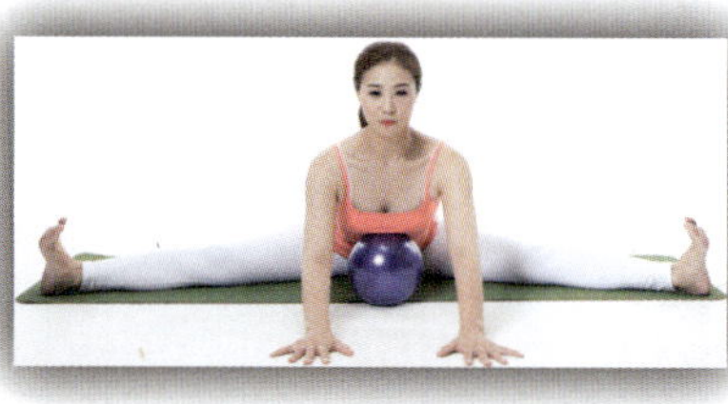

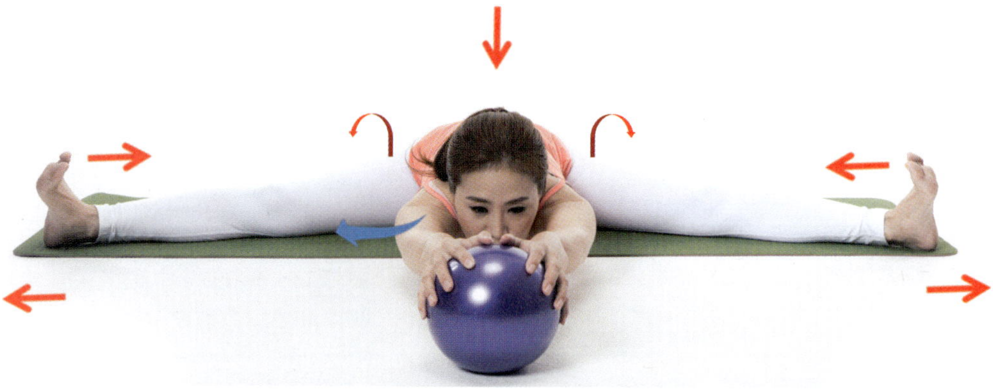

효과 Effect – 고관절의 가동성을 최대로 하여 유연성을 향상하는 자세이다. 볼의 움직임은 앞으로 미는 힘이 척주기립근을 신장시키는 역할을 하며, 어깨를 펴는 데 도움을 준다.

주의사항 Caution – 등을 둥글게 말아 머리를 바닥으로 향하게 하는 것이 아니라 복부가 바닥으로 향하여 척주기립근이 신장할 수 있도록 주의하며, 발끝을 몸쪽으로 당겨 내전근과 비복근의 스트레칭을 한다.

핵심사항 Key point – 바르지 못한 자세나 의자에 오래 앉은 자세로 인해 고관절의 불균형이 많은 만큼 경직과 긴장으로 인해 통증이 수반될 수 있으므로 유연성 회복이 필요하다.

Rhythmic YOGA 리드믹요가

고관절 확장자세

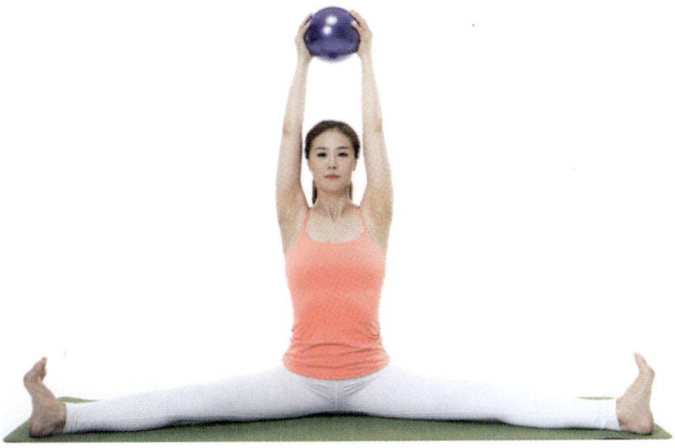

Leg - 무릎을 펴서 자리를 넓게 하여 앉음
Ball - 하늘 방향
Breathing - Inhale
Motion - 볼을 위로 들어 올리며 척추를 폄
Drishti - 정면

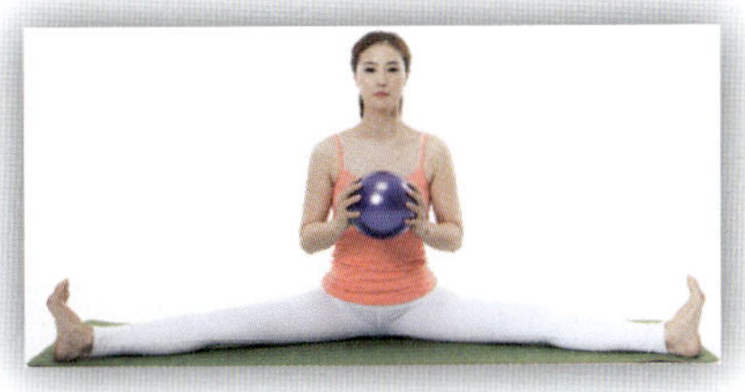

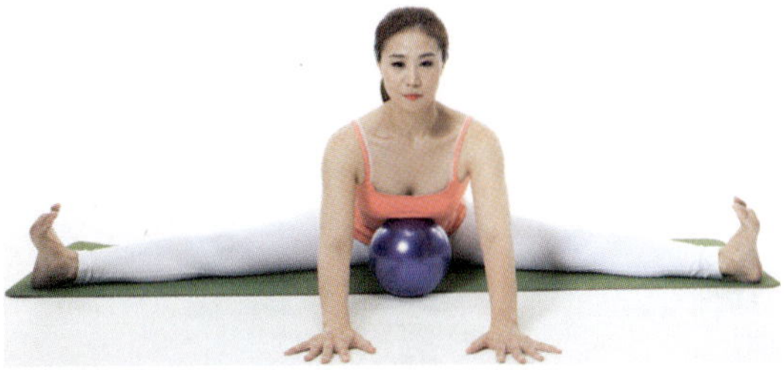

Leg - 준비자세 유지
Ball - 바닥과 복부 사이
Breathing - Exhale
Motion - 볼을 내려서 몸의 가까이 바닥에 놓고
몸을 기울여 볼에 대고 가슴을 펴서 척추를 신장함
Drishti - 정면 또는 바닥 멀리

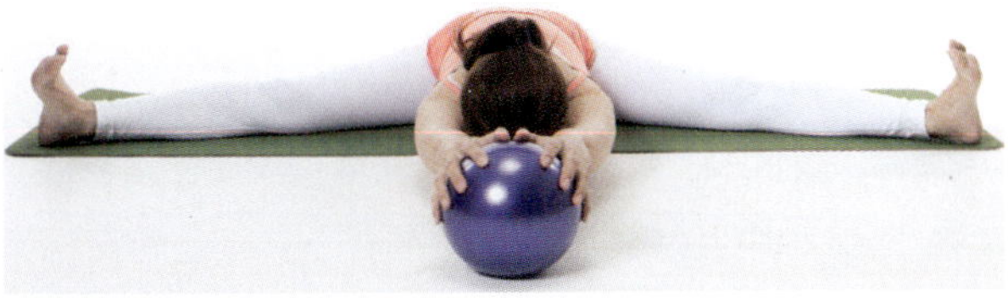

Leg - 준비자세 유지
Ball - 바닥과 복부 사이
Breathing - Exhale
Motion - 척추를 신장한 채로 전굴이 잘 된다면
복부에서 볼을 빼서 바닥 멀리 보내며, 깊은 전굴함
Drishti - 정면 또는 바닥 멀리

우파비스타 코나아사나 응용 – 고관절의 유연성을 향상 시키는 시퀀스 3

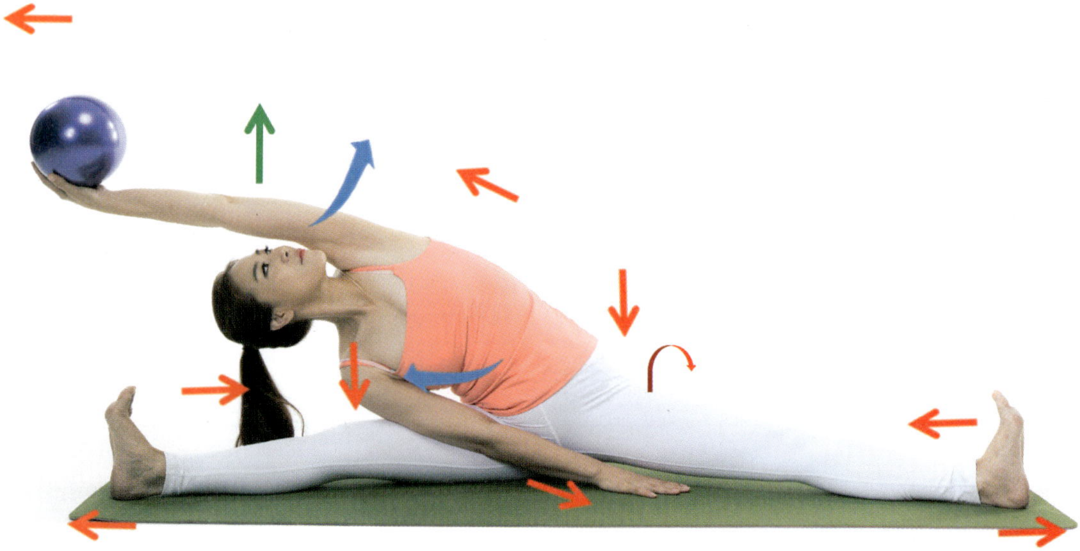

효과 Effect – 고관절의 가동성을 최대로 하여 유연성을 향상하는 자세이다. 볼의 움직임은 옆으로 뻗어주는 힘이 어깨의 가동성 및 광배근, 요방형근의 스트레칭을 시켜준다.

주의사항 Caution – 옆을 최대한 기울일 수 있도록 볼을 든 손의 반대쪽 팔을 바닥 멀리 밀어준다는 느낌이 중요하며, 발끝을 몸쪽으로 당겨 내전근과 비복근의 스트레칭을 한다.

핵심사항 Key point – 고관절의 불균형은 요통과 골반의 통증을 일으키는데 요방형근의 긴장과 경직은 이러한 주요한 원인이 되므로 깊은 측굴을 통해 고관절 주변의 근육 유연성 향상을 돕고 신체의 측면을 신장시켜 아름다운 옆 라인을 만들어 준다.

고관절 확장자세

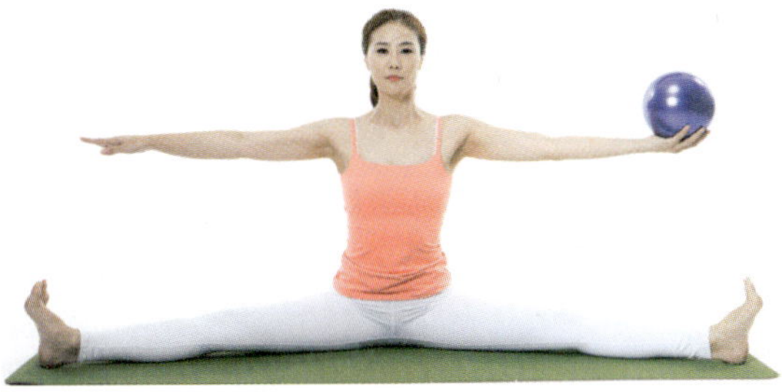

Leg - 무릎을 펴서 자리를 넓게 하여 앉음
Ball - 어깨 높이
Breathing - Inhale
Motion - 볼을 어깨 높이로 들어 올리며 척추를 폄
Drishti - 정면

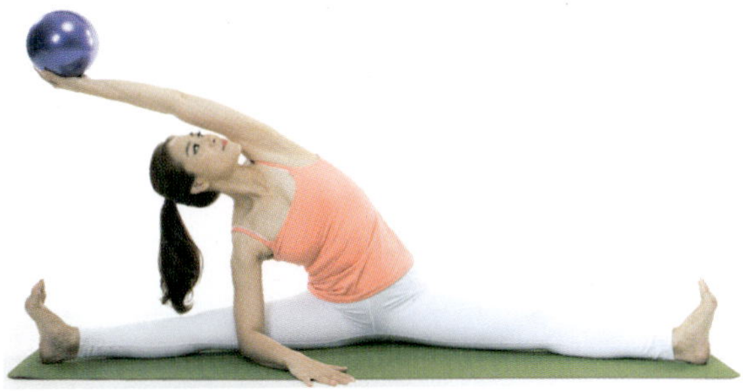

Leg - 준비자세 유지
Ball - 오른쪽 대각선
Breathing - Exhale
Motion - 몸을 오른쪽으로 기울이며
어깨 아래 팔꿈치를 대고 몸의 중심을 잡음
볼을 오른쪽으로 뻗어주며 신체 측면을 신장함
Drishti - 하늘 방향

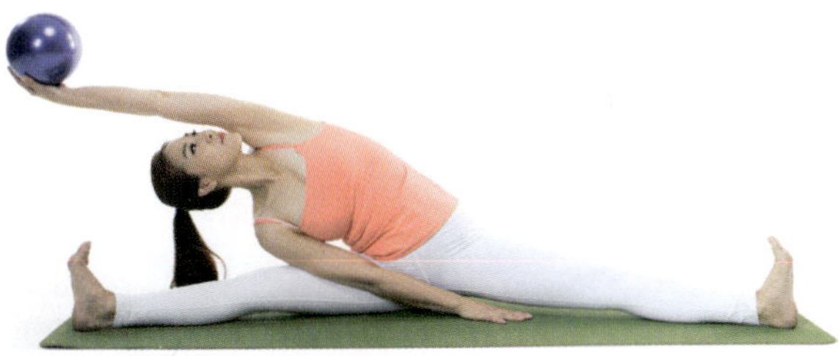

Leg - 준비자세 유지
Ball - 오른쪽 대각선
Breathing - Exhale
Motion - 몸을 오른쪽으로 기울이며 손바닥을 반대쪽 허벅지 앞에 두고 손끝을 밀어줌
볼을 몸이 기울어진 만큼 오른쪽으로 뻗어주면 신체 측면을 깊게 신장함
Drishti - 하늘 방향

우스트라아사나 – 척추 유연성 향상 및 척주기립근 강화 시퀀스 2

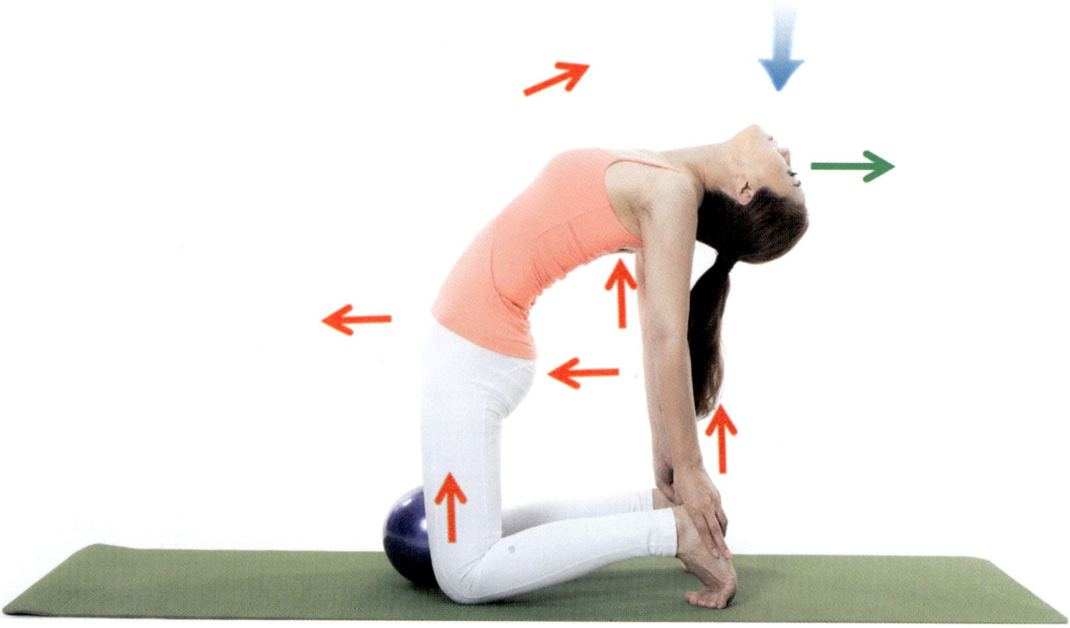

효과 Effect – 척추의 후굴 자세는 허리의 유연성이 아닌 하체의 견고함이 있을 때 가능하다. 안정감 있는 기반 형성을 위하여 볼을 무릎 안쪽에 끼우고 내전근으로 조이며, 후굴 동작을 실시하면 요통을 예방할 수 있다.

주의사항 Caution – 척추를 뒤로 꺾는 것이 아니라 척추의 공간을 유지한다고 생각해야 한다. 치골을 앞으로 먼저 민 후 에너지를 위로 하여 허리를 뒤로 젖힌다.

핵심사항 Key point – 자신의 유연성에 맞게 단계별로 실시한다(순서 참조).

후굴자세

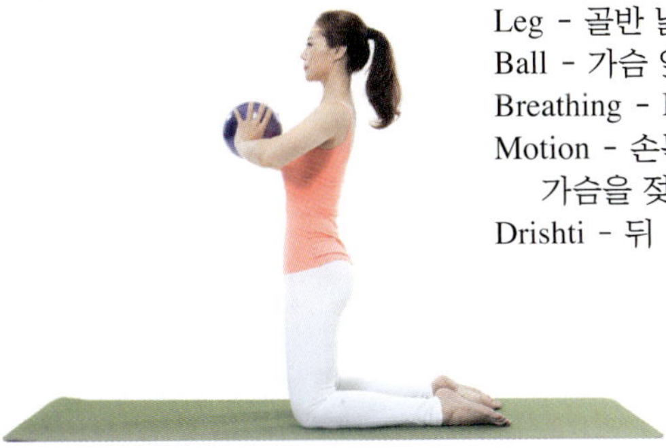

Leg - 골반 넓이
Ball - 가슴 앞
Breathing - Exhale
Motion - 손목을 회전 후 치골을 앞으로 밀며
가슴을 젖힘
Drishti - 뒤

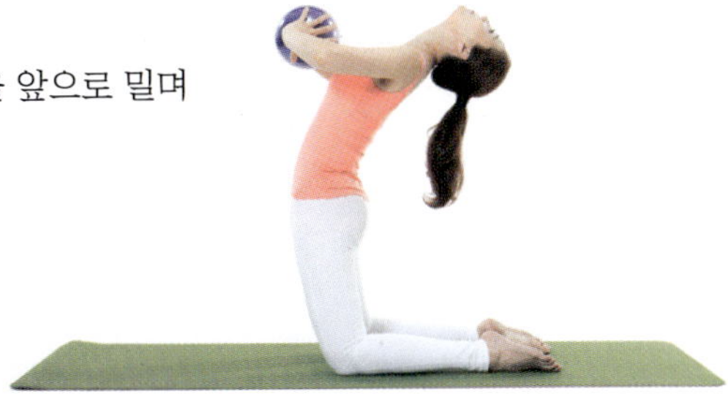

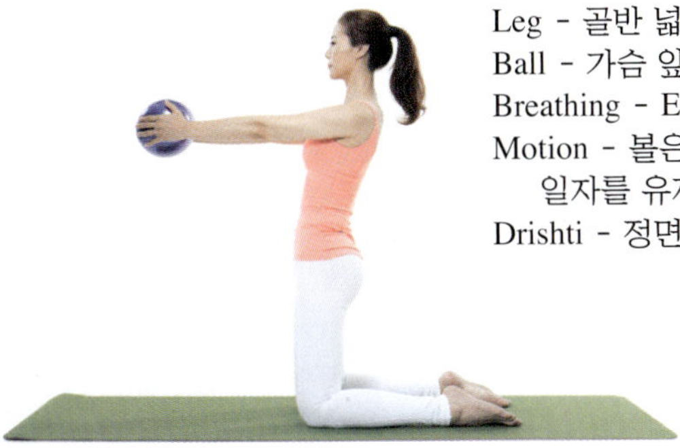

Leg - 골반 넓이
Ball - 가슴 앞으로 볼을 뻗음
Breathing - Exhale
Motion - 볼은 앞으로 밀며 몸통부터 무릎까지
일자를 유지하여 뒤로 함
Drishti - 정면

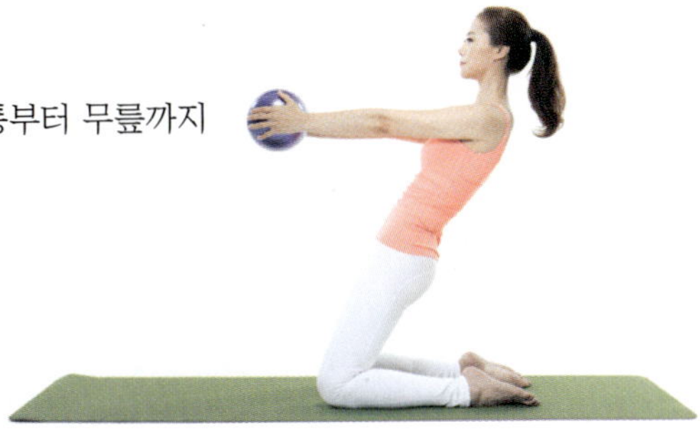

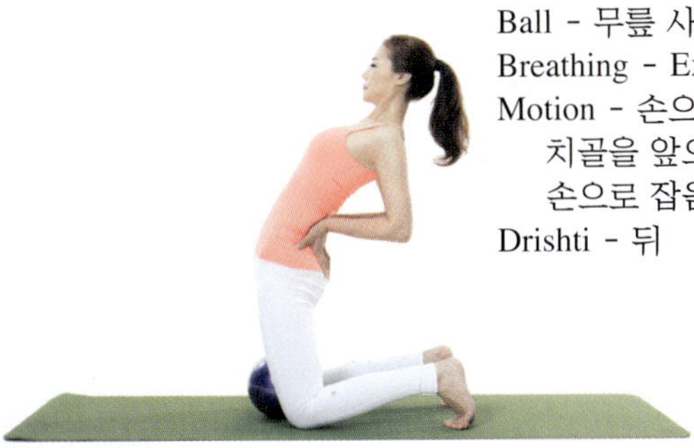

Leg - 골반 넓이
Ball - 무릎 사이
Breathing - Exhale
Motion - 손으로 허리와 둔부를 받히고,
치골을 앞으로 밀며 가슴을 젖혀 뒤꿈치를
손으로 잡음
Drishti - 뒤

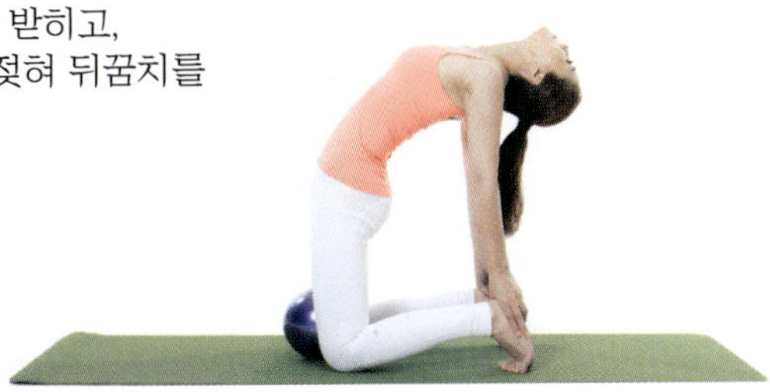

Leg - 골반 넓이
Ball - 하늘 → 바닥
Breathing - Exhale
Motion - 볼을 뒤로 하며, 점점 더 내려가 바닥에 볼을 댐
Drishti - 바닥

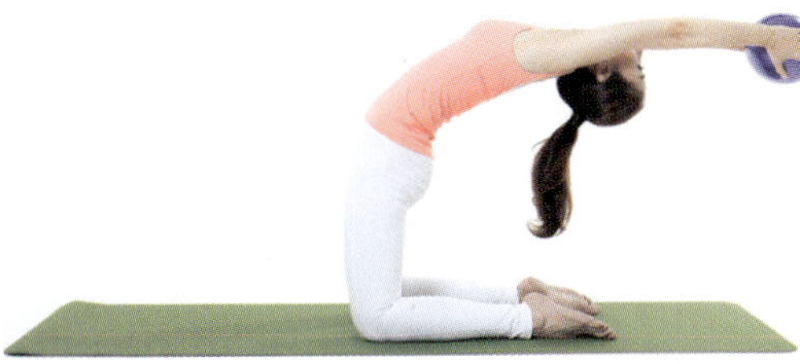

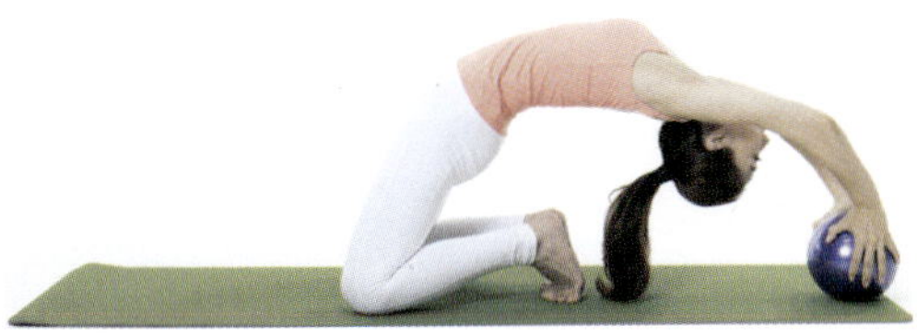

부장가아사나 – 척추 유연성 향상 및 척주기립근 강화 시퀀스 1

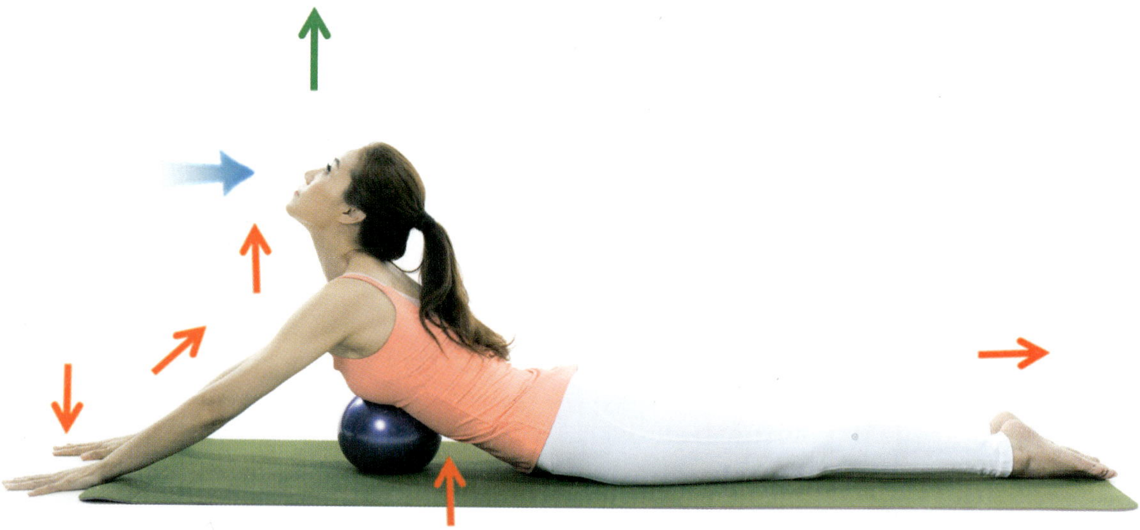

효과 Effect – 척추를 강화하고 유연성을 향상하는 코브라포즈는 요통이 있는 사람은 매우 힘든 자세이기 때문에 볼을 흉골 아래 받혀 요추의 안정화를 만들고, 흉추와 어깨의 이완 스트레칭을 돕는다.

주의사항 Caution – 볼의 위치가 복부가 아닌 흉골 아래 정확하게 위치하고 귀와 어깨가 멀어지는 느낌으로 실시한다.

핵심사항 Key point – 현대인의 잘못된 자세로 인해 굽은 등과 라운드숄더를 개선하기 위한 자세이다. 또한 허리를 보호하며, 요통 없이 척추를 교정할 수 있다.

후굴자세

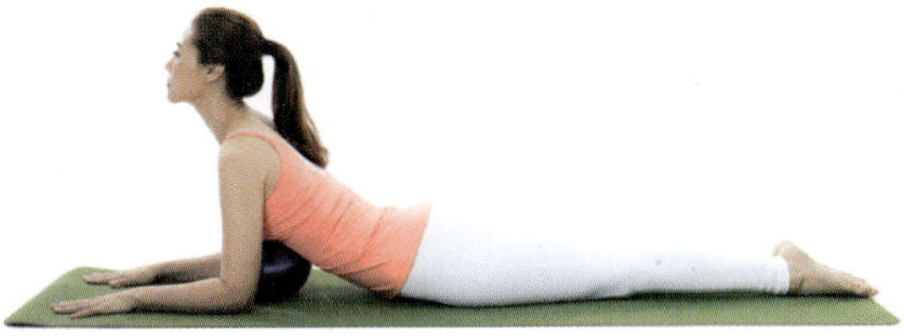

Leg - 두 다리를 골반 넓이로 하고 발등을 바닥에 댐
Ball - 흉골 아래
Breathing - Inhale
Motion - 볼을 흉골 아래 상체를 받혀줌
어깨 아래 팔꿈치, 팔꿈치 앞에 손을 나란히 한 후
귀와 어깨를 멀리하며 정렬함
Drishti - 정면

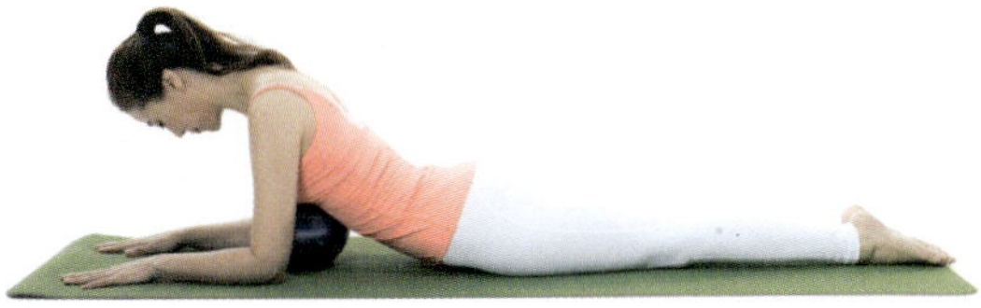

Leg - 준비자세 유지
Ball - 흉골 아래
Breathing - Exhale
Motion - 내쉬는 호흡에 목에 힘을 빼고 뒷목 스트레칭
Drishti - 바닥

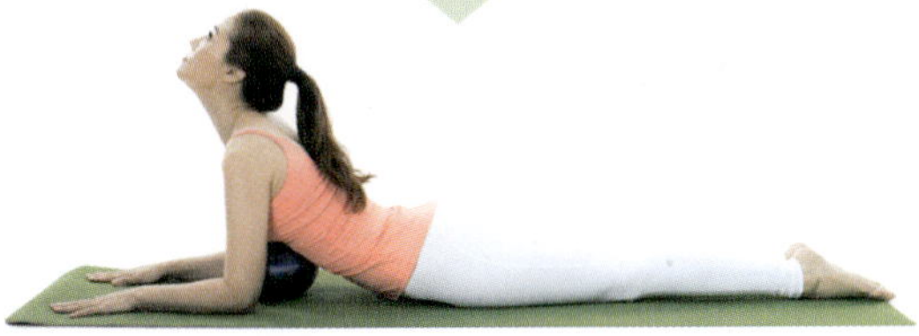

Leg - 준비자세 유지
Ball - 흉골 아래
Breathing - Inhale
Motion - 마시는 호흡에 가슴과 앞목을 스트레칭
Drishti - 하늘 방향

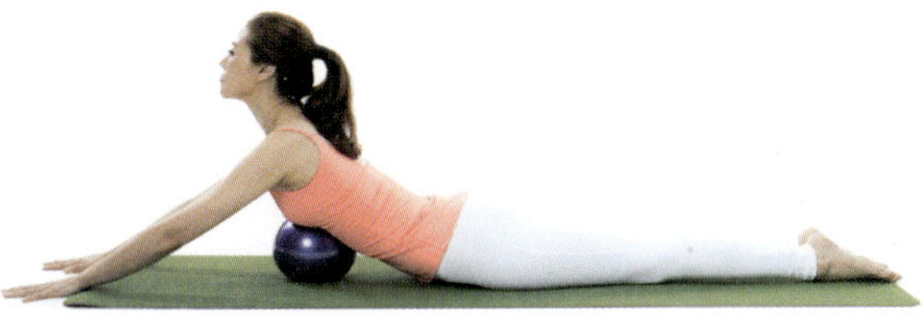

Leg - 두 다리를 골반 넓이로 하고 발등을 바닥에 댐
Ball - 흉골 아래
Breathing - Inhale
Motion - 볼을 흉골 아래 상체를 받혀줌
팔을 펴서 손으로 바닥을 누르며,
대각선으로 밀어 저항하는 에너지로 가슴을 폄
귀와 어깨를 멀리하며 정렬함
Drishti - 정면

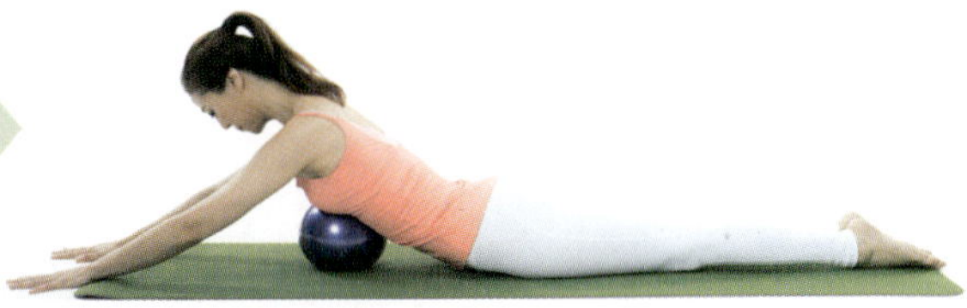

Leg - 준비자세 유지
Ball - 흉골 아래
Breathing - Exhale
Motion - 내쉬는 호흡에 목에 힘을 빼고 뒷목 스트레칭
Drishti - 바닥

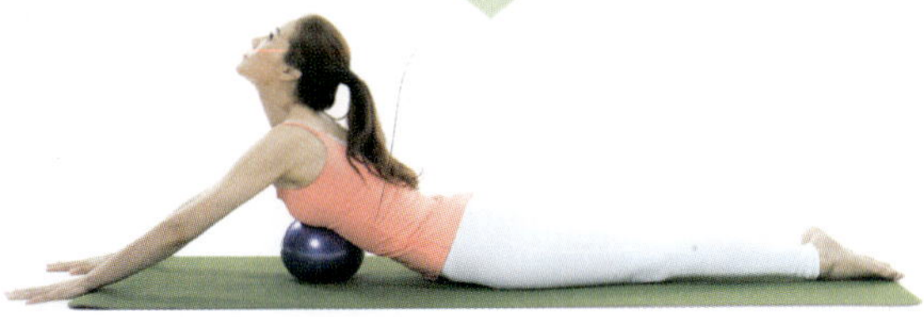

Leg - 준비자세 유지
Ball - 흉골 아래
Breathing - Inhale
Motion - 마시는 호흡에 가슴과 앞목을 스트레칭
Drishti - 하늘 방향

한발 뻗은 우스트라아사나 – 척추 유연성 향상 및 척주기립근 강화 시퀀스 3

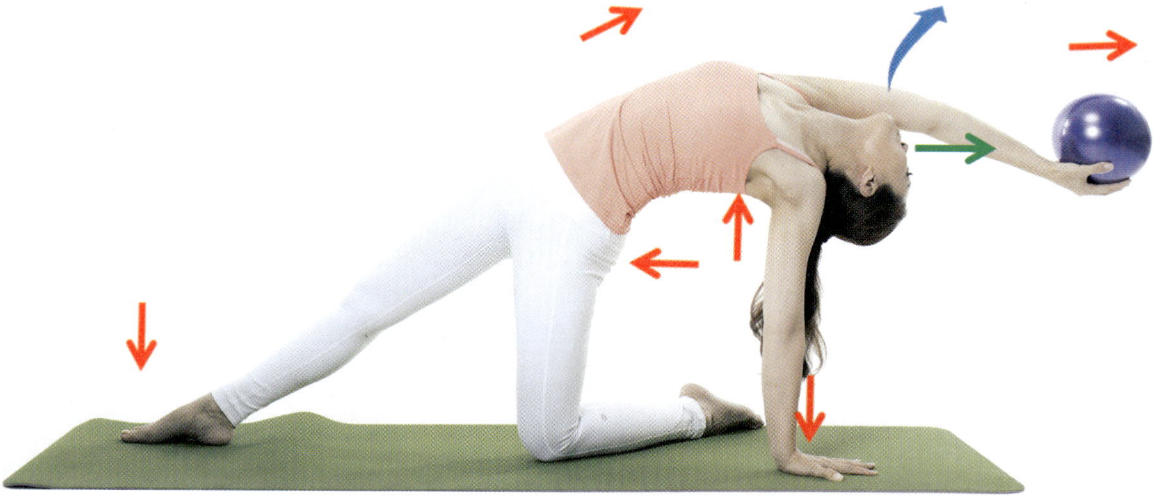

효과 Effect – 고관절과 척주기립근의 강화 및 유연성을 증가시킬 수 있는 아름다운 후굴자세로 앞으로 뻗은 다리의 발끝부터 뒤로 뻗어가는 볼의 에너지가 신체의 앞면을 신장한다.

주의사항 Caution – 이 자세를 하려면 골반을 앞으로 미는 힘과 한쪽 팔로 몸을 지탱하는 힘이 있어야 척추의 가동범위를 넓힐 수 있으므로 무리하게 하기보다는 우스트라아사나를 통해 척추의 유연성 및 기립근의 힘을 기른 후에 도전한다.

핵심사항 Key point – 골반을 중심으로 앞으로 뻗은 다리, 골반 아래의 무릎, 어깨 아래의 손이 기반이 되어 신체의 앞면을 신장시키는 데 볼의 에너지가 필요하다.

후굴자세

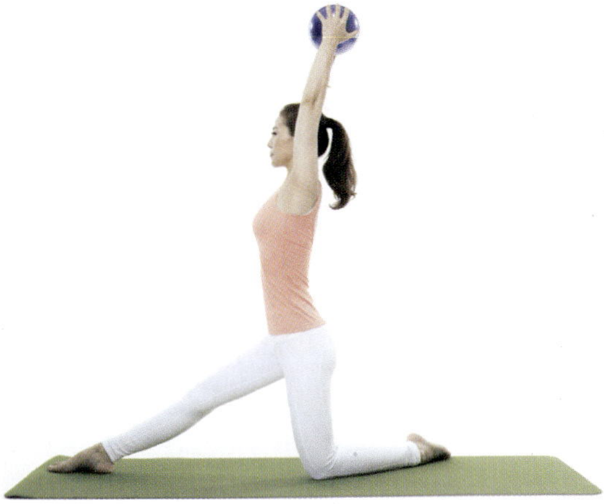

Leg - 오른 다리 앞으로 뻗음
Ball - 하늘 방향
Breathing - Inhale
Motion - 볼을 위로 뻗으며 척주기립근을 신장함
Drishti - 정면

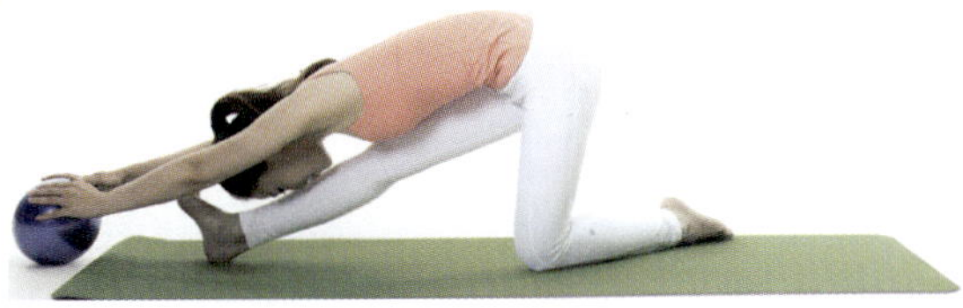

Leg - 준비자세 유지
Ball - 바닥 멀리
Breathing - Exhale
Motion - 볼을 발 앞으로 멀리 보내며, 깊게 전굴함
Drishti - 바닥

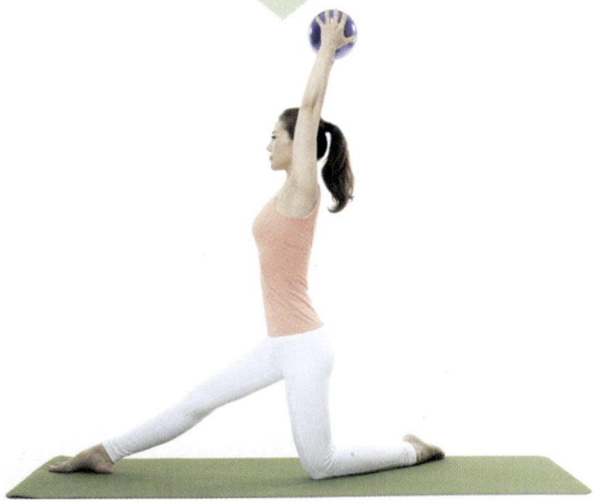

Leg - 준비자세 유지
Ball - 하늘 방향
Breathing - Inhale
Motion - 볼을 위로 뻗으며 척주기립근을 신장함
Drishti - 정면

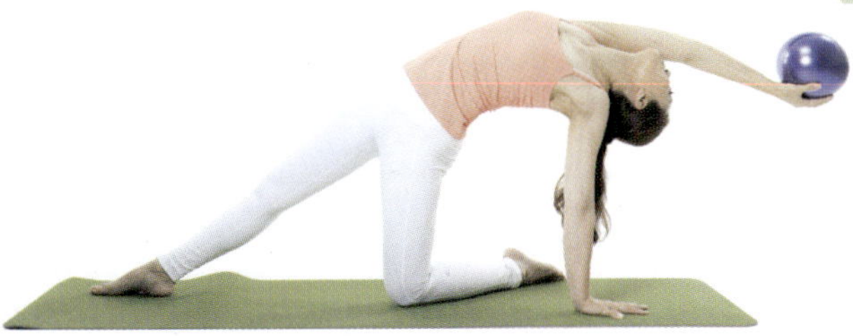

Leg - 준비자세 유지
Ball - 오른손으로 잡고 뒤로 뻗음
Breathing - Exhale
Motion - 왼손을 무릎, 발끝의 삼각 지점에 바닥에 짚고,
허리를 뒤로 젖혀 공을 뒤로 뻗음
Drishti - 바닥

한발 뻗은 우스트라아사나 응용 – 척추 유연성 향상 및 척주기립근 강화 시퀀스 4

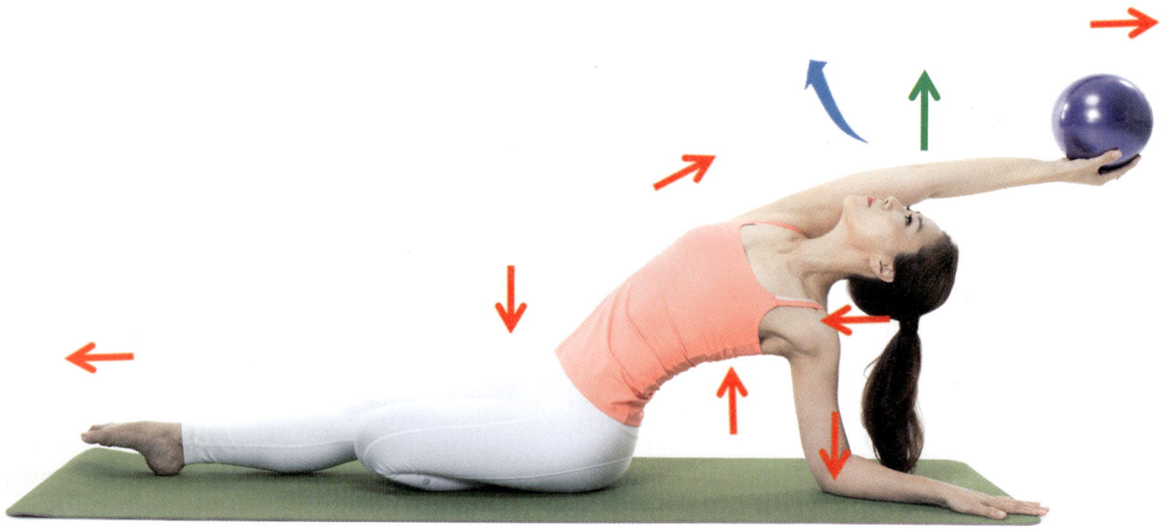

효과 Effect – 골반을 안정적으로 유지하며, 흉추의 유연성을 향상할 수 있는 자세로서 불균형한 어깨의 라운드숄더를 개선하며 굽은 등을 펴는데 매우 좋다.

주의사항 Caution – 양쪽 좌골을 바닥으로 누르며 장골의 높이를 수평으로 맞춰야 상체의 가동범위를 넓힐 수 있다. 목을 뒤로 젖히지 않고 하늘을 보며, 귀와 어깨가 멀어지도록 어깨 아래 팔꿈치를 바닥으로 눌러준다.

핵심사항 Key point – 요추의 유연성이 없거나 허리와 골반에 문제가 있는 사람이 편안하게 흉추의 유연성을 향상할 수 있는 자세로써 끝까지 볼에 집중하며 상체를 신장시킨다.

Rhythmic YOGA 리드믹요가

후굴자세

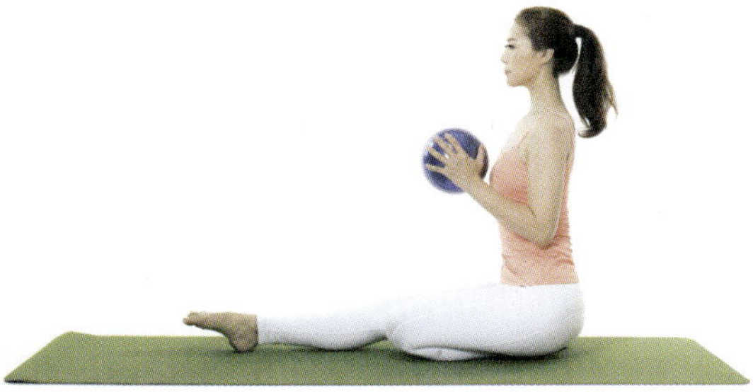

Leg - 오른 다리 앞으로 뻗고 왼 다리는 접어
발바닥을 오른쪽 허벅지 아래 댐
Ball - 가슴 앞
Drishti - 정면

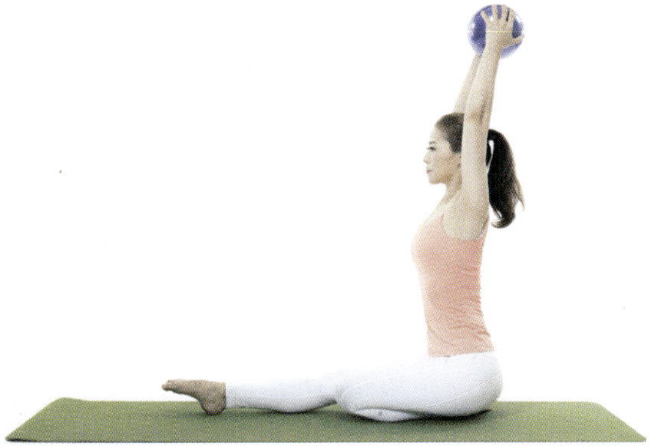

Leg - 준비자세 유지
Ball - 하늘 방향
Breathing - Inhale
Motion - 볼을 위로 뻗으며 척주기립근을 신장함
Drishti - 정면

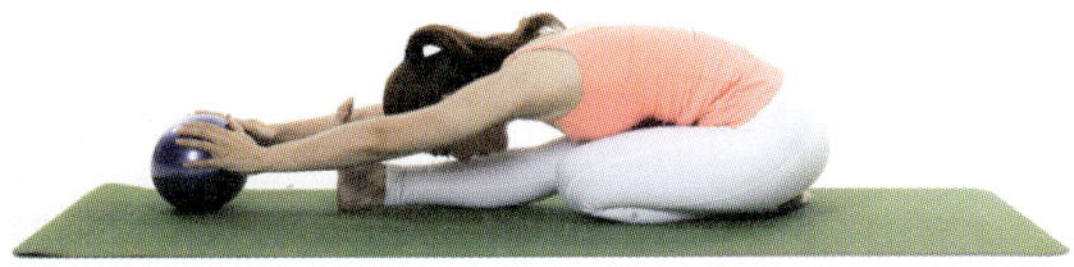

Leg - 준비자세 유지
Ball - 바닥 멀리
Breathing - Exhale
Motion - 볼을 발 앞으로 멀리 보내며, 깊게 전굴함
Drishti - 바닥

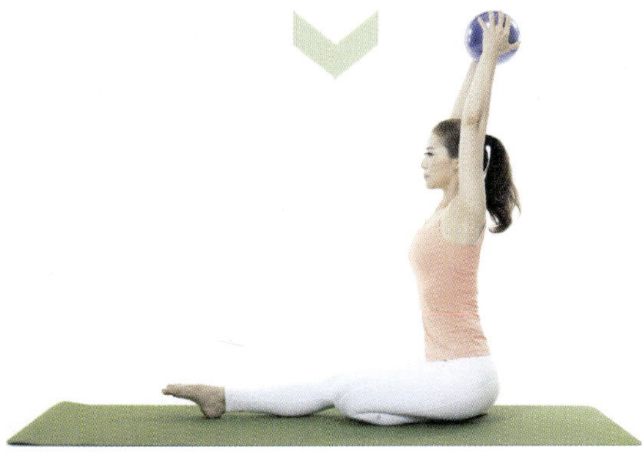

Leg - 준비자세 유지
Ball - 하늘 방향
Breathing - Inhale
Motion - 볼을 위로 뻗으며 척주기립근을 신장함
Drishti - 정면

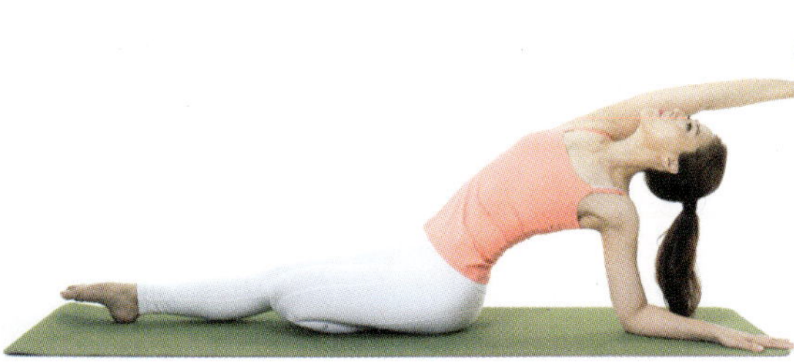

Leg - 준비자세 유지
Ball - 오른손으로 잡고 뒤로 뻗음
Breathing - Exhale
Motion - 왼쪽 팔꿈치를 어깨 아래 바닥에 대고,
허리를 뒤로 젖혀 공을 뒤로 뻗음
Drishti - 하늘

에카 파다 마카라아사나 응용 – 척추 및 하체 유연성 향상 콤비네이션 시퀀스

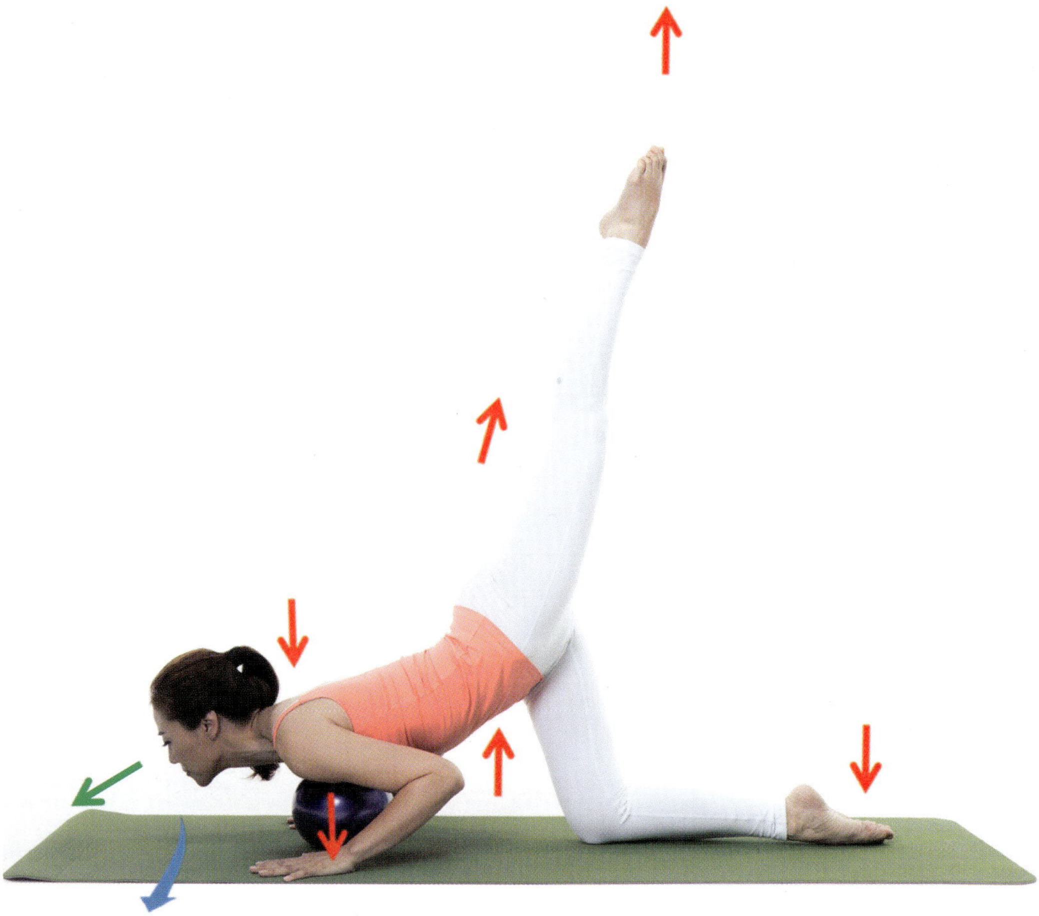

효과 Effect – 신체의 움직임은 유연성이 향상되는 자세를 유지할 때 많은 근육의 힘을 잘 배분하여 사용함으로써 근 기능을 향상해 신체의 협응력을 길러 줄 수 있다. 볼을 활용하여 다소 유연성이 부족한 사람도 어려운 자세 고난이도 동작을 실시할 수 있도록 도와준다.

주의사항 Caution – 볼에 가슴 가운데 부분을 대고 살짝 누르며 균형을 잡은 후 엉덩이 근육 및 햄스트링의 힘으로 다리를 천천히 올린다.

핵심사항 Key point – 움직이는 볼 위에서 신체의 균형을 잡을 때 몸의 중심을 잡아주는 심부 근육 즉 깊은 근육이 깨어난다. 이 자세는 얕은 근육 및 깊은 근육의 조화로움을 갖출 수 있다.

Rhythmic YOGA 리드믹요가

후굴자세

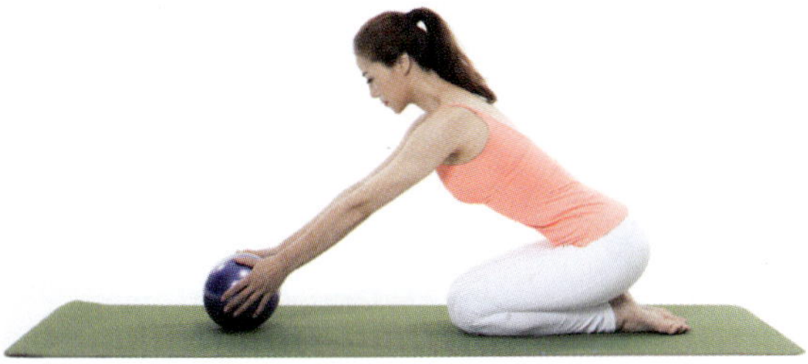

Leg - 무릎을 꿇고 앉음
Ball - 바닥
Motion - 볼을 무릎에서 멀리 바닥에 대고 척추를 폄
Drishti - 볼

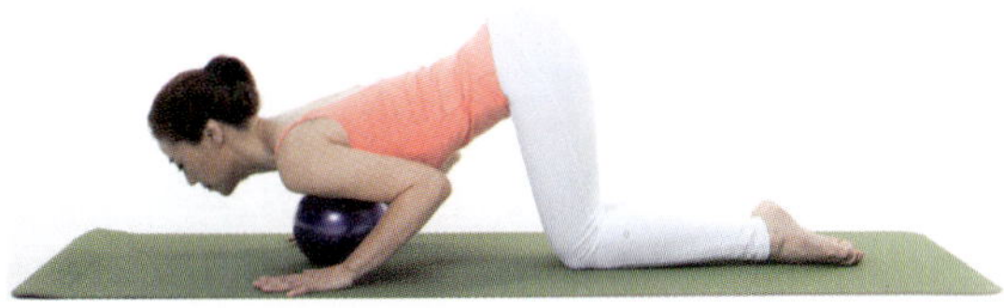

Leg - 뒤꿈치에서 엉덩이를 들어 올림
Ball - 바닥과 가슴 사이
Breathing - Inhale
Motion - 볼을 무릎에서 멀리 바닥에 대고 척추를 폄
Drishti - 바닥 멀리

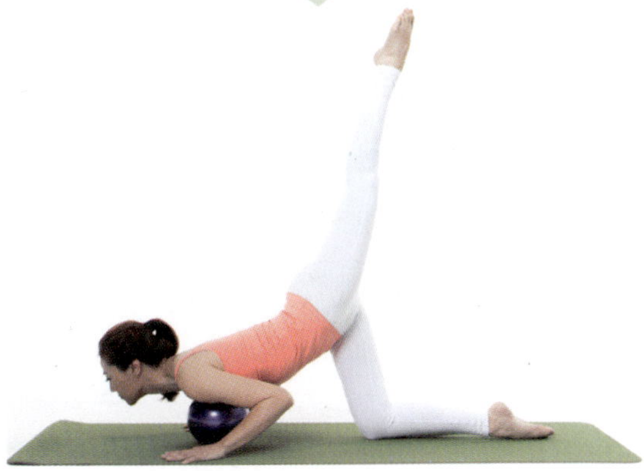

Leg - 한 다리를 들어 올림
Ball - 바닥과 가슴 사이
Breathing - Exhale
Motion - 볼을 가슴으로 누르며 한 다리를 올린 후 코어의 힘으로 균형을 잡음
Drishti - 바닥 멀리

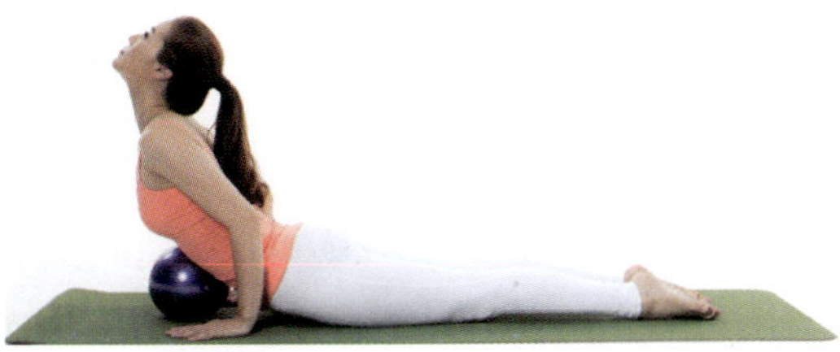

Leg - 다리를 붙이고 발등을 바닥에 댐
Ball - 흉골 아래
Breathing - Inhale
Motion - 볼을 몸으로 굴리듯 가슴을 들어 올려 코브라포즈
Drishti - 정면

살라바아사나 – 척주기립근 및 내전근 강화 시퀀스

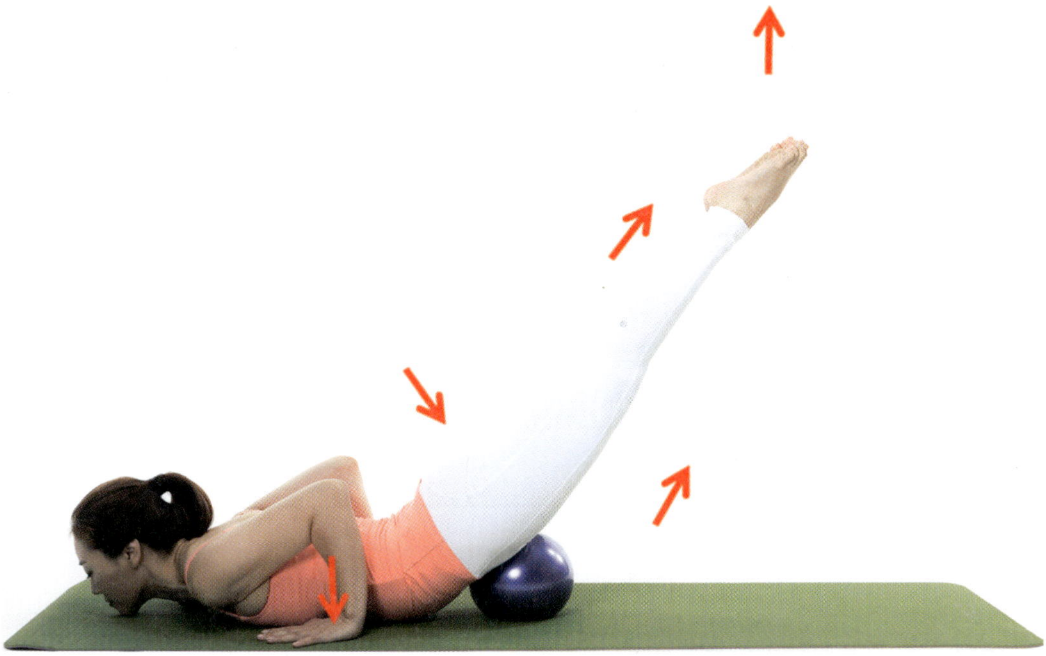

효과 Effect – 척주기립근의 기능 향상 운동으로 신체의 뒷면을 건강하게 만들 수 있지만 이 자세를 볼 없이 실시하여 발끝을 위로 올리기가 쉽지 않다. 볼을 활용하여 유지태 자세라고도 하는 메뚜기자세의 고난이도 동작에 도전해 본다.

주의사항 Caution – 척추의 힘이 약하거나 요통을 앓고 있는 사람은 낮은 난이도의 메뚜기자세부터 실시하며, 턱이 바닥에 심하게 눌리지 않도록 주의하여 바닥을 누르며 저항한다.

핵심사항 Key point – 다리가 벌어지지 않도록 내전근의 힘으로 다리를 붙이고, 척추, 엉덩이 그리고 하체의 강한 힘으로 발끝을 위로 한다.

후굴자세

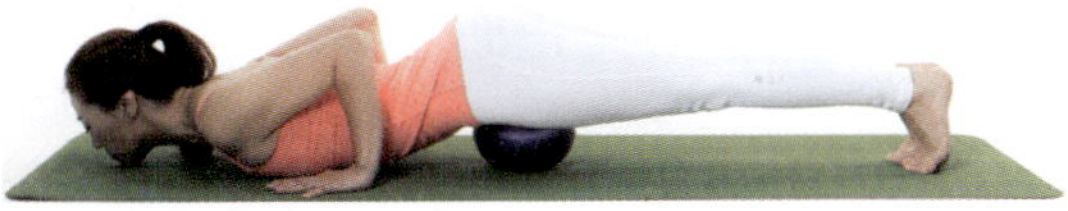

Leg - 다리를 붙이고 발목을 당김
Ball - 바닥과 치골 사이
Motion - 바닥에 복부를 대고 엎드려 골반을 들어
치골로 볼을 누름
손은 늑골 옆에 짚음
Drishti - 바닥

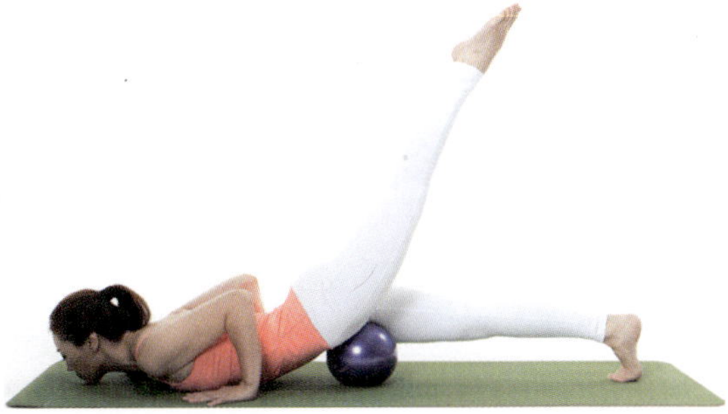

Leg - 한 다리를 들어 올림
Ball - 바닥과 치골 사이
Breathing - Inhale
Motion - 척추와 엉덩이 근육에 힘을 주고
한 다리를 들어 올림
Drishti - 바닥

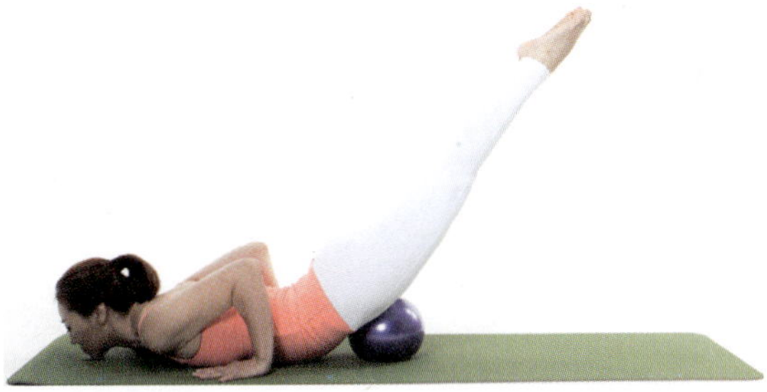

Leg - 다리를 위에서 붙임
Ball - 바닥과 치골 사이
Breathing - Exhale
Motion - 먼저 올린 다리의 높이를 유지한 채
반대쪽 다리도 들어 올려 위에 있는 다리에 붙임
Drishti - 바닥

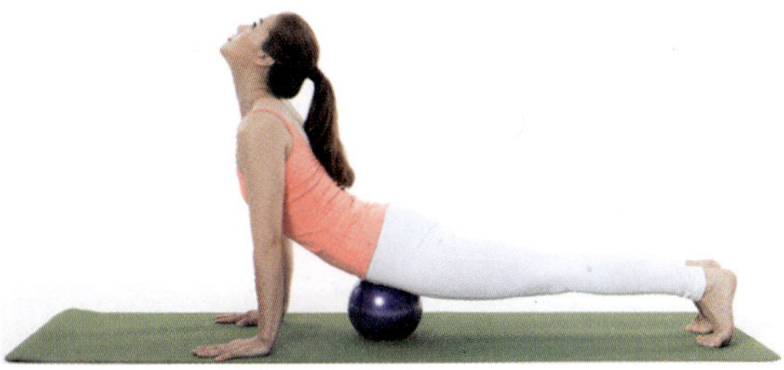

Leg - 다리를 내림
Ball - 바닥과 치골 사이
Breathing - Inhale
Motion - 볼을 누르며 팔을 펴서 상체를 들어 올려
후굴 자세로 연결함
Drishti - 하늘 방향

카보타아사나 – 척추 및 고관절 유연성 향상 시퀀스 1

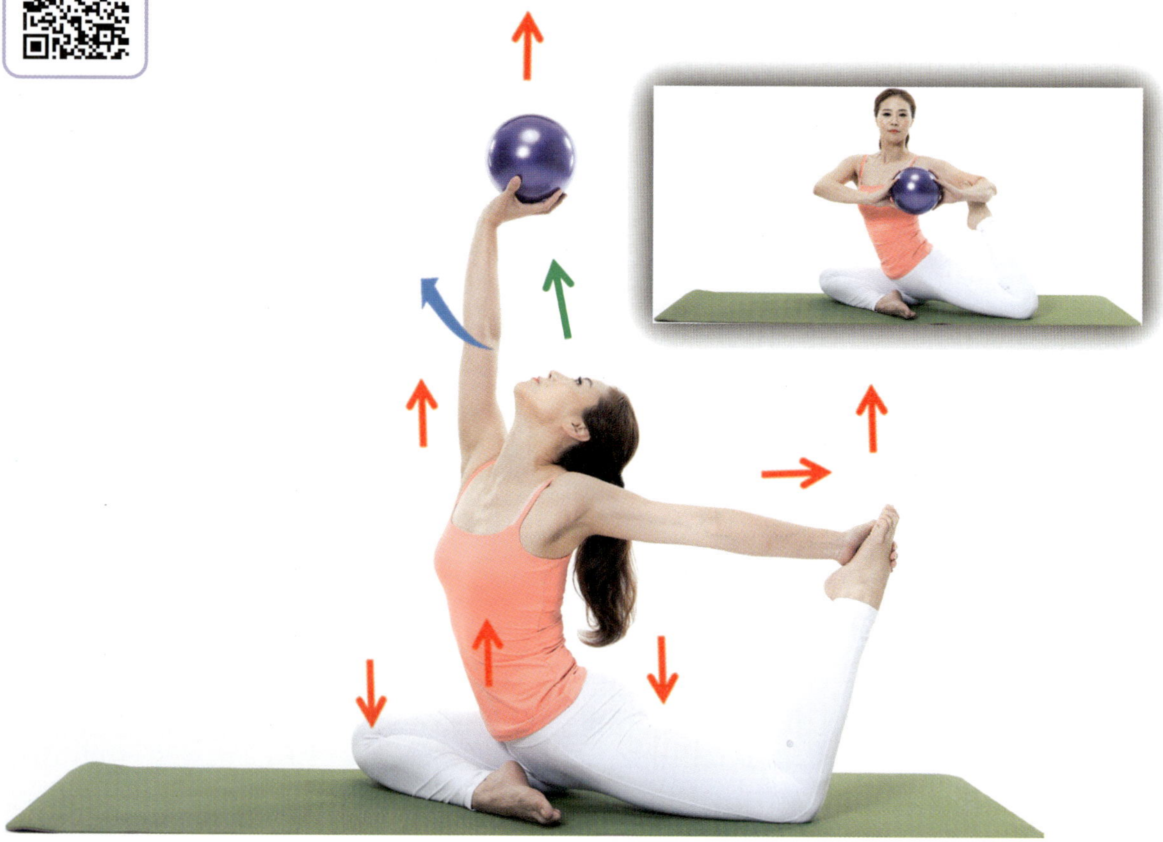

효과 Effect – 요가 자세 중에 가장 여성스러운 이 자세는 유연성의 아름다움을 표현하는데 볼과 함께 여러 가지 자세의 변형이 가능하다. 척추 및 고관절의 유연성 및 에너지의 순환을 느낄 수 있으며 어깨관절 회전근의 스트레칭을 통해 기능을 향상한다.

주의사항 Caution – 고관절 스트레칭과 척추의 유연성 향상 운동이 먼저 되어야 가능한 자세이므로 단계별로 연습한 후에 부상 없이 실시한다.

핵심사항 Key point – 볼이 머무는 곳에 따라 운동 효과가 달라지므로 에너지의 흐름을 볼에 집중하여 머무르게 한다. 호흡을 길게 하며 충분히 시간을 갖고 천천히 실시한다.

후굴자세

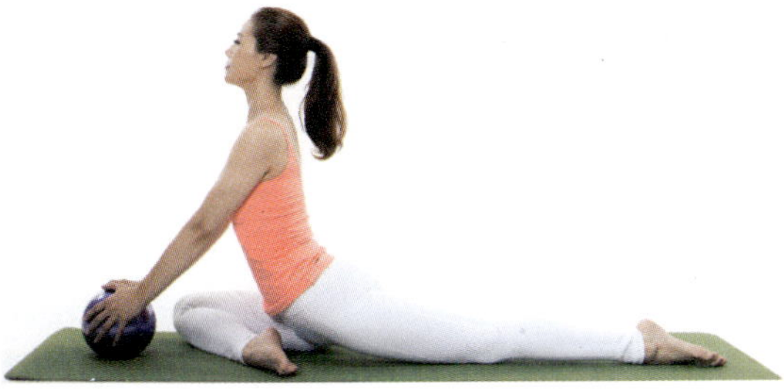

Leg - 오른 다리는 구부리고 왼 다리는 뒤로 뻗음
Ball - 바닥
Breathing - Inhale → Exhale
Motion - 오른 다리는 구부려 고관절의 외회전을, 왼 다리는 뒤로 뻗어 고관절의 신전을 시켜 줌 볼을 누르며 척추를 신장시킴
Drishti - 정면

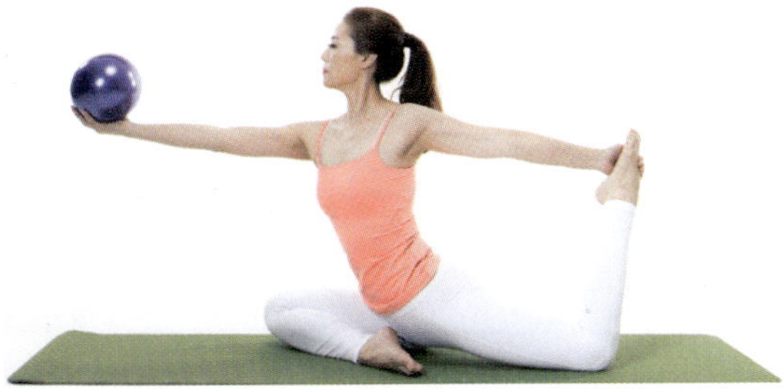

Leg - 왼쪽 무릎을 구부림
Ball - 어깨 높이
Breathing - Inhale → Exhale
Motion - 왼 다리를 구부려 왼손으로 발 아치를 잡아 발끝과 무릎이 수직을 이루게 함
Drishti - 볼

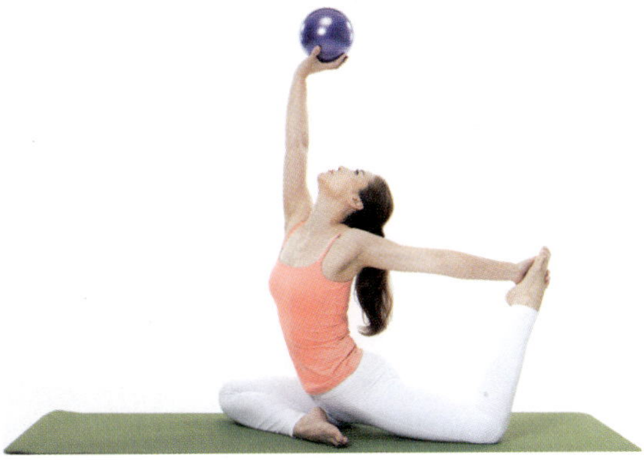

Leg - 자세 유지
Ball - 어깨 높이
Breathing - Inhale → Exhale
Motion - 왼 다리를 펴면 앞으로 기울어졌던 척추를 바르게 세움
Drishti - 볼

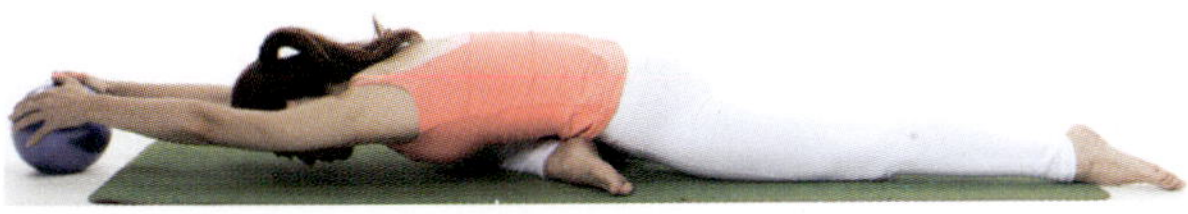

Leg - 오른 다리는 구부리고 왼 다리는 뒤로 뻗음
Ball - 바닥
Breathing - Inhale → Exhale
Motion - 왼 다리를 뒤로 뻗고 볼을 앞으로 굴리며 깊은 전굴을 통해 이완 스트레칭을 함
Drishti - 바닥

하누만아사나 – 척추 및 고관절 유연성 향상 시퀀스 2

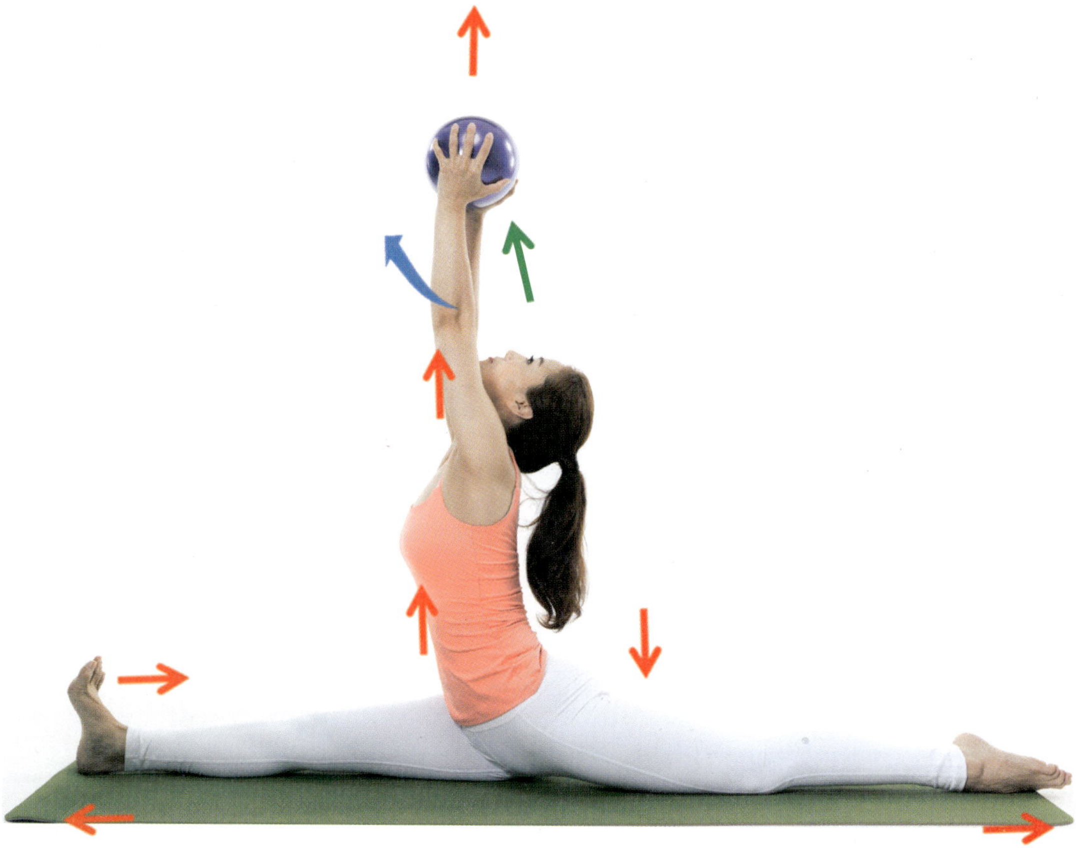

효과 Effect – 고관절의 확장을 통해 골반저 근육의 강화와 엉덩이와 대퇴에 최대 유연성을 제공하는 이 자세는 골반 위에 척추를 안정적으로 반듯하게 세울 수 있도록 볼을 수직으로 뻗어 준다.

주의사항 Caution – 너무 빨리 자세를 취하면 고관절 및 햄스트링의 부상이 있을 수 있으므로 자신의 유연성에 맞게 천천히 점진적으로 진행한다.

핵심사항 Key point – 고관절의 유연성은 좌·우가 다를 수 있으므로 반드시 반대쪽 다리도 실시해야 하며, 척추를 세우는 동작을 통해 뒤로 뻗은 다리의 고관절 주변을 스트레칭한다.

후굴자세

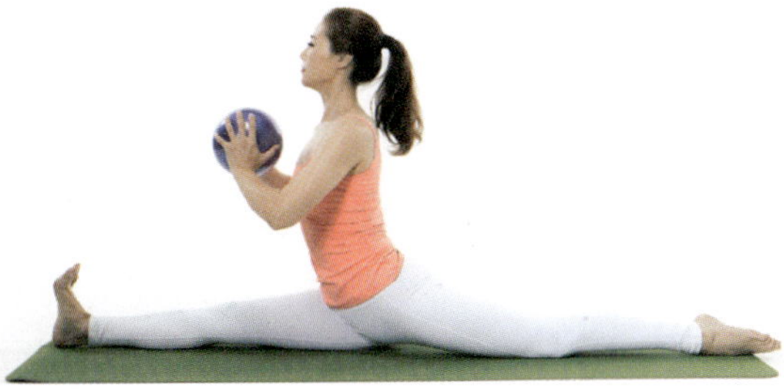

Leg - 두 다리를 앞뒤로 뻗음
Ball - 가슴 앞
Breathing - Inhale → Exhale
Motion - 볼을 바닥에 대고 다리를 앞뒤로 뻗음
호흡을 가다듬으며, 볼을 가슴 앞으로 가져옴
Drishti - 정면

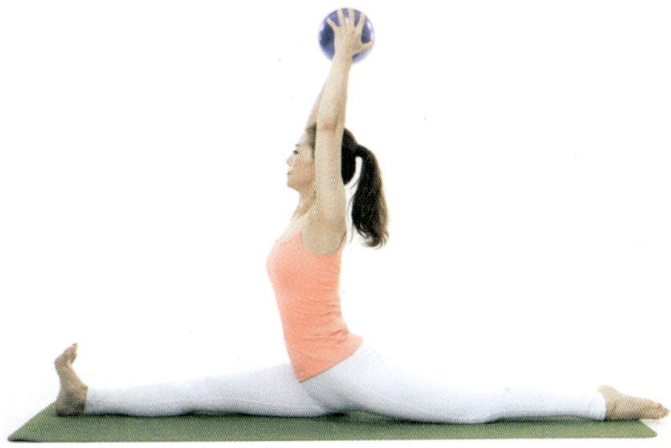

Leg - 준비자세 유지
Ball - 하늘 방향
Breathing - Inhale → Exhale
Motion - 볼을 위로 올리며, 척추를 신장함
Drishti - 정면

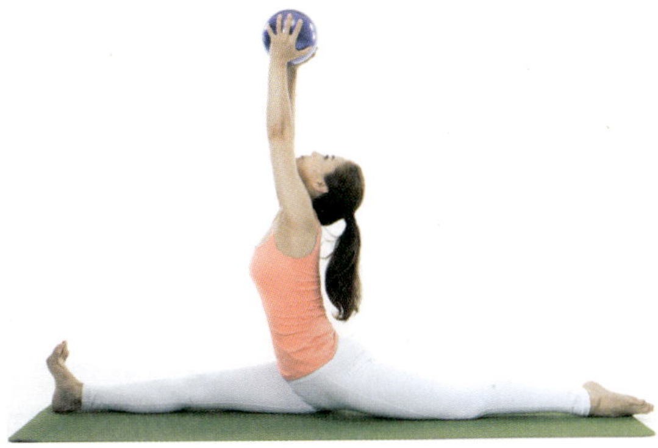

Leg - 준비자세 유지
Ball - 하늘 방향
Breathing - Inhale → Exhale
Motion - 볼을 위로 올리며, 척추를 신장함
Drishti - 볼

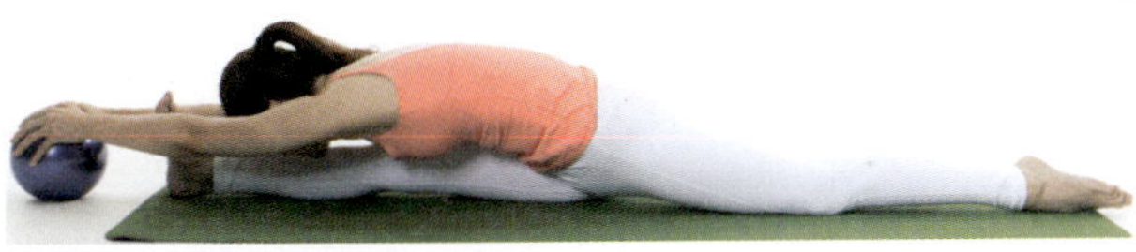

Leg - 준비자세 유지
Ball - 바닥
Breathing - Inhale → Exhale
Motion - 볼을 앞으로 굴리며 깊은 전굴을 통해
이완 스트레칭을 함
Drishti - 바닥

하누만아사나 – 척추 및 고관절 유연성 향상 시퀀스 3

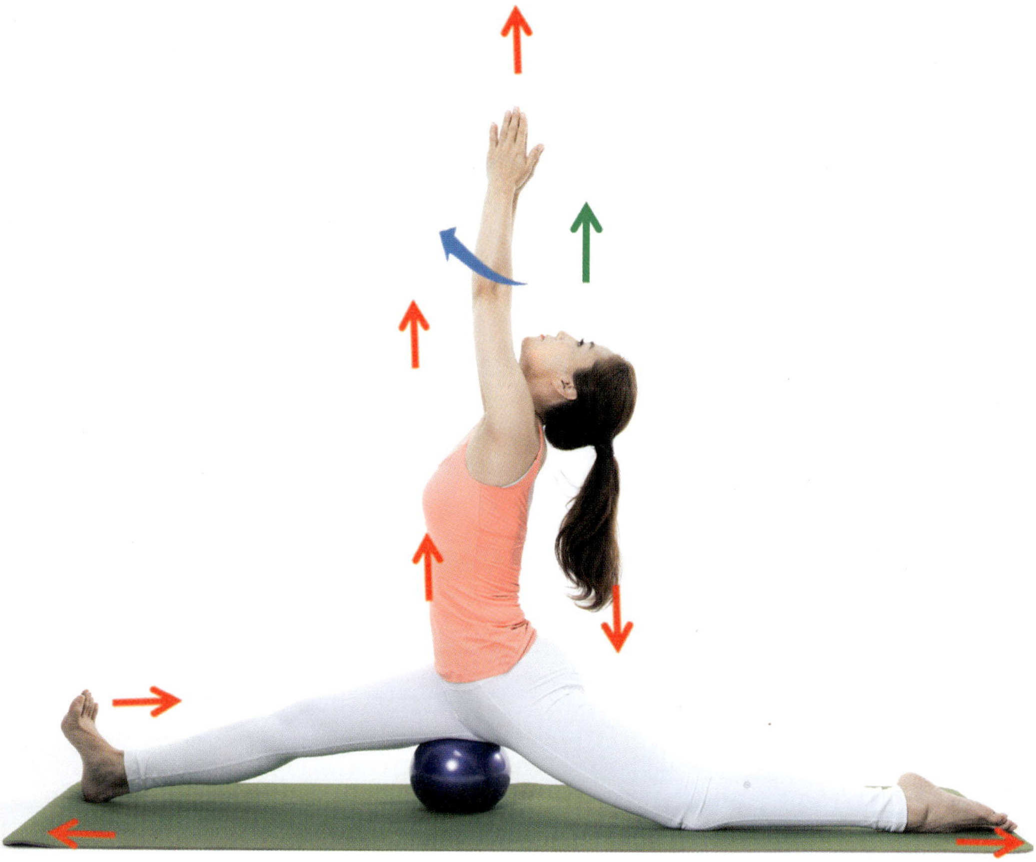

효과 Effect – 좋은 자세 및 손상 예방을 위해 고관절의 가동성은 매우 중요한 요인이 되므로 서혜부가 완전히 바닥에 닿는 것을 목표로 하여 연습을 위한 단계로 사용하면 좋다.

주의사항 Caution – 고관절을 최대로 확장하기 위해 볼을 활용하지만, 움직이는 볼 위에서 이 자세를 하는 것은 코어의 힘과 척주기립근의 균형이 매우 중요하다.

핵심사항 Key point – 고관절의 확장을 하는 이 자세에서 유연성이나 척주기립근의 힘이 부족한 사람을 위해 볼을 햄스트링 기시점에 두고 공간을 확보한다. 누구나 이 자세를 통해 유연성 및 균형감까지도 향상할 수 있는 리드믹요가에서 만든 특별한 자세이다.

후굴자세

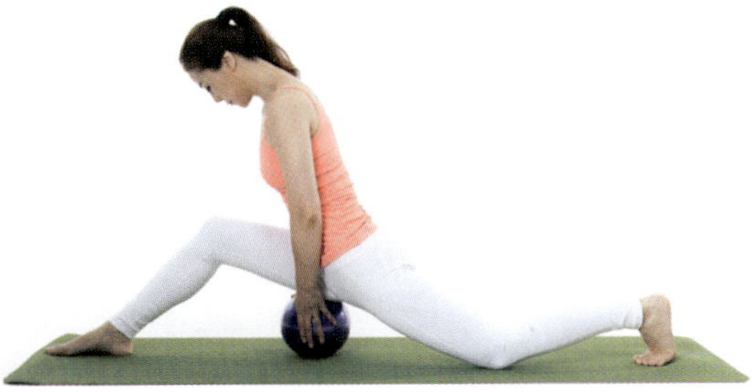

Leg - 두 다리를 앞뒤로 뻗고 무릎을 구부려 공이 들어갈 공간을 확보함
Ball - 바닥과 오른 다리 햄스트링 사이
Breathing - Inhale → Exhale
Motion - 볼을 햄스트링에 대고 무릎을 펴며, 다리를 앞뒤로 뻗음
Drishti - 볼

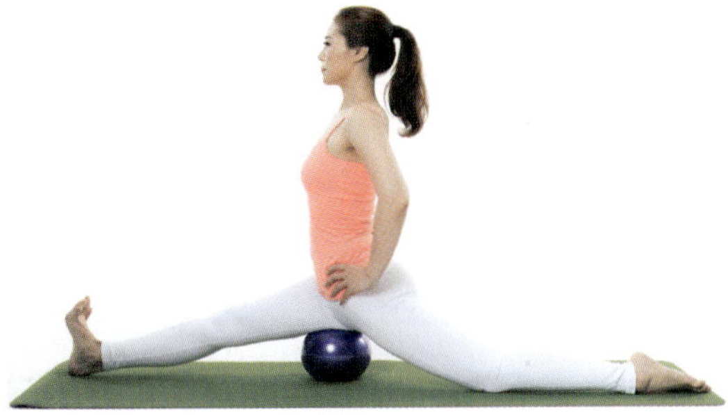

Leg - 두 다리를 앞뒤로 뻗음
Ball - 바닥과 오른 다리 햄스트링 사이
Breathing - Inhale → Exhale
Motion - 볼이 안정적으로 체중을 받혀주면, 손을 장골 위에 올려 신체의 균형을 잡음
Drishti - 정면

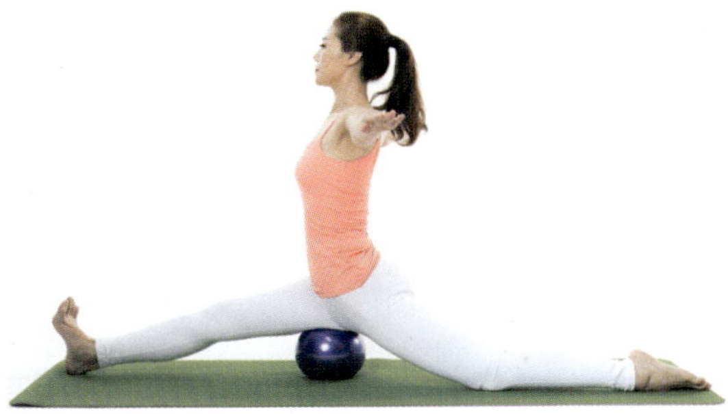

Leg - 자세 유지
Ball - 바닥과 오른 다리 햄스트링 사이
Breathing - Inhale → Exhale
Motion - 신체의 균형이 잡히면 손을 어깨 높이로 올려 척추를 신장시킴
Drishti - 정면

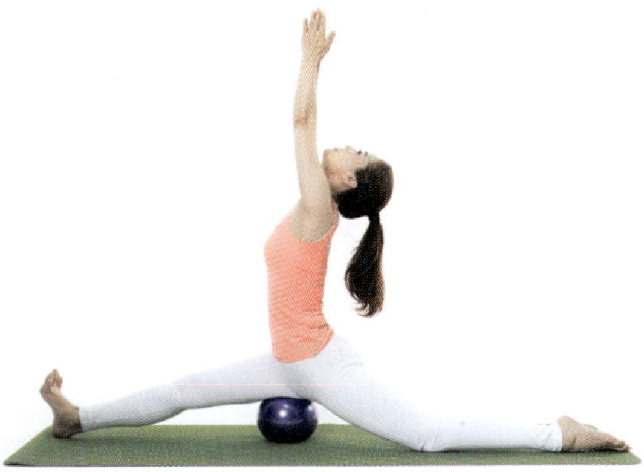

Leg - 자세 유지
Ball - 바닥과 오른 다리 햄스트링 사이
Breathing - Inhale → Exhale
Motion - 신체의 균형이 잡히면 손을 위로 뻗어 합장함
Drishti - 손끝

에카 파다 라자카포타아사나 – 척추 및 고관절 유연성 향상 시퀀스 4

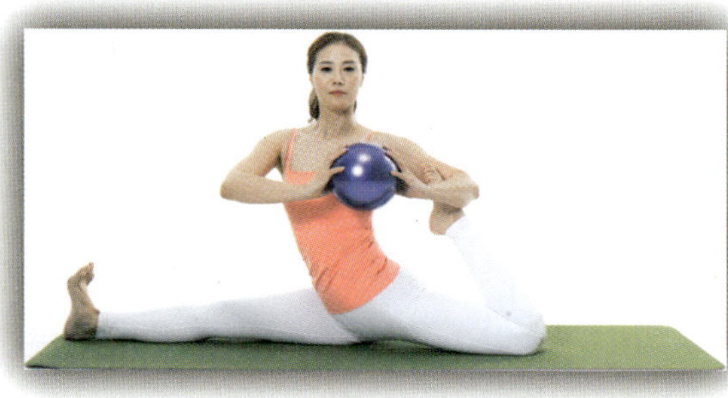

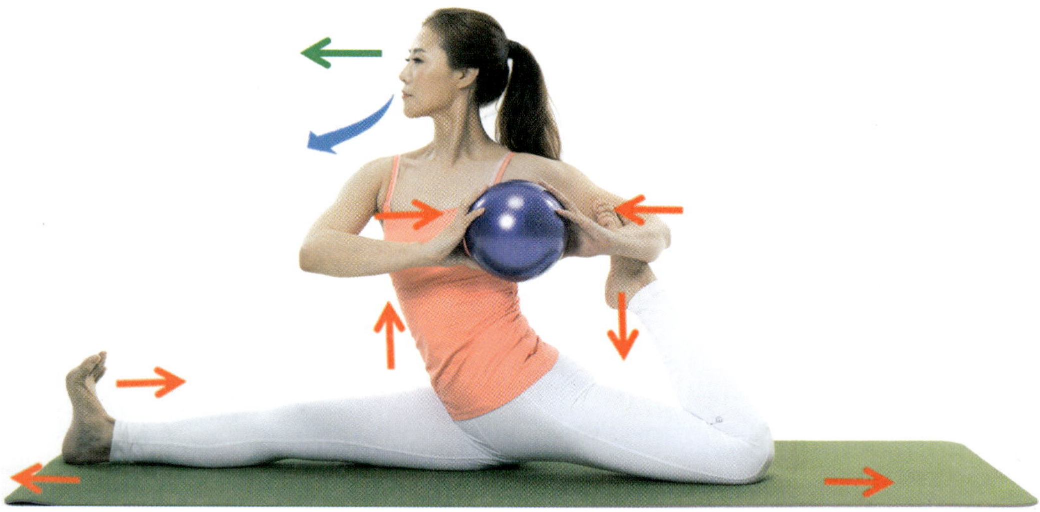

효과 Effect – 척추의 유연성이 부족하면 기립근을 세우기가 매우 어렵다. 볼을 가슴 높이로 하여 팔꿈치 안쪽에 끼운 발끝을 앞쪽으로 당기는 공간을 확보하여 바른 자세를 쉽게 도전할 수 있다.

주의사항 Caution – 다리를 펴고 실시했을 때는 대퇴사두근이 바닥을 향하지 않고 내전근이 바닥에 닿는 경우가 있지만 무릎을 구부리면 깊게 서혜부를 바닥으로 향하도록 하여 스트레칭 효과를 높일 수 있다.

핵심사항 Key point – 이 자세는 매우 유연해야 가능하므로 단계별로 점진적으로 실시한다.

후굴자세

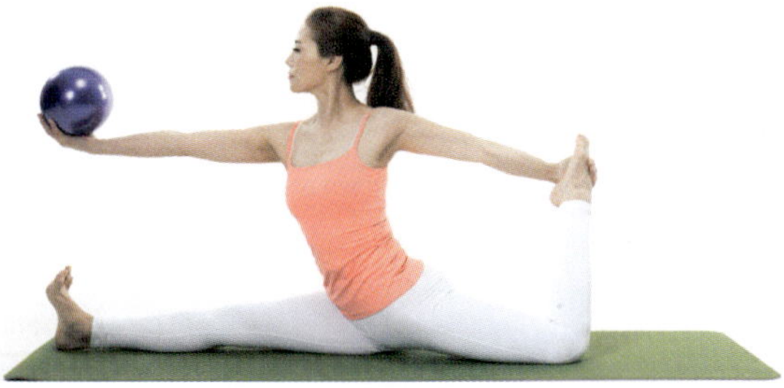

Leg - 오른 다리는 앞으로 뻗고 왼쪽 무릎을 구부림
Ball - 어깨 높이
Breathing - Inhale → Exhale
Motion - 왼 다리를 구부려 왼손으로 발 아치를 잡아 발끝과 무릎이 수직을 이루게 함
Drishti - 볼

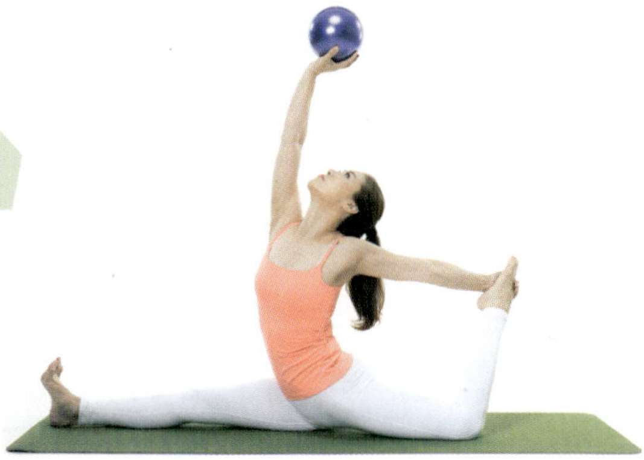

Leg - 준비자세 유지
Ball - 어깨 높이
Breathing - Inhale → Exhale
Motion - 왼 다리를 펴면 앞으로 기울어졌던 척추를 바르게 세움
Drishti - 볼

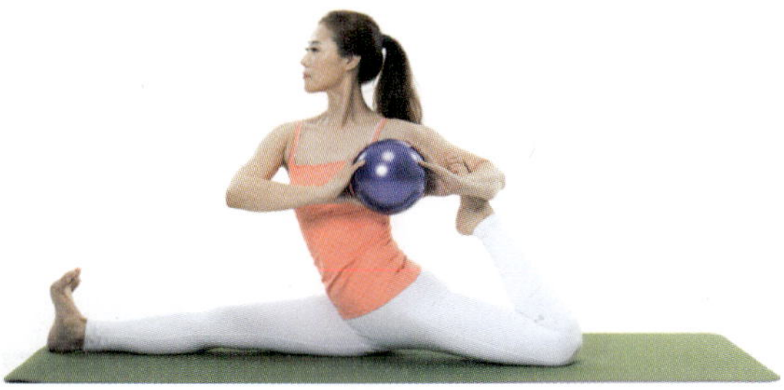

Leg - 오른 다리는 앞으로 뻗고 왼쪽 무릎을 더 구부려 발끝을 팔꿈치 안쪽에 끼움
Ball - 가슴 높이
Breathing - Inhale → Exhale
Motion - 다리를 좀더 구부려 팔꿈치 안쪽에 발끝을 끼우고 볼을 두 손으로 잡아 왼쪽 어깨관절을 스트레칭함
Drishti - 정면

아르다받다 파드마 파스치못타나아사나 – 고관절 및 척추의 가동성 콤비네이션 시퀀스

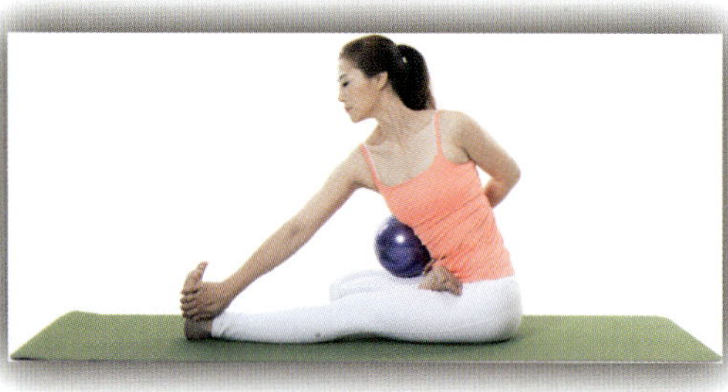

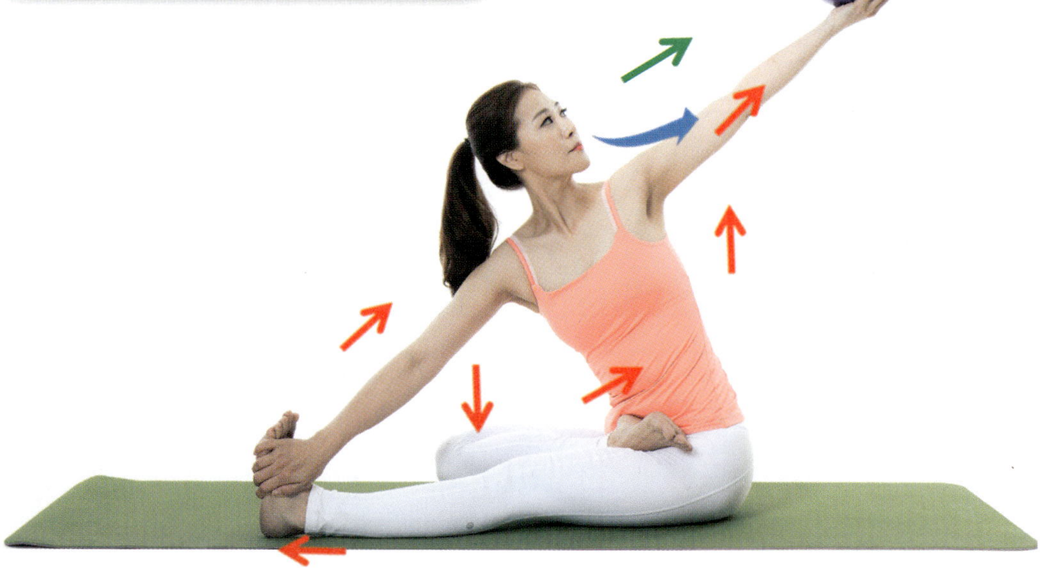

효과 Effect – 자세를 볼이 안내하는 역할을 함. 척추의 전굴을 돕고 고관절의 교정 및 척추 로테이션을 통해 등의 경직을 풀어주고, 목 근육, 어깨관절 회전근의 가동성을 좋게 하며, 한쪽 복부의 수축과 반대쪽의 신장은 소화기계 및 배설기계에 좋은 영향을 미친다.

주의사항 Caution – 볼이 신체의 정확한 위치에 놓일 수 있도록 주의해야 하며, 전신의 스트레칭이 요구되는 각각의 자세들을 느린 호흡으로 천천히 실시한다.

핵심사항 Key point – 접은 무릎, 깊은 전굴, 척추의 로테이션은 모두 고관절 중심으로 일어나기 때문에 보다 안정적인 고관절의 움직임이 필요하므로 정확한 동작을 위해 주의를 기울인다.

기타 자세

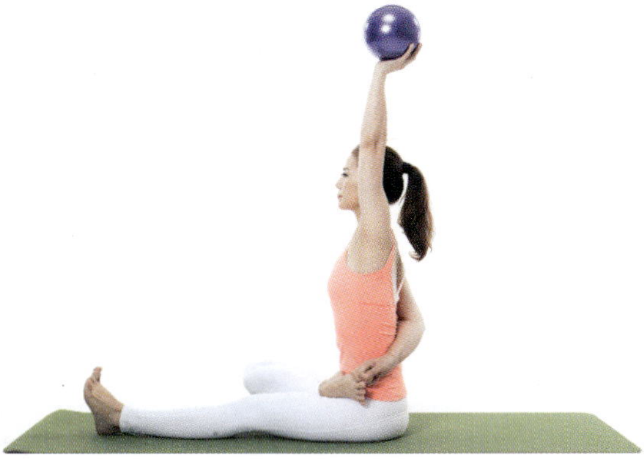

Leg - 왼 다리는 뻗고 오른 다리 반연꽃자세
Ball - 왼손 하늘 방향
Breathing - Inhale
Motion - 오른 다리를 반연꽃자세
오른손을 내회전하여 엄지발가락을 고리걸어 잡음
Drishti - 정면

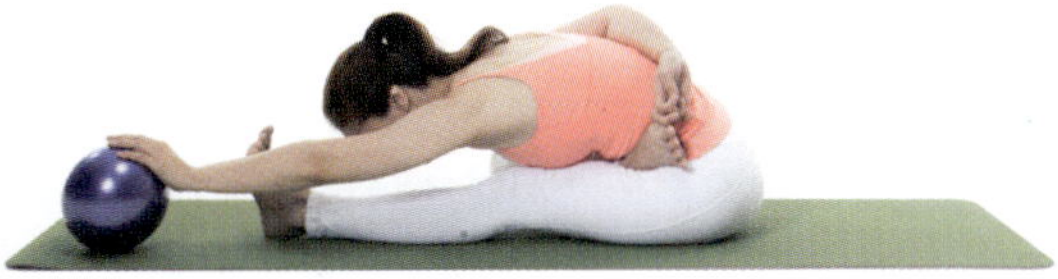

Leg - 준비자세 유지
Ball - 왼손 하늘방향
Breathing - Exhale
Motion - 왼손의 볼을 바닥에 대고 밀면서 전굴함
Drishti - 바닥

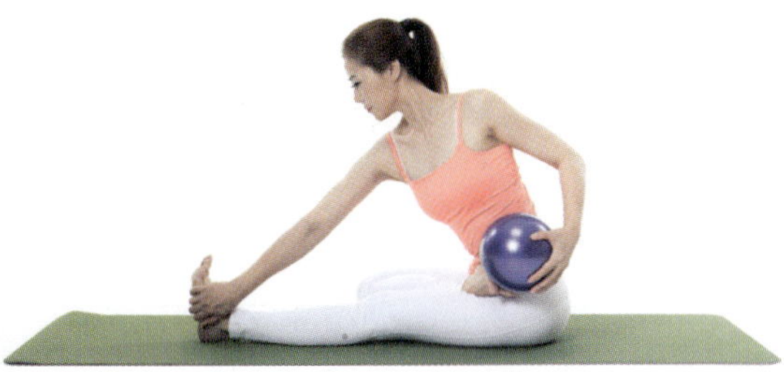

Leg - 준비자세 유지
Ball - 왼쪽 장골 옆
Breathing - Inhale
Motion - 오른손으로 왼발 발날을 잡고 척추를
로테이션 준비를 함
Drishti - 바닥

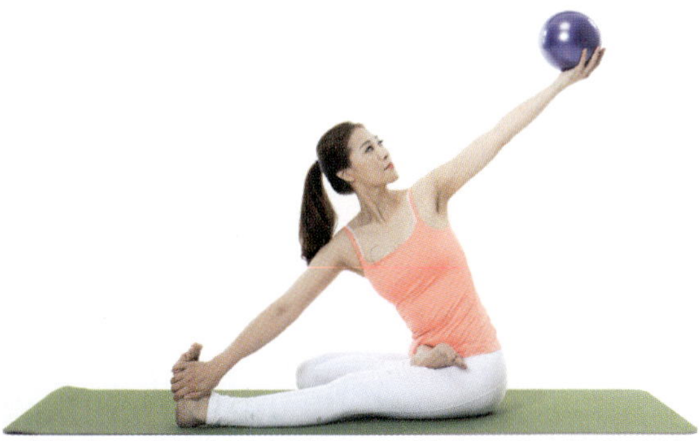

Leg - 준비자세 유지
Ball - 뒤로 뻗어 대각선 멀리
Breathing - Exhale
Motion - 오른손으로 왼발 발날을 잡고 볼을
대각선으로 뻗으며 척추를 로테이션을 함
Drishti - 볼

푸르스봇타나아사나 응용 – 전신 밸런스 및 척추 강화 콤비네이션 시퀀스

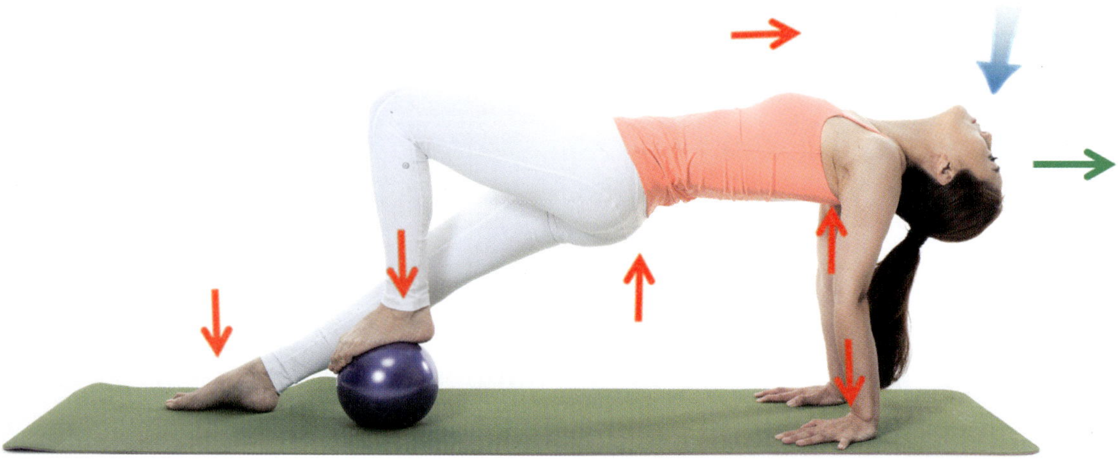

효과 Effect – 움직이는 볼 위에서 균형을 잡는 것은 심부 근육을 깨우는 좋은 자극이 된다. 볼을 발바닥 아래로 가져오는 연속 동작을 통해 비복근의 수축 이완 작용으로 하지 혈액순환을 촉진한다. 볼을 누르며 몸의 앞면을 위로 활짝 열어 신체 후면의 근육을 강하게 하는 다이나믹한 자세로 신체의 협응력을 좋게 한다. 또한, 가슴과 어깨의 신장은 효율적인 움직임을 만든다.

주의사항 Caution – 목의 통증이나 손목의 통증이 있는 사람은 몸을 강하게 위로 들기보다는 대흉근을 펴고 어깨의 이완 스트레칭으로 자세를 안정적으로 실시한다.

핵심사항 Key point – 둔부의 근육을 과도하게 조이기보다는 볼을 누르는 힘을 이용한다.

기타 자세

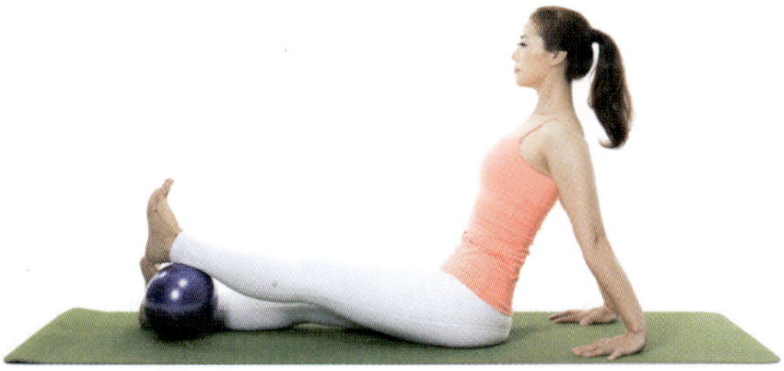

Leg - 다리를 앞으로 뻗고 앉음
Ball - 바닥과 왼쪽 아킬레스건 사이
Breathing - Inhale
Motion - 왼발 아래 볼을 두고 균형을 잡음
엉덩이 뒤 10cm정도에 손을 짚고 누르며,
척추를 신장시킴
Drishti - 정면

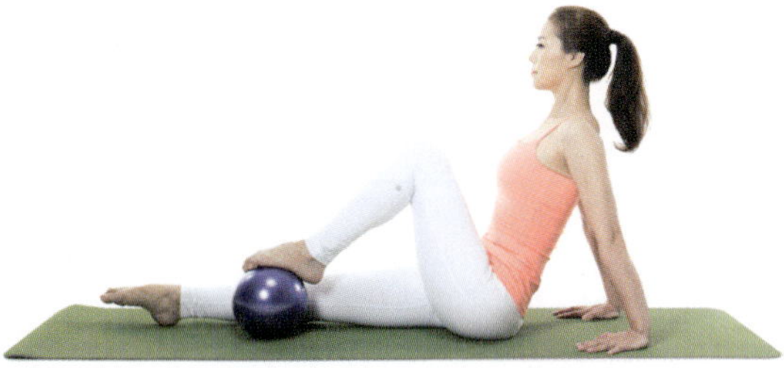

Leg - 오른 다리는 펴고 왼 무릎은 90° 구부림
Ball - 바닥과 왼쪽 발바닥 사이
Breathing - Exhale
Motion - 왼 무릎을 구부릴 때 볼을 굴리며,
발바닥 아래에 오게 하고, 동시에 오른쪽 발목을 폄
Drishti - 정면

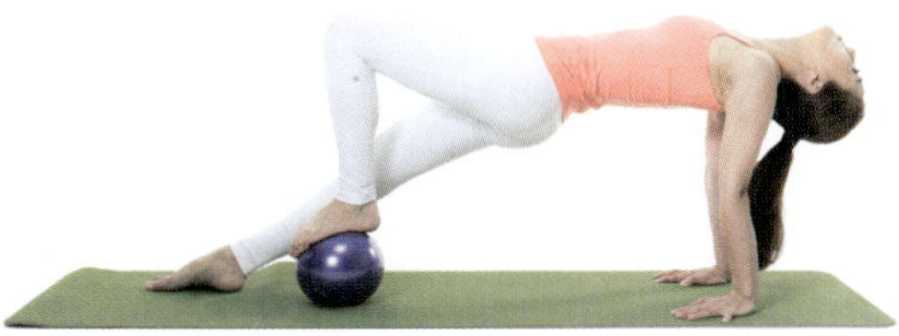

Leg - 자세 유지
Ball - 바닥과 왼쪽 발바닥 사이
Breathing - Inhale
Motion - 발바닥은 볼을 누르며 엉덩이를 위로
들어 올려 가슴을 폄
오른발을 바닥에 대고 균형을 잡음
Drishti - 뒤

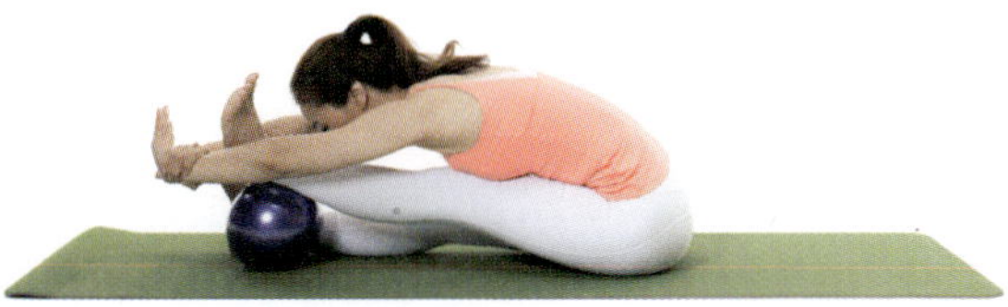

Leg - 왼 다리를 앞으로 뻗고 앉음
Ball - 바닥과 왼쪽 아킬레스건 사이
Breathing - Exhale
Motion - 다리를 펴고 바르게 앉아 앞으로 전굴하며
왼쪽 손목을 잡고 이완 스트레칭을 함
이때 발끝은 몸 쪽으로 당김
Drishti - 정면

나바아사나 – 코어 강화 시퀀스

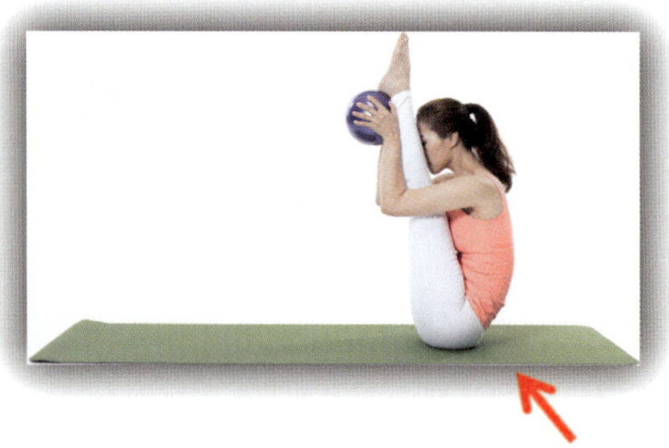

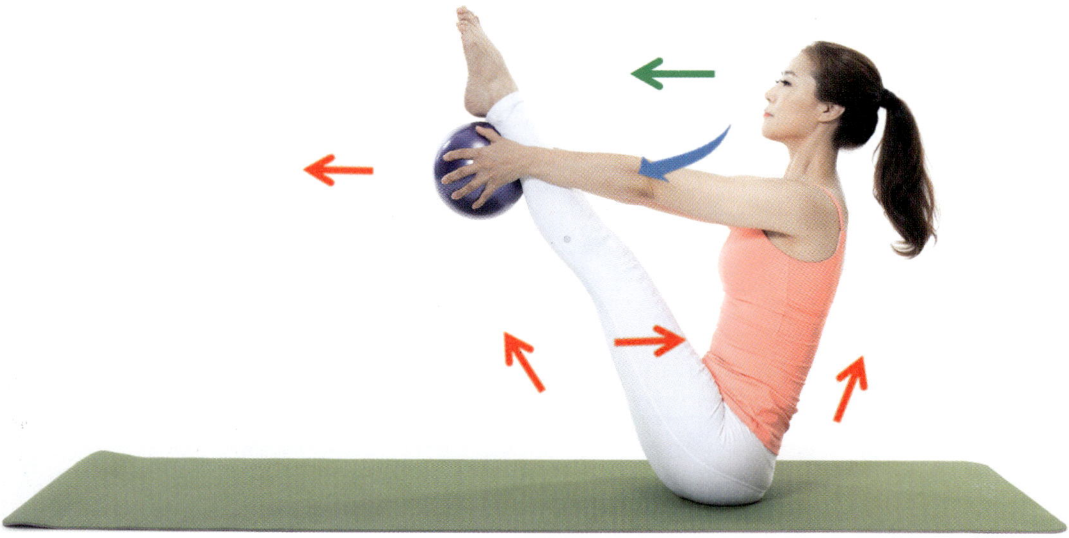

효과 Effect – 복부 근육 강화 및 코어 안정화에 효과적인 이 자세는 볼을 다리의 여러 부위에 위치하여 보다 긴 시간의 유지를 지루하지 않게 할 수 있다. 볼을 발목 뒤에 놓고 볼로 다리를 들어 올리듯 실시하면 어깨 근력 강화에도 도움을 준다. 또한, 응용 자세로 볼을 발목 사이, 무릎 사이, 발등에 끼우고 동작하면 하체 운동을 하면서 복부 근육 강화를 동시에 할 수 있다.

주의사항 Caution – 복부를 내밀고 힘을 주는 것이 아니라 우디아나반다를 의식하며 복부를 수축해야 한다. 척추 문제가 있는 사람은 척추기립근을 세우며 실시하여 압박을 줄인다.

핵심사항 Key point – 엉덩이로 균형을 잡기는 매우 어려우므로 매일 유지 시간을 늘려간다.

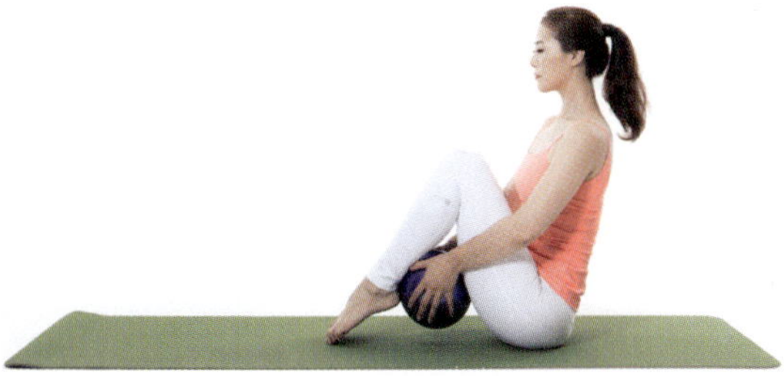

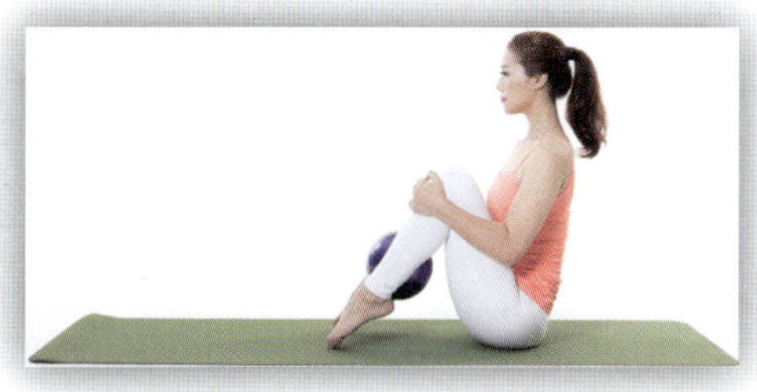

Leg - 다리를 붙이고 무릎을 구부림
Ball - 아킬레스건과 햄스트링 사이
Breathing - Inhale
Motion - 무릎을 구부려 볼을 아킬레스건과 햄스트링 사이로 끼우고 두 손을 볼을 잡음
Drishti - 정면

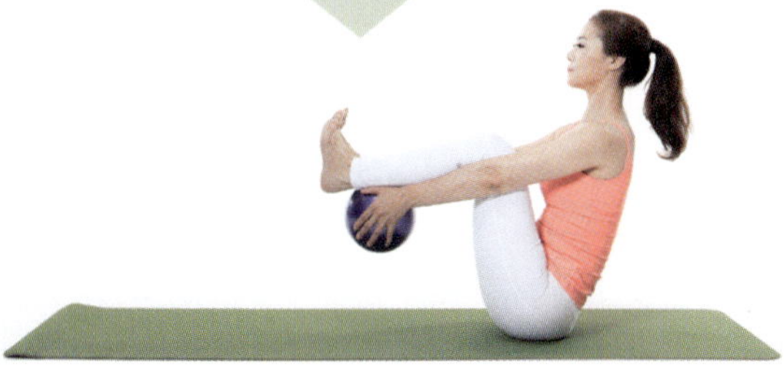

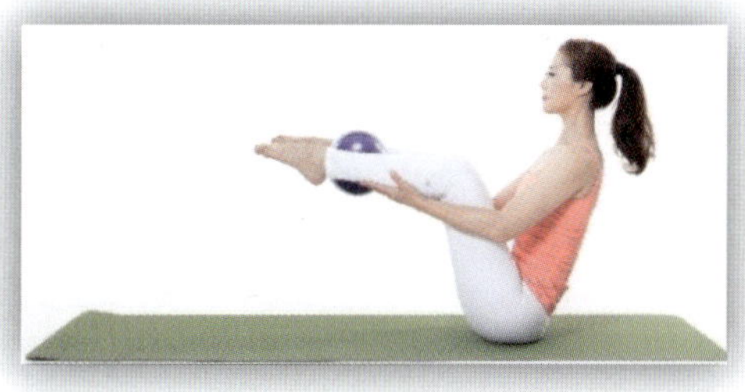

Leg - 다리를 붙이고 무릎을 구부림
Ball - 아킬레스건 뒤
Breathing - Inhale → Exhale
Motion - 볼을 들어 올리며 뒤꿈치와 무릎을 바닥과 수평으로 만듦
Drishti - 정면

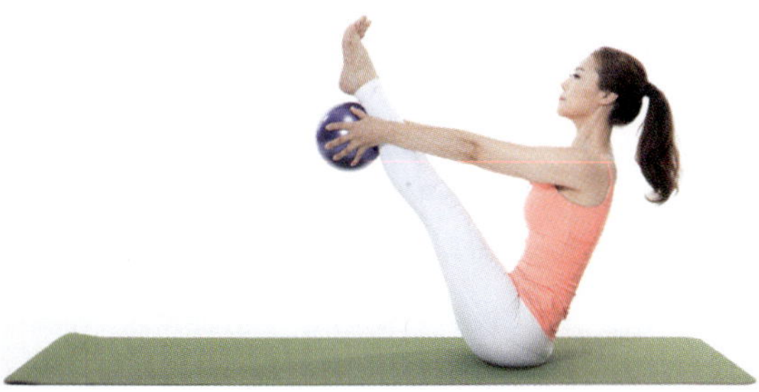

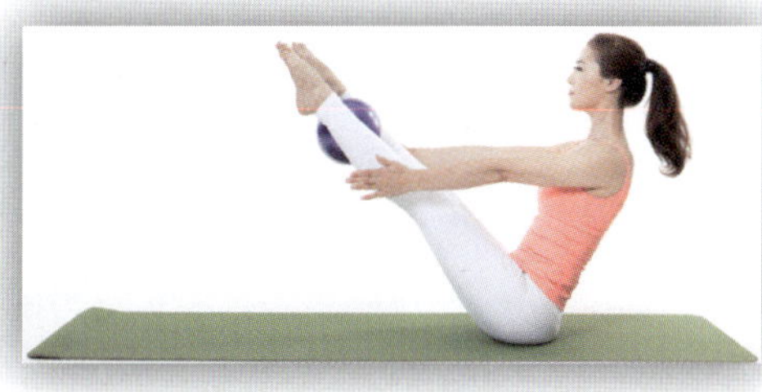

Leg - 다리를 붙이고 무릎을 폄
Ball - 아킬레스건 뒤
Breathing - Inhale → Exhale
Motion - 볼을 들어 올리며 무릎을 폄
Drishti - 정면

세투반다아사나 – 척추 강화 및 하체 근력 강화 콤비네이션 시퀀스

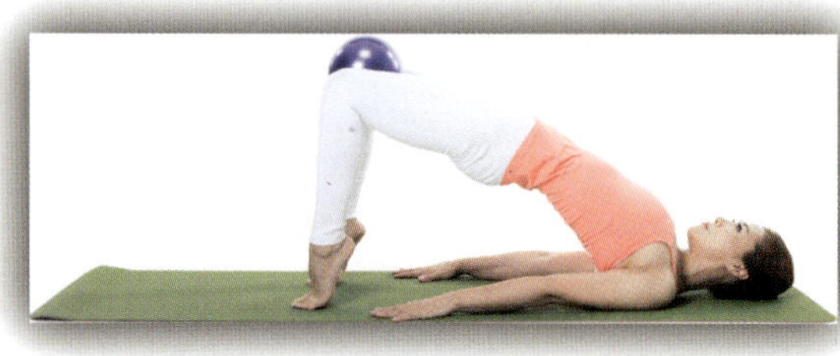

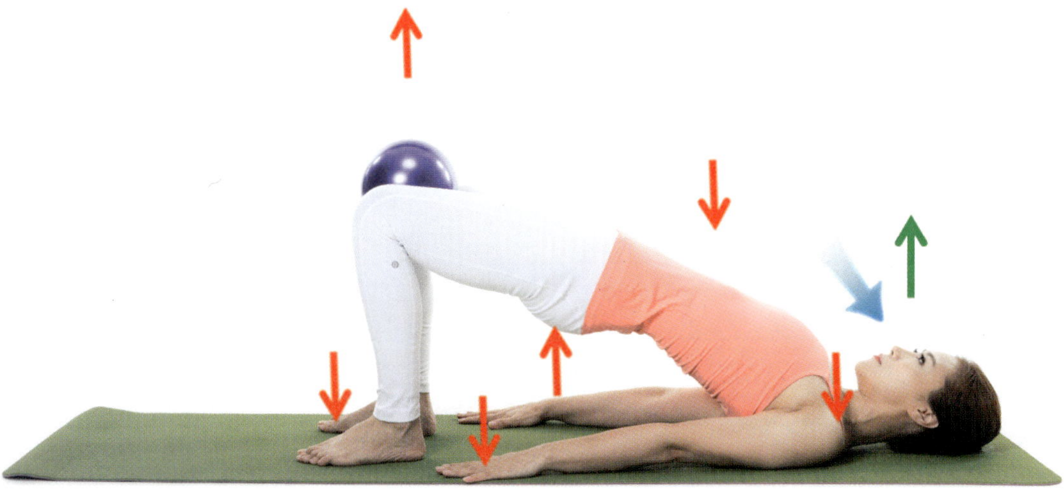

효과 Effect – 척추의 유연성을 향상하는 동시에 강화해 주는 브릿지포즈는 자세가 좋아지고 대둔근의 활성화로 몸매가 아름다워지는 효과가 있다.

주의사항 Caution – 척추에 문제가 있는 사람은 무리하게 엉덩이를 들어 올리기보다는 무릎부터 어깨 선까지 사선으로 자세를 유지하는 것만으로도 운동효과를 볼 수 있다.

핵심사항 Key point – 이 자세는 여러 가지 동작들을 연결하여 다양한 시퀀스로 변형할 수 있다. 1회만으로 긴 시간을 유지하기보다는 횟수를 10~20회 여러 번 반복한 후 마지막에 유지시켜서 운동 효과를 높인다.

Finish asana & Sequence

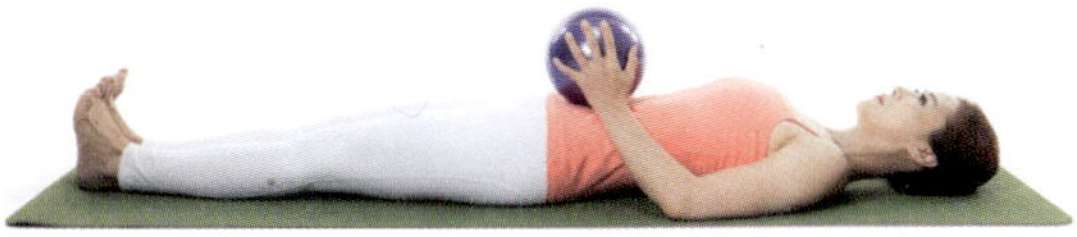

Leg - 다리를 붙이고 바르게 누움
Ball - 배꼽 위
Motion - 바르게 누워 신체를 정렬함
Drishti - 하늘

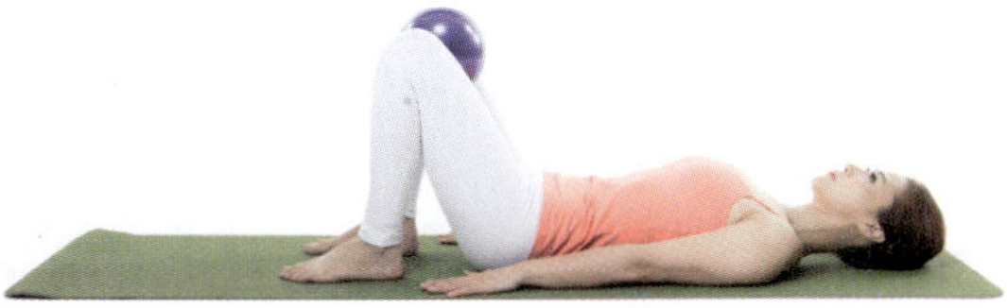

Leg - 무릎을 구부림
Ball - 무릎 사이
Breathing - Exhale
Motion - 손바닥을 골반 옆으로 내림
Drishti - 하늘

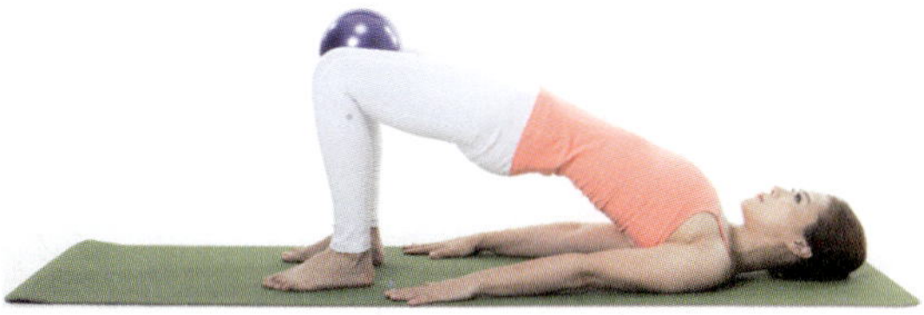

Leg - 자세 유지
Ball - 무릎 사이
Breathing - Inhale
Motion - 손바닥으로 바닥을 누르며, 미추부터 천천히 바닥에서 들어 올려 유지함
Drishti - 하늘

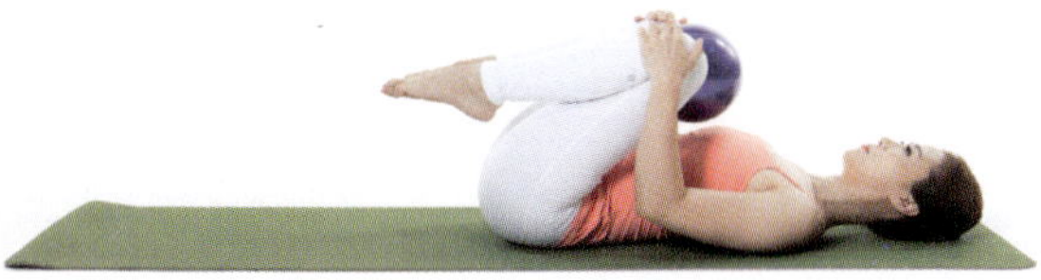

Leg - 발을 바닥에서 들어 무릎을 가슴 앞으로 구부림
Ball - 무릎 사이
Breathing - Exhale
Motion - 흉추부터 내려 바닥에 내린 후 미추까지 바닥에 닿으면 무릎을 가슴 앞으로 가져와 아기자세로 이완
Drishti - 하늘

할라아사나 – 코어 및 내전근 강화 시퀀스

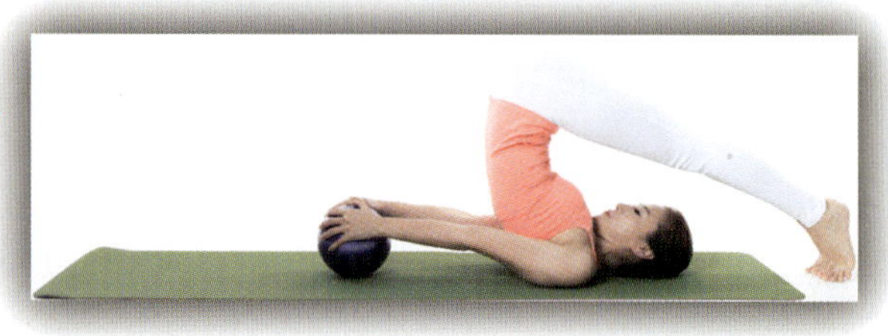

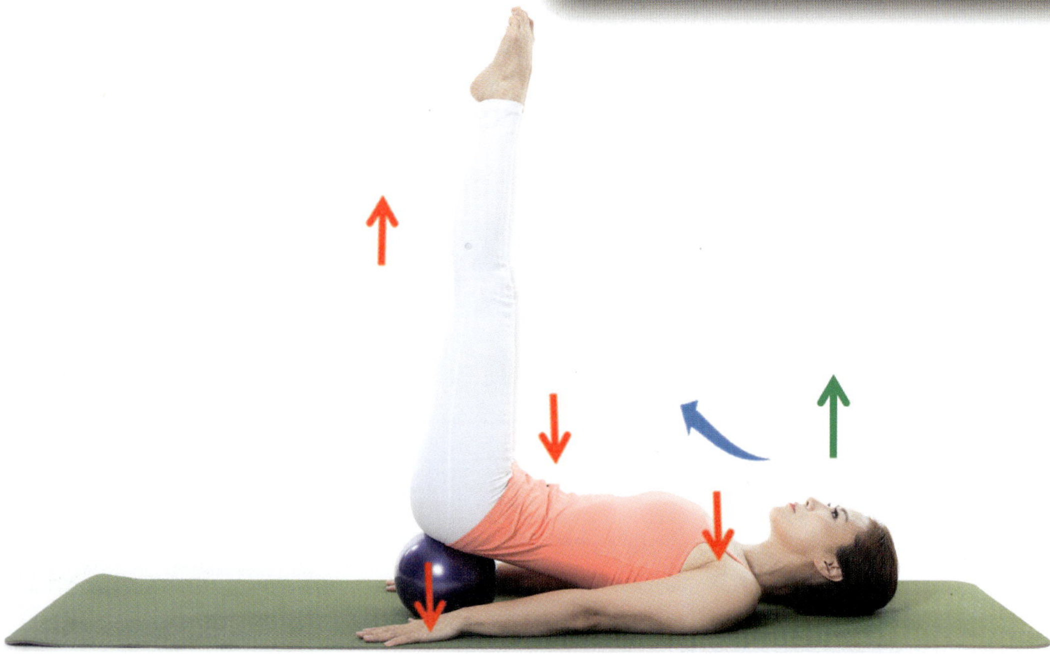

효과 Effect – 볼 위에 하체를 수직으로 하여 불안정성에 노출해 심부 근육을 깨운다. 깊은 근육은 우리 몸을 안정화 해주므로 어렵거나 힘들지 않은 자세로도 충분히 운동의 기능을 향상할 수 있으므로 이 자세는 자주 실시한다.

주의사항 Caution – 코어에 힘이 없으면 흔들림 없이 자세를 유지하기가 어려우나 일단 균형감각이 깨어나면 균형을 잘 잡을 수 있어 성취감을 느낄 수 있다.

핵심사항 Key point – 미추에 볼을 대고 그대로 다리를 바닥으로 뻗어 장요근을 이완 스트레칭 할 수 있으며, 장골을 한 쪽씩 바닥으로 기울이며 마사지테라피로 연결할 수도 있다.

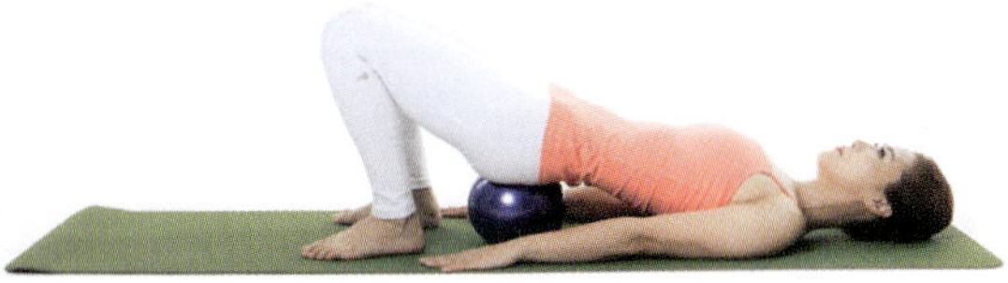

Leg - 무릎을 구부림
Ball - 바닥과 미추 사이
Breathing - Exhale
Motion - 무릎을 구부리고 엉덩이를 들어 볼을 바닥과 미추 사이에 두고 손바닥을 골반 옆으로 내림
Drishti - 하늘

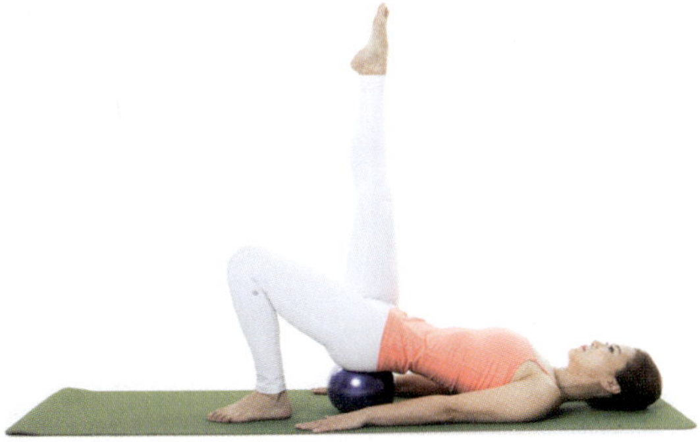

Leg - 오른 다리를 위로 뻗음
Ball - 바닥과 미추 사이
Breathing - Inhale → Exhale
Motion - 오른 무릎을 펴며, 수직으로 올림
Drishti - 하늘

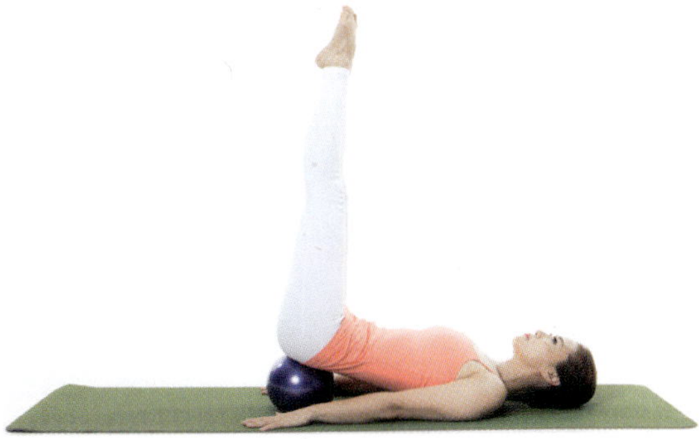

Leg - 왼 다리를 위로 뻗어 오른 다리에 붙임
Ball - 바닥과 미추 사이
Breathing - Inhale → Exhale
Motion - 양쪽 다리를 붙임
Drishti - 하늘

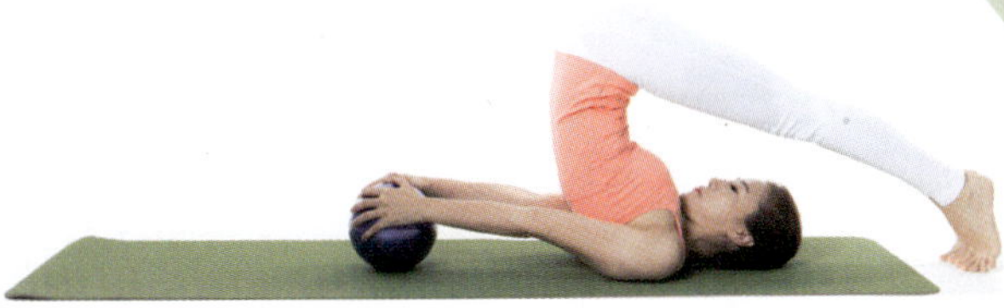

Leg - 두 다리를 붙임
Ball - 바닥
Breathing - Inhale → Exhale
Motion - 마시는 호흡에 손으로 볼을 단단히 잡고, 내쉬는 호흡에 볼을 강하게 누르며, 할라아사나
Drishti - 하늘

자타라 파리브라타나아사나 – 코어 강화 및 척추 유연성 시퀀스

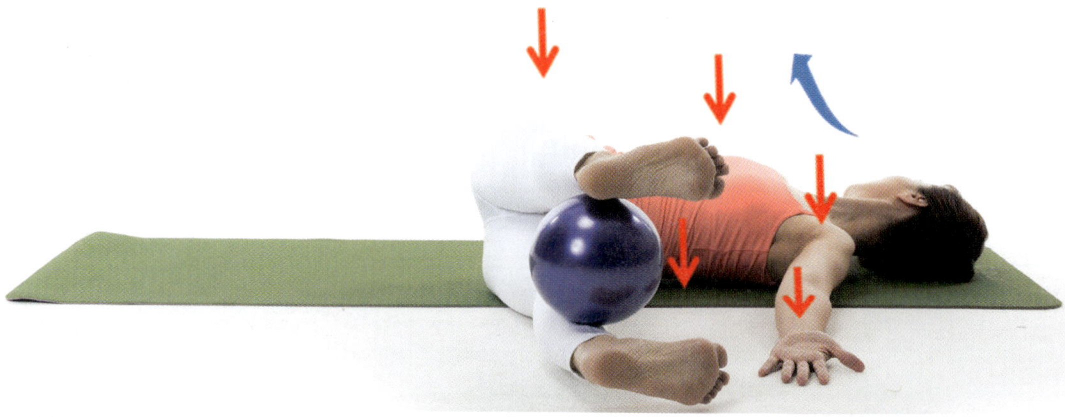

효과 Effect – 볼을 발목 사이에 끼우고 실시하는 것만으로도 내전근 및 고관절 주변 근육의 근력이 증가한다. 무엇보다 일상생활에서 골반을 안정화에 도움을 주며 자세를 좋게 하는 효과가 있다. 또한, 척추의 로테이션 및 복부 강화로 인해 요통을 완화한다.

주의사항 Caution – 척추와 고관절에 문제가 있는 사람은 볼을 발목 사이가 아닌 무릎 사이에 끼우고 무릎을 90°로 유지하며 실시해서 단계를 낮춘다.

핵심사항 Key point – 항상 가동범위를 넓게 해서 운동 효과를 높인다는 생각보다는 기반을 먼저 견고하게 함을 우선순위로 두어야 하므로 어깨가 들뜨지 않게 바닥으로 누른다.

Finish asana & Sequence

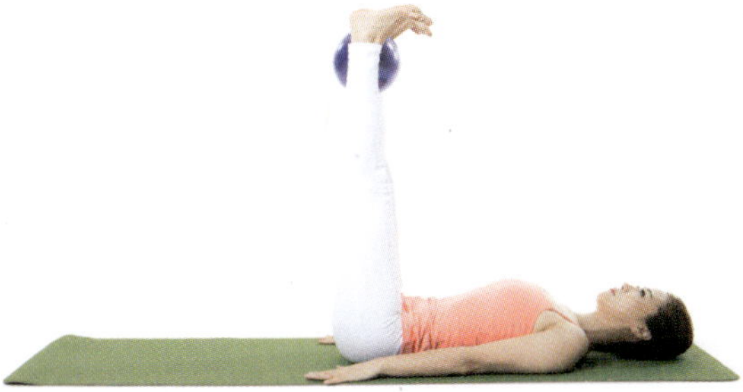

Leg - 다리를 위로 뻗어 무릎을 폄
Ball - 발목 사이
Breathing - Inhale → Exhale
Motion - 볼을 먼저 발목 사이에 끼우고 수직으로 올림
Drishti - 하늘

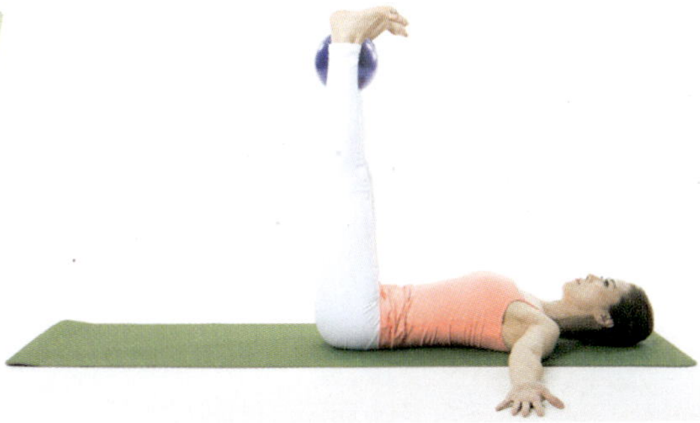

Leg - 자세 유지
Ball - 발목 사이
Breathing - Inhale
Motion - 팔을 옆으로 올려 어깨 높이에 맞추고
손등을 바닥으로 함
Drishti - 하늘

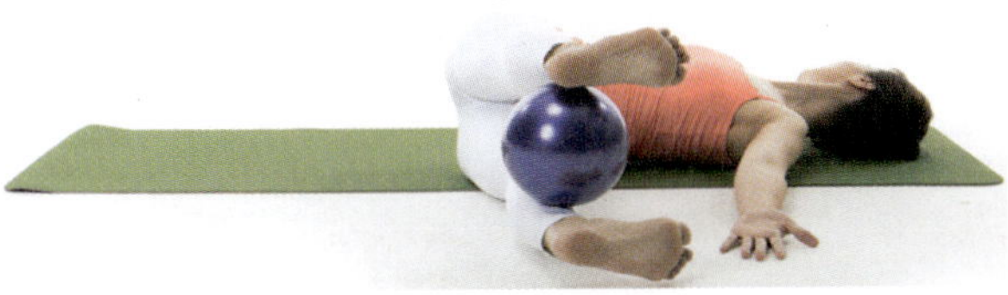

Leg - 자세 유지
Ball - 발목 사이
Breathing - Exhale
Motion - 90° 의 고관절을 유지하며, 왼쪽 발날을
바닥 가까이 내림
Drishti - 오른손 엄지손가락

우르드바 프라사리타 파다아사나 – 코어 강화 시퀀스

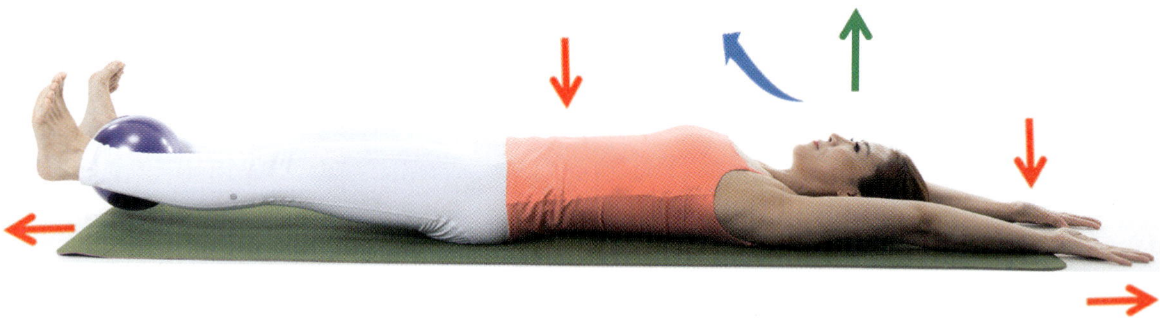

효과 Effect – 발목 사이에 볼을 끼우는 자세는 누워서 하는 다양한 동작의 시퀀스로 연결이 가능하다. 강화가 되는 근육으로는 복직근, 내복사근, 장요근, 치골근, 대퇴직근, 내전근 등의 근육이 활성화되어 복부와 고관절을 안정화한다.

주의사항 Caution – 허리가 바닥에서 뜨지 않도록 위로 향한 손등과 손목을 바닥으로 누르며 위로 더 뻗어주며 등을 바닥으로 눌러줘야 요통이 발생하지 않는다.

핵심사항 Key point – 복부 비만 해소에 큰 효과가 있는 만큼 1회가 아닌 여러 차례 실시하여 운동 효과를 높인다.

Finish asana & Sequence

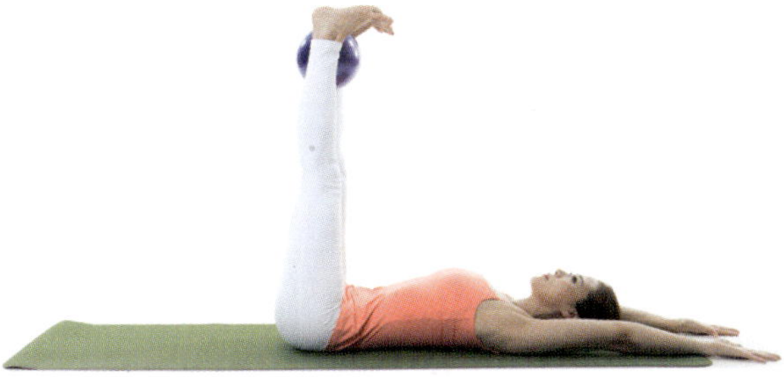

Leg - 다리를 펴고 90° 들어 올림
Ball - 발목 사이
Breathing - Inhale
Motion - 바르게 누워 발목 사이에 볼을 끼우고
다리를 수직으로 올림
손은 위로 올려 손목과 손등을 바닥에 댐
Drishti - 하늘 방향

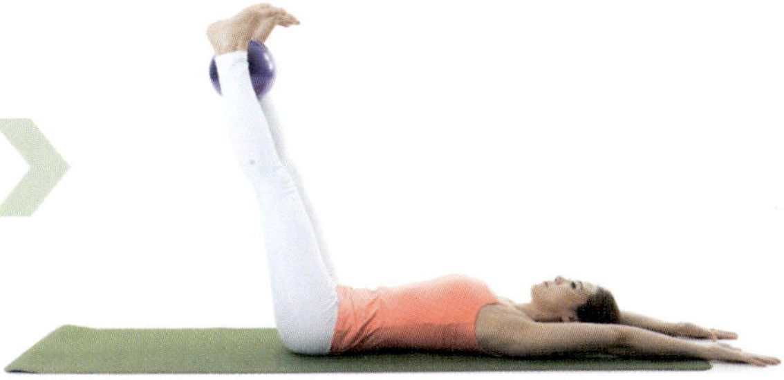

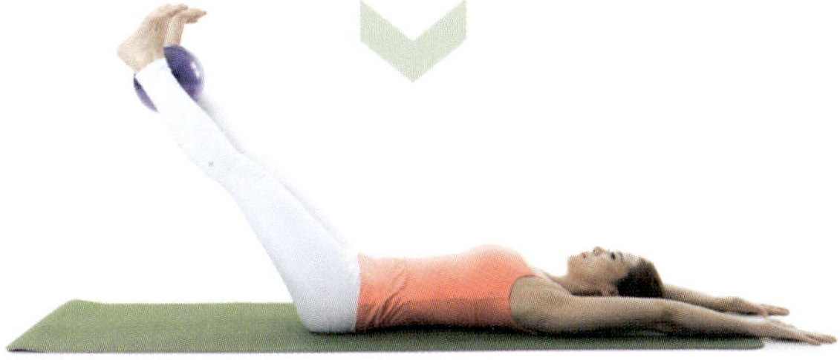

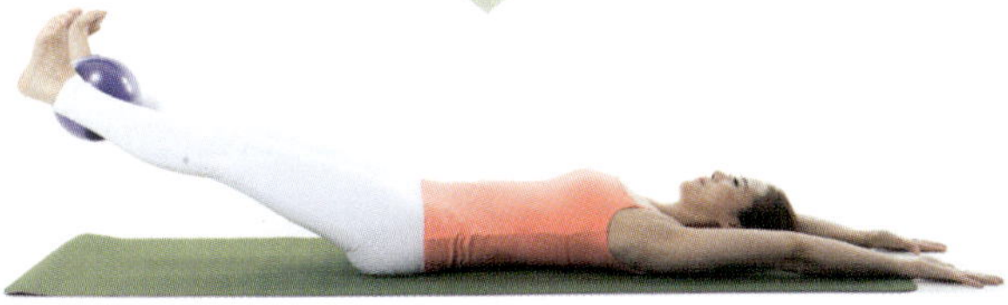

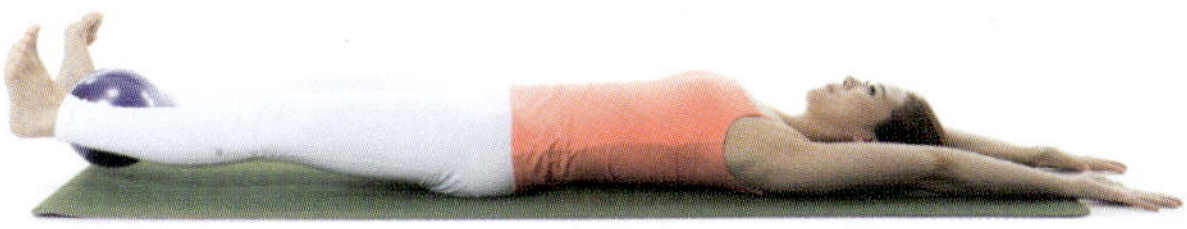

Leg - 다리를 펴고 발끝을 몸 쪽으로 당김
Ball - 발목 사이
Breathing - Inhale → Exhale
Motion - 마시고 내쉬는 호흡에 다리를 조금씩
바닥으로 내리며 15~20초간 유지함
Drishti - 하늘 방향

할라아사나 – 코어 안정화 및 척추 강화 시퀀스

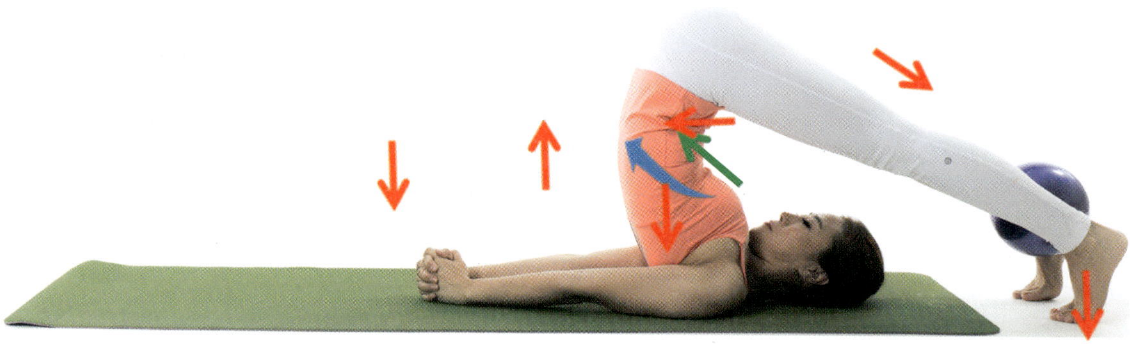

효과 Effect – 강한 코어와 함께 신체의 조절 능력을 향상하는 자세이다. 복부의 강한 수축은 우디아나반다를 각성하게 하고, 코어의 힘을 느끼게 하며, 엉덩이 주변의 근육을 강화한다.

주의사항 Caution – 목의 통증을 갖고 있는 사람은 목뒤에 수건을 말아서 배치하고 다른 곳을 바라보지 않도록 주의를 준다. 발목 사이에 볼이 빠지지 않게 내전근을 모아준다.

핵심사항 Key point – 전굴에서 하듯이 거꾸로 한 쟁기자세에서도 척추의 스트레칭을 느낄 수 있는데 특히 목의 후면에서 강한 스트레칭을 느낄 수 있으며, 어깨관절의 가동성, 척주기립근의 활성화에 의한 신체의 조화로움을 경험할 수 있다.

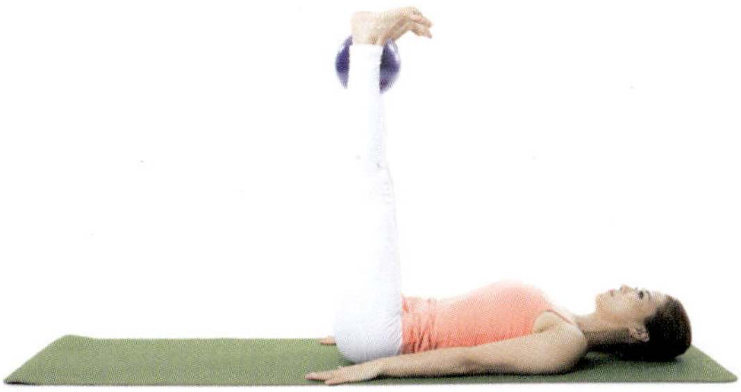

Leg - 다리를 펴고 90° 들어 올림
Ball - 발목 사이
Breathing - Inhale
Motion - 바르게 누워 발목 사이에 볼을 끼우고
다리를 수직으로 올림
손은 골반 옆에 댐
Drishti - 하늘 방향

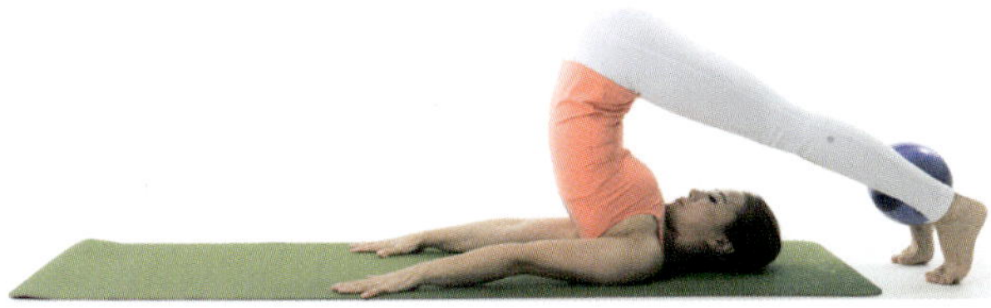

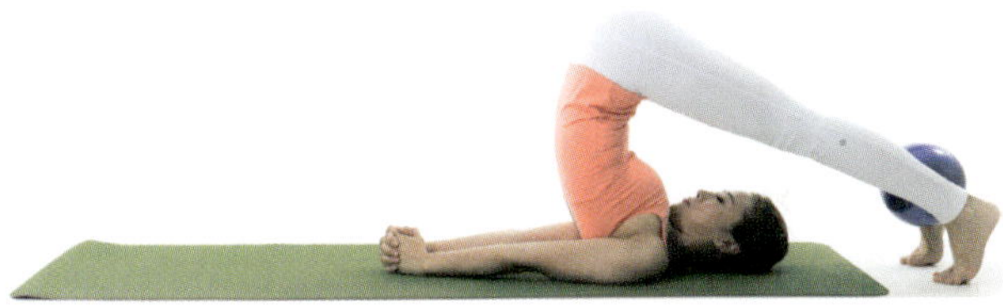

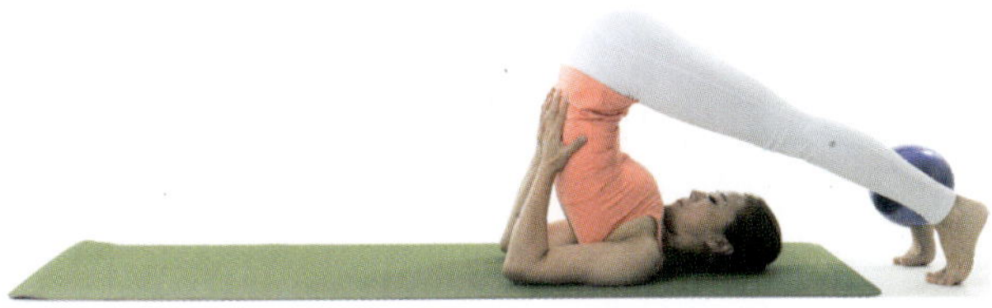

Leg - 다리를 펴고 머리 위로 뻗어 발끝을 바닥에 댐
Ball - 발목 사이
Breathing - Exhale
Motion - 손으로 바닥을 눌러주는 척추를 들어 올림
발목을 몸 쪽으로 당기고 발목 사이의 볼을 조임
허리 뒤를 양 손으로 받히고 팔꿈치를 지탱하여
자세를 유지함
Drishti - 배꼽

살람바 사르방가아사나 – 코어, 척추, 내전근 강화 시퀀스

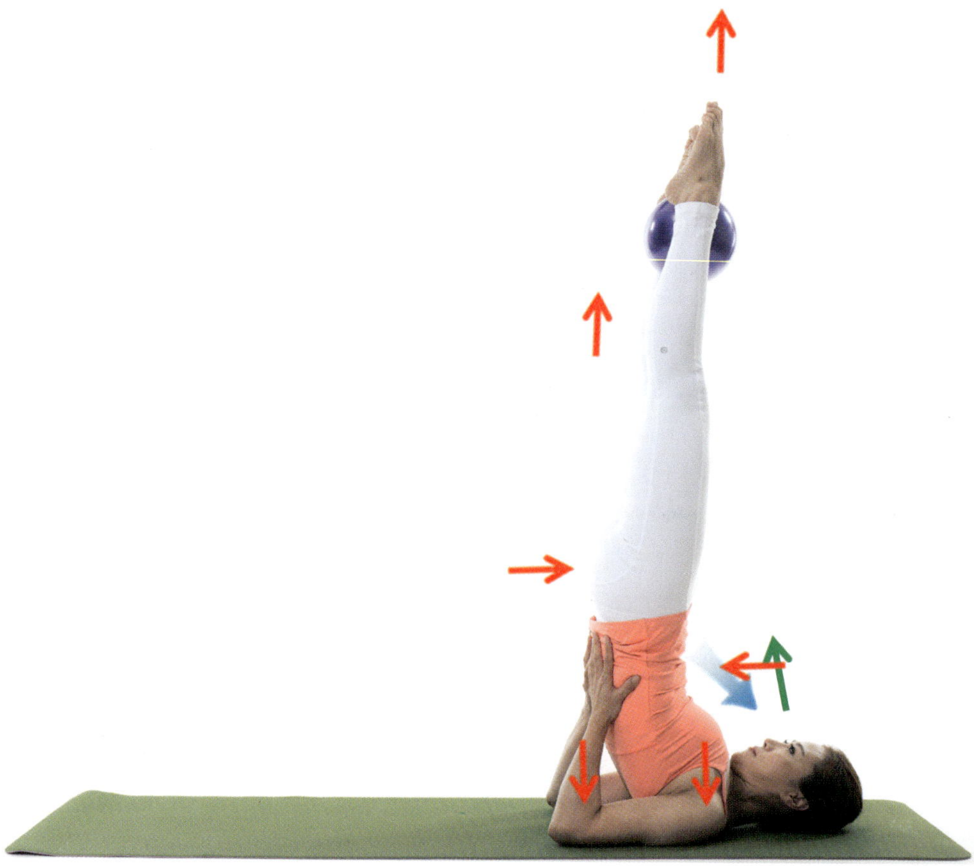

효과 Effect – 어깨서기는 모든 아사나의 어머니라 불릴 정도로 신체를 조화롭게 만든다. 이 자세를 할 때 두 다리를 모으는 힘이 약한 사람이 많은데 발목 사이에 볼을 끼우는 것만으로도 내전근이 강화되며, 그 에너지가 대둔근으로 전해져 척추와 복부를 세울 수 있는 원동력이 된다. 머리가 아래이고 발끝이 위를 향하고 있기 때문에 심장으로 보내는 혈액순환이 좋아진다.

주의사항 Caution – 누워서 하는 자세는 어깨, 목, 머리를 고정해야 다치지 않는다.

핵심사항 Key point – 처음에는 몸이 수직이 되지 않더라도 꾸준한 연습을 통해 완성 동작을 도전해야 하고, 다양한 어깨서기 자세들을 수련하여 점진적인 발전을 위해 노력한다.

Finish asana & Sequence

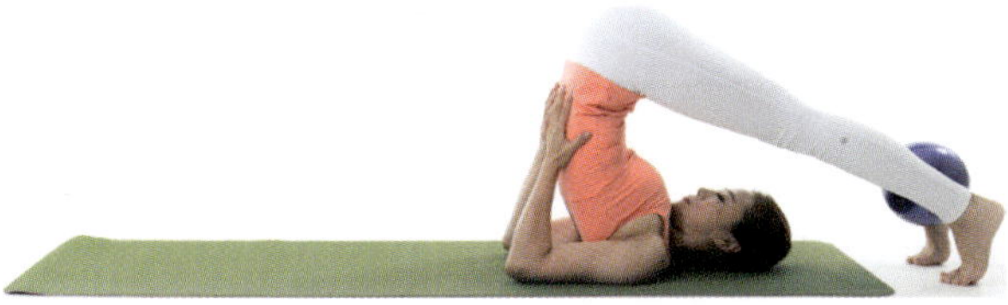

Leg - 다리를 펴고 쟁기 자세
Ball - 발목 사이
Breathing - Exhale
Motion - 쟁기 자세
Drishti - 정면

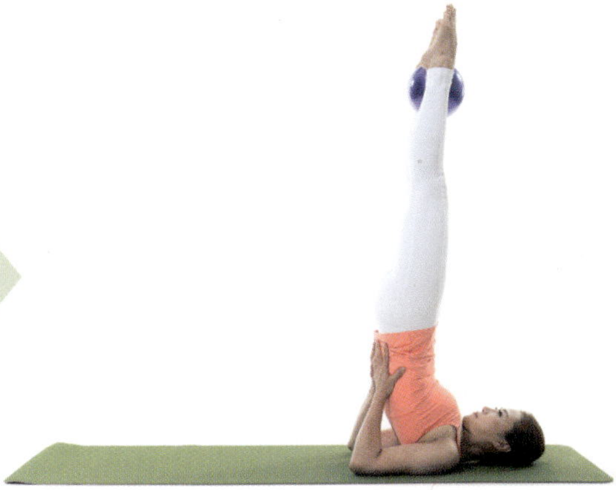

Leg - 다리를 수직으로 올림
Ball - 발목 사이
Breathing - Inhale
Motion - 발목 사이에 볼을 조이며, 발끝을 천천히 들어 올려 어깨까지 수직으로 올림
Drishti - 발끝

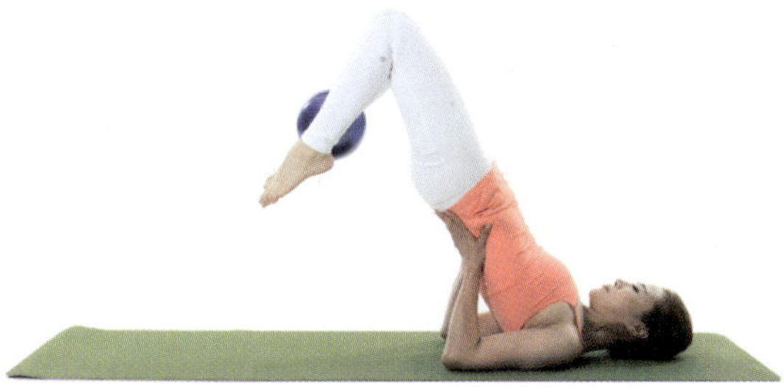

Leg - 무릎을 90° 로 구부림
Ball - 발목 사이
Breathing - Exhale
Motion - 무릎을 구부려 발목 사이에 볼을 조이며, 두 손으로 허리를 받힘
코어에 힘을 주어 발끝을 천천히 바닥으로 내림
이때 고관절이 접히지 않도록 함
Drishti - 배꼽

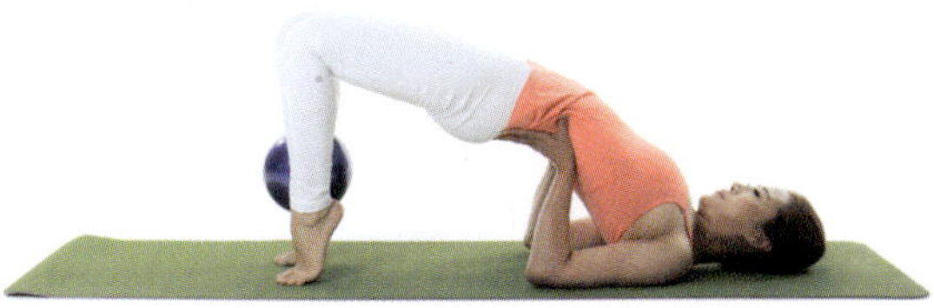

Leg - 자세 유지
Ball - 발목 사이
Breathing - Inhale
Motion - 발끝을 바닥에 대고 척주기립근과 대둔근에 힘을 주며 아치포즈로 유지함
Drishti - 배꼽

마츠야아사나 – 굽은 등을 펴고 척추에 활력을 주는 컨디셔닝 시퀀스

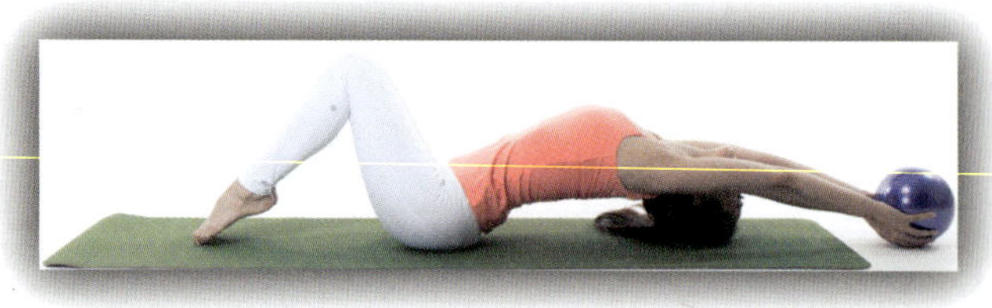

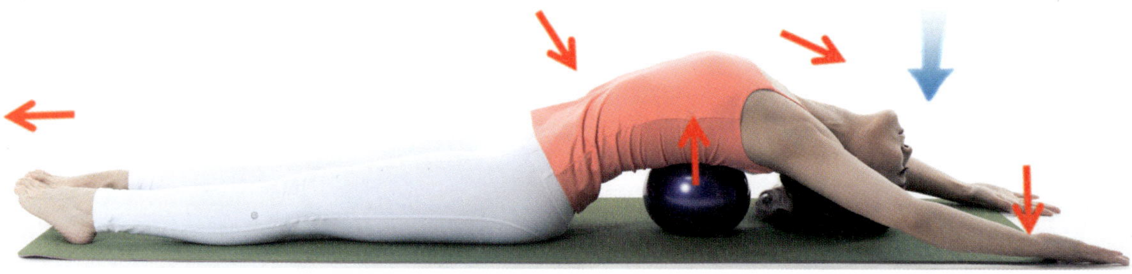

효과 Effect – 볼이 흉추를 받히고 가슴을 확장시키는 데 안정적인 도움을 주는 이 자세는 잘못된 생활 습관으로 인해 생긴 신체의 불균형을 해소한다. 굽은 등을 펴고 라운드숄더를 개선하며, 어깨관절 주변의 근육을 이완하는 데 매우 효과적이다.

주의사항 Caution – 볼 없이 실시하면 목이나 등에 통증이 있는 사람은 하기가 어렵지만 볼이 흉추를 받혀서 고개를 젖혀 정수리를 바닥에 대는 공간을 확보해 주기 때문에 안심해도 좋다.

핵심사항 Key point – 다른 후굴 요가 동작과 마찬가지로 불안과 피로의 완화를 돕는 활기찬 에너지를 제공한다.

Rhythmic YOGA 리드믹요가

Finish asana & Sequence

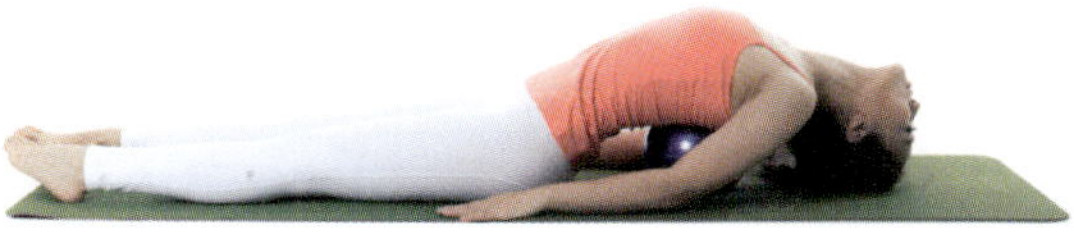

Leg - 골반넓이로 유지하고 엄지발가락을 붙임
Ball - 바닥과 흉추 사이
Breathing - Inhale → Exhale
Motion - 볼을 흉추에 위치하여 정수리를 바닥으로 대고 누움
손은 골반 옆에 두고 등을 펴고 가슴을 폄
Drishti - 뒤 또는 눈을 감음

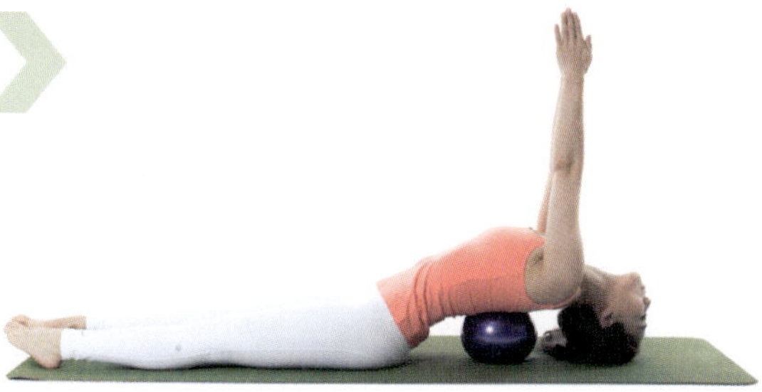

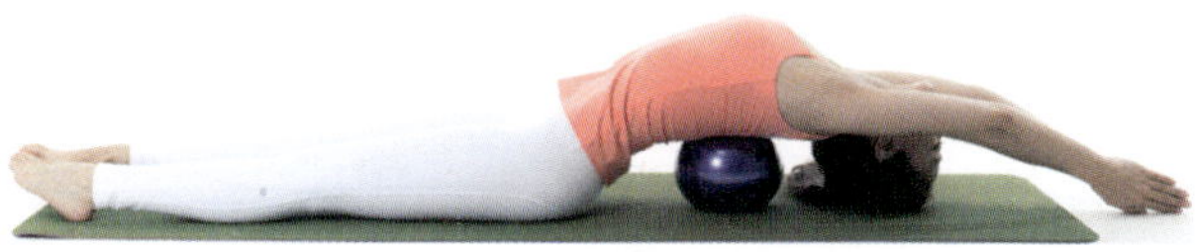

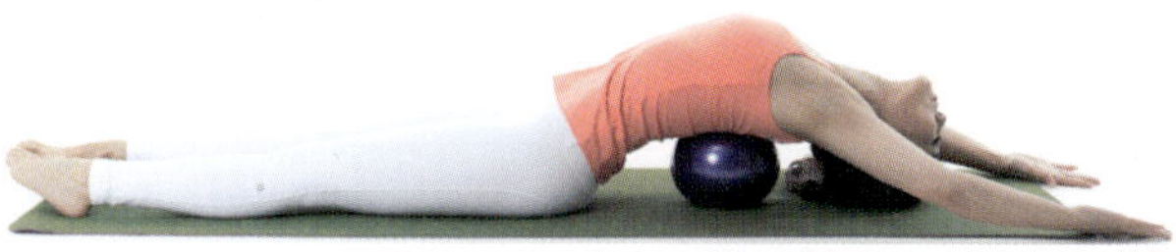

Leg - 물고기자세 다리 유지
Ball - 바닥과 등 사이
Breathing - Inhale → Exhale
Motion - 손을 합장하여 팔을 수직으로 뻗어 어깨관절을 정렬하고 머리 위 바닥에 댄 후
손목, 손등을 바닥으로 붙여 충분히 이완함
Drishti - 뒤 또는 눈을 감음

시르사아사나 – 뇌세포 활성화, 혈액 순환 증진 및 집중력 향상 시퀀스 1

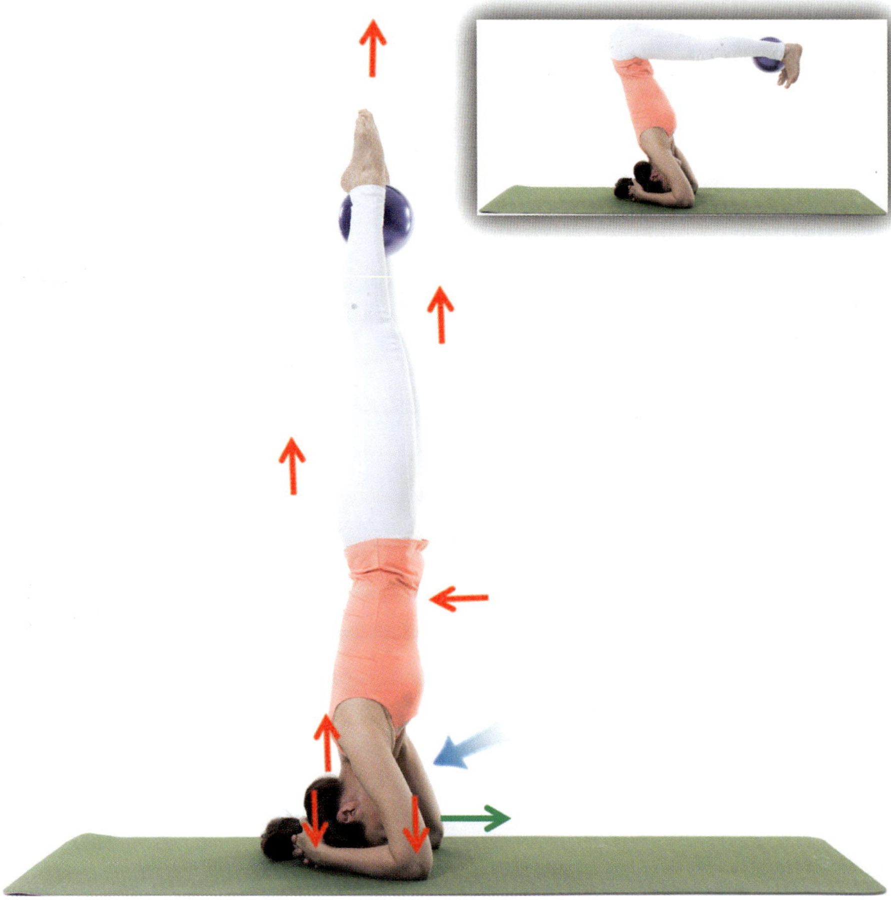

효과 Effect – 발목 사이의 볼은 에너지를 안으로 모아 머리서기를 쉽게 할 수 있게 도와준다. 머리서기를 처음 하는 사람도 우르드바 단다의 첫 동작부터 에너지를 느낄 수 있다. 머리서기의 효과는 뇌로 가는 혈류량을 증가시키고 혈액순환에 좋으며, 전신의 균형감각을 강화한다.

주의사항 Caution – 머리서기를 할 때 서고 싶은 마음이 급하면 발을 차올리는 동작을 해서 뒤로 구르기도 하는데 침착하게 코어와 척추의 힘으로 천천히 실시한다.

핵심사항 Key point – 머리서기 자세는 요가 입문자가 가장 하고 싶어 하는 자세 중 하나로 이 자세를 성공하면 스스로 한 단계 레벨 업 되었다고 느끼게 되는 고난이도의 동작이다.

Finish asana & Sequence

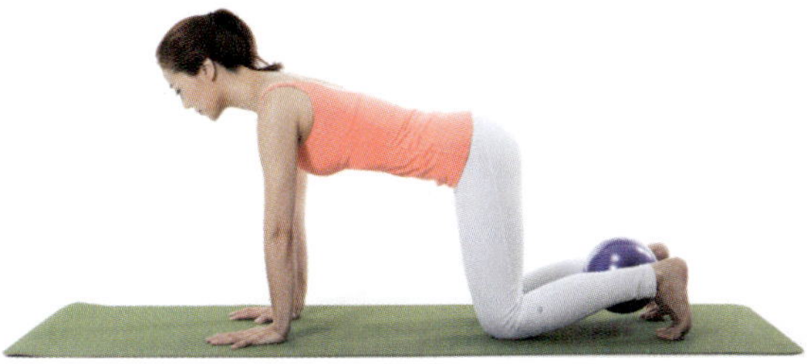

Leg - 테이블 자세
Ball - 발목 사이
Breathing - Inhale
Motion - 테이블 자세에서 발목 사이에 볼을 끼움
Drishti - 정면

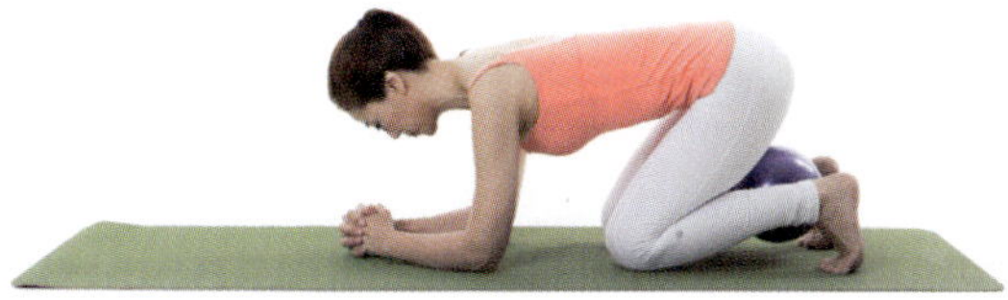

Leg - 무릎을 좀더 구부림
Ball - 발목 사이
Breathing - Exhale
Motion - 팔꿈치를 그대로 구부려 바닥에 댐
Drishti - 정면

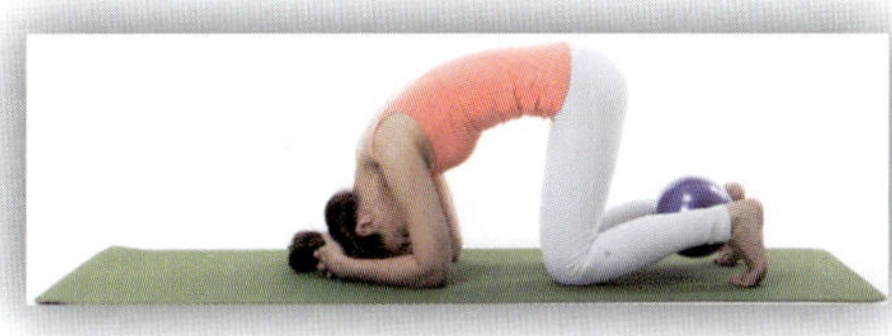

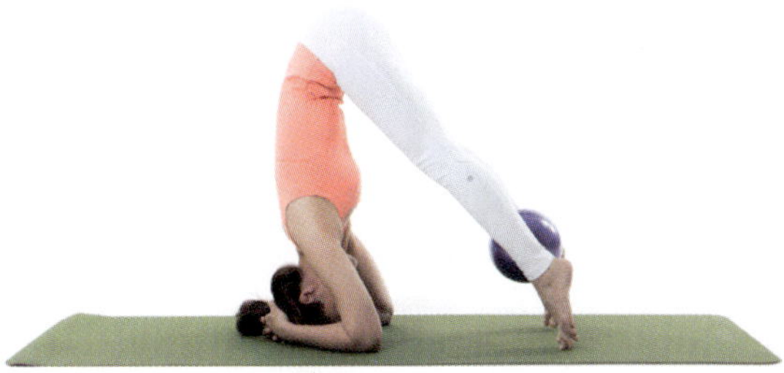

Leg - 양쪽 무릎을 펴며 내전근을 조임
Ball - 발목 사이
Breathing - Inhale
Motion - 엉덩이를 위로 들어 올리며, 무릎을 펴고 척추를 세움
Drishti - 정면

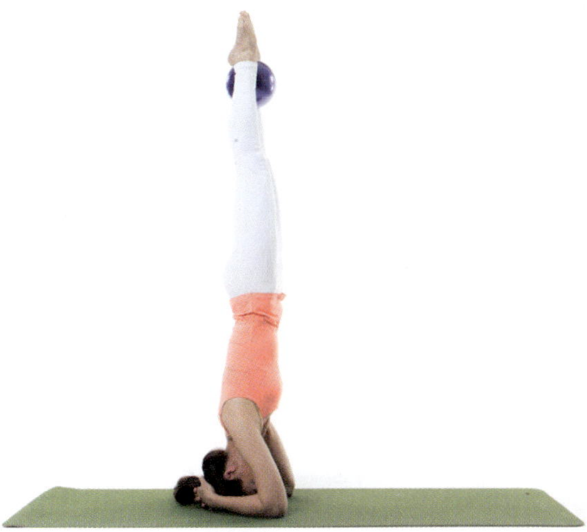

Leg - 바닥과 수직으로 뻗어 올림
Ball - 발목 사이
Breathing - Inhale
Motion - 천천히 발끝을 바닥에서 위로 올림 이때 머리부터 발끝까지 완전하게 수직이 될 수 있도록 위로 향하는 것을 의식함 볼이 빠지지 않도록 조임
Drishti - 정면

시르사아사나 응용 – 콤비네이션 시퀀스

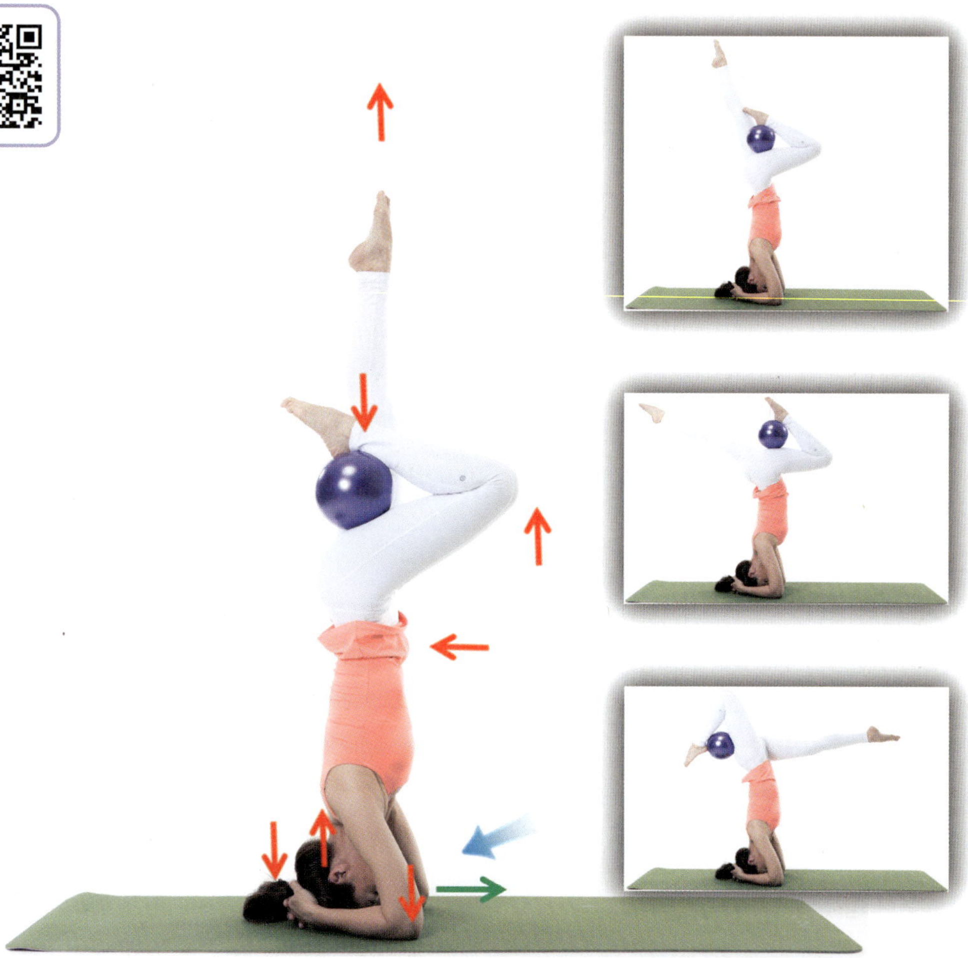

효과 Effect – 볼을 신체에 머무르는 곳은 근육이 강화되고 몸의 협응력을 길러주는 데 효과적이다. 볼을 활용한 다양한 머리서기를 할 수 있는 사람은 어떠한 퍼포먼스에도 균형을 잡을 수 있는 숙련자만이 가능하며, 이러한 동작의 연결을 통해 도전과 용기 그리고 성취감을 느낄 수 있다.

주의사항 Caution – 머리서기를 긴 시간 동안 유지가 가능해야 도전할 수 있다. 머리가 눌리는 느낌이나 목에 통증이 나타난다면 즉시 내려와야 한다.

핵심사항 Key point – 규칙적이고 올바른 순서에 의해 머리서기를 한다.

Finish asana & Sequence

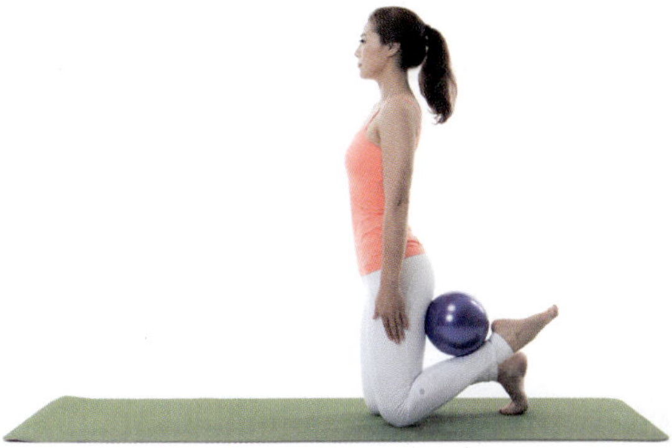

Leg - 다리 사이에 볼을 끼움
Ball - 아킬레스건과 햄스트링 사이
Breathing - Inhale
Motion - 무릎을 꿇고 왼쪽 다리에 볼을 햄스트링에 대고 무릎을 구부려 아킬레스건에 고정함
Drishti - 정면

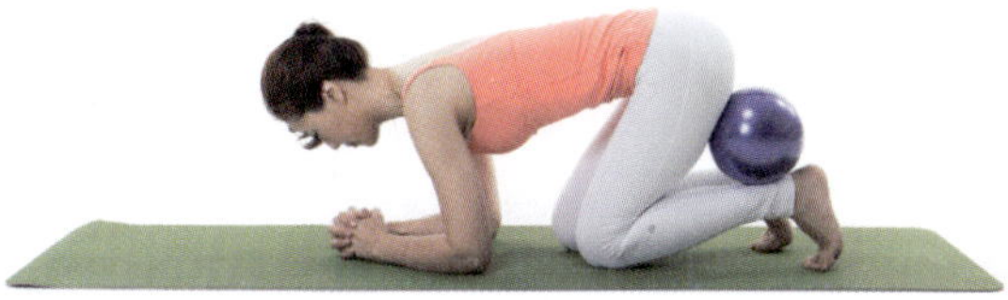

Leg - 준비자세 유지
Ball - 아킬레스건과 햄스트링 사이
Breathing - Exhale
Motion - 팔꿈치의 간격을 맞춘 후 두 손을 깍지 끼워 바닥에 댐
Drishti - 손

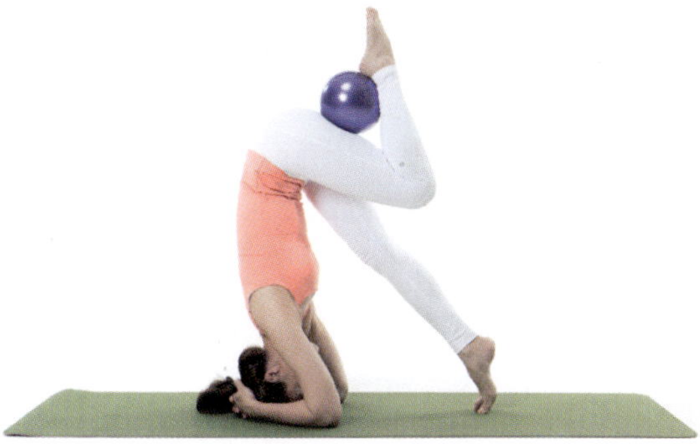

Leg - 준비자세 유지하며 한쪽 무릎으로 폄
Ball - 아킬레스건과 햄스트링 사이
Breathing - Inhale
Motion - 정수리를 깍지를 낀 손을 중앙에 대고
손바닥 안쪽에 뒷머리를 댐
무릎을 펴서 척추를 세움(뒷목이 펴져야 함)
Drishti - 정면

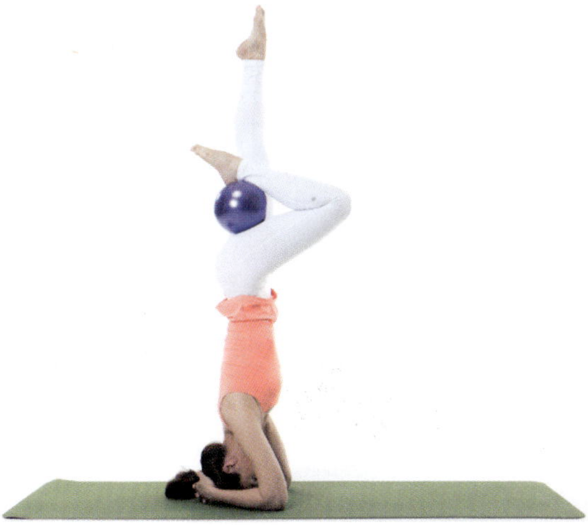

Leg - 준비자세 유지하며 반대쪽 다리는 수직으로 뻗어 올림
Ball - 아킬레스건과 햄스트링 사이
Breathing - Inhale
Motion - 천천히 발끝을 바닥에서 위로 올림
이때 머리부터 발끝까지 완전하게 수직이 될 수 있도록 위로 향하는 것을 의식함
Drishti - 정면

휴식 및 이완 자세 – 발라아사나

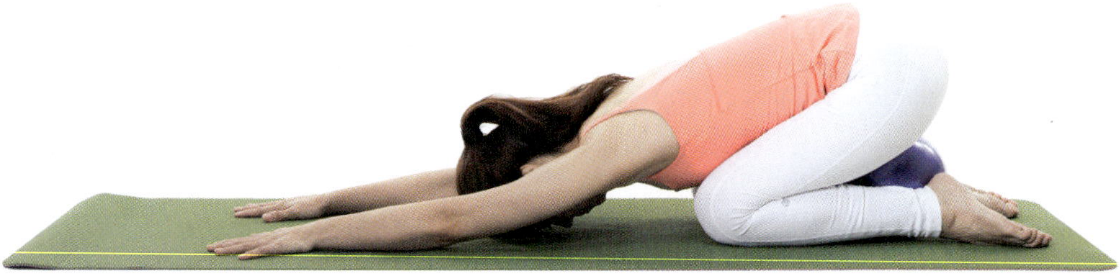

발라아사나 핵심사항 Key point – 수련 중 피곤함을 느낄 때마다 하며, 몸의 앞쪽 근육을 부드럽게 이완하는 동시에 등쪽의 근육을 스트레칭한다. 이 동작은 내부 장기를 앞쪽으로 이동시켜 편안하게 이완시킬 수 있으며, 흉곽과 폐의 앞쪽을 펴게 한다.

휴식 및 이완 자세 – 아파나아사나

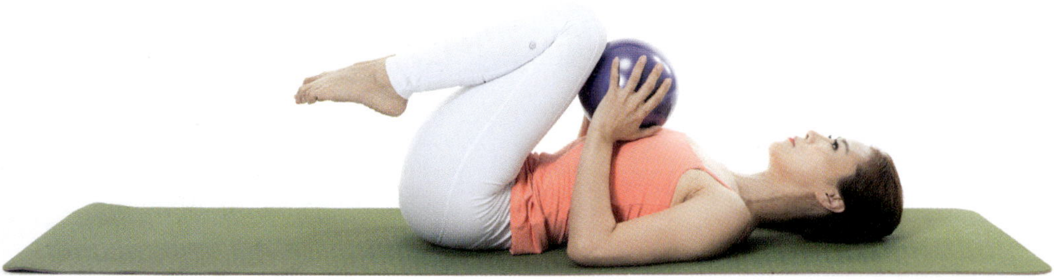

아파나아사나 핵심사항 Key point – 근육에 피로가 쌓이지 않도록 요가 시퀀스 중에 휴식 자세로 활용한다. 볼이 머무르는 곳에 신체의 공간감을 느끼며, 호흡을 가다듬고 신체를 안정시킨다. 이 휴식 자세는 어깨관절의 편안함과 함께 척주기립근부터 하체를 이완 스트레칭하고, 근육 및 근막을 부드럽게 한다.

휴식 및 이완 자세 – 사바아사나

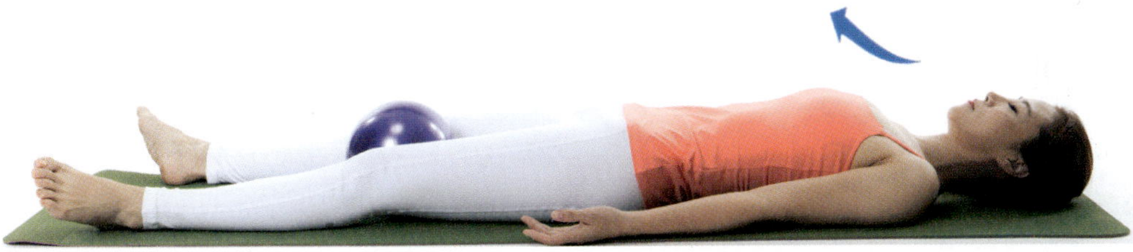

핵심사항 Key point – 모든 수업이 끝나고 완전한 휴식 자세를 한다. 마지막 동작으로 끝날 때 볼이 신체에 머무는 곳에 그대로 두어도 좋다. 무릎 사이, 발목 사이, 손으로 잡고 끝났으면 팔 안쪽에 둬도 무방하다. 볼에 많은 에너지를 실어 신체의 일부처럼 함께 움직였기 때문에 사바아사나에서 몸에서 떼어 놓지 않는다.

Rhythmicyoga Flow (music - Because of you)

Start 1

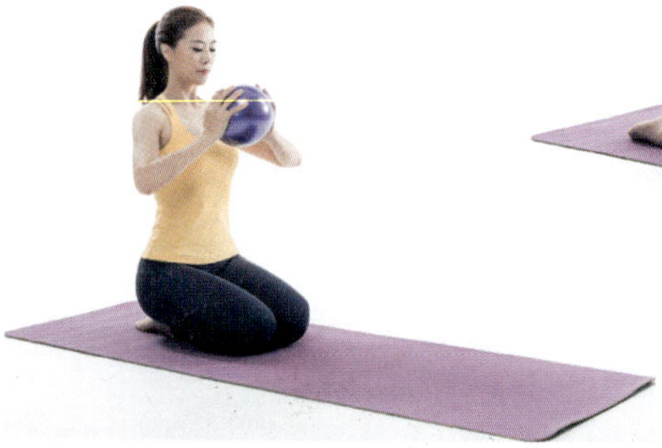

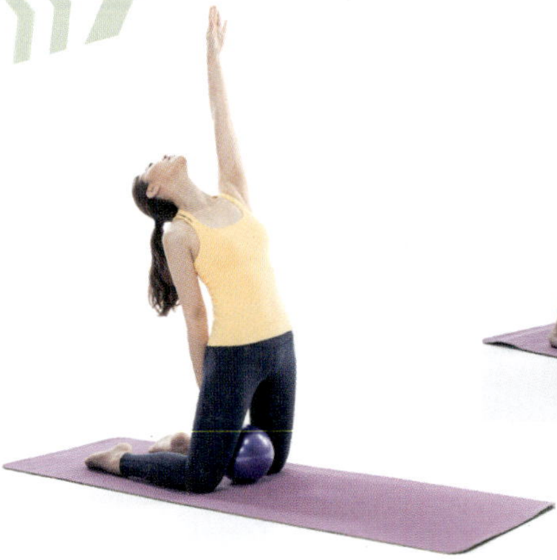

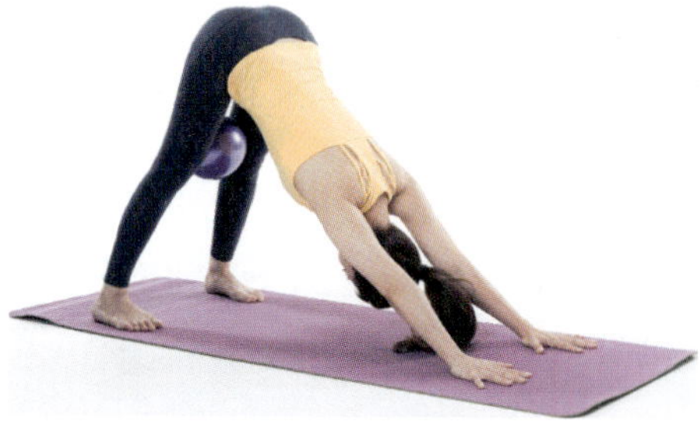

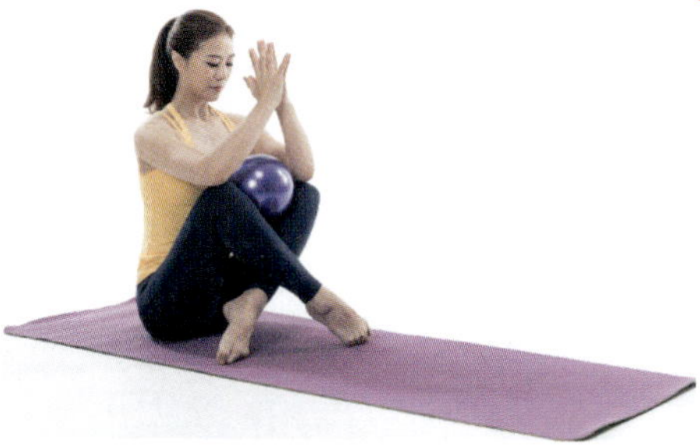

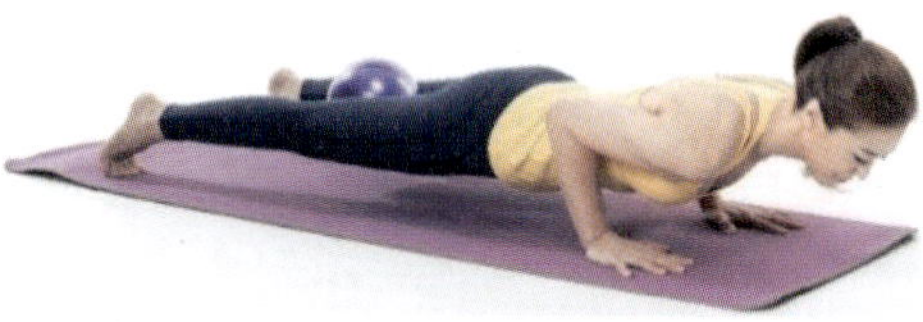

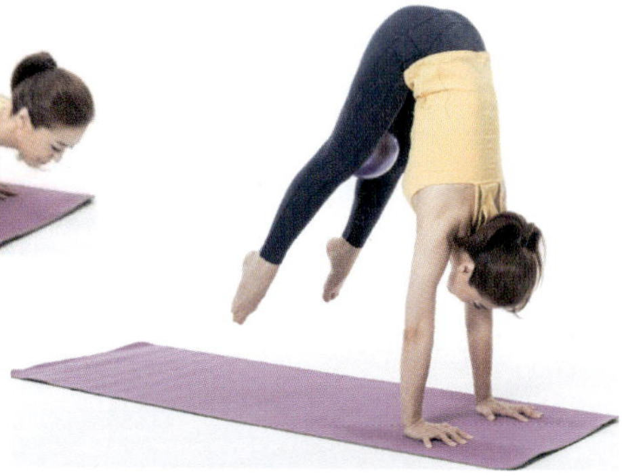

Rhythmicyoga Flow (music - Because of you)

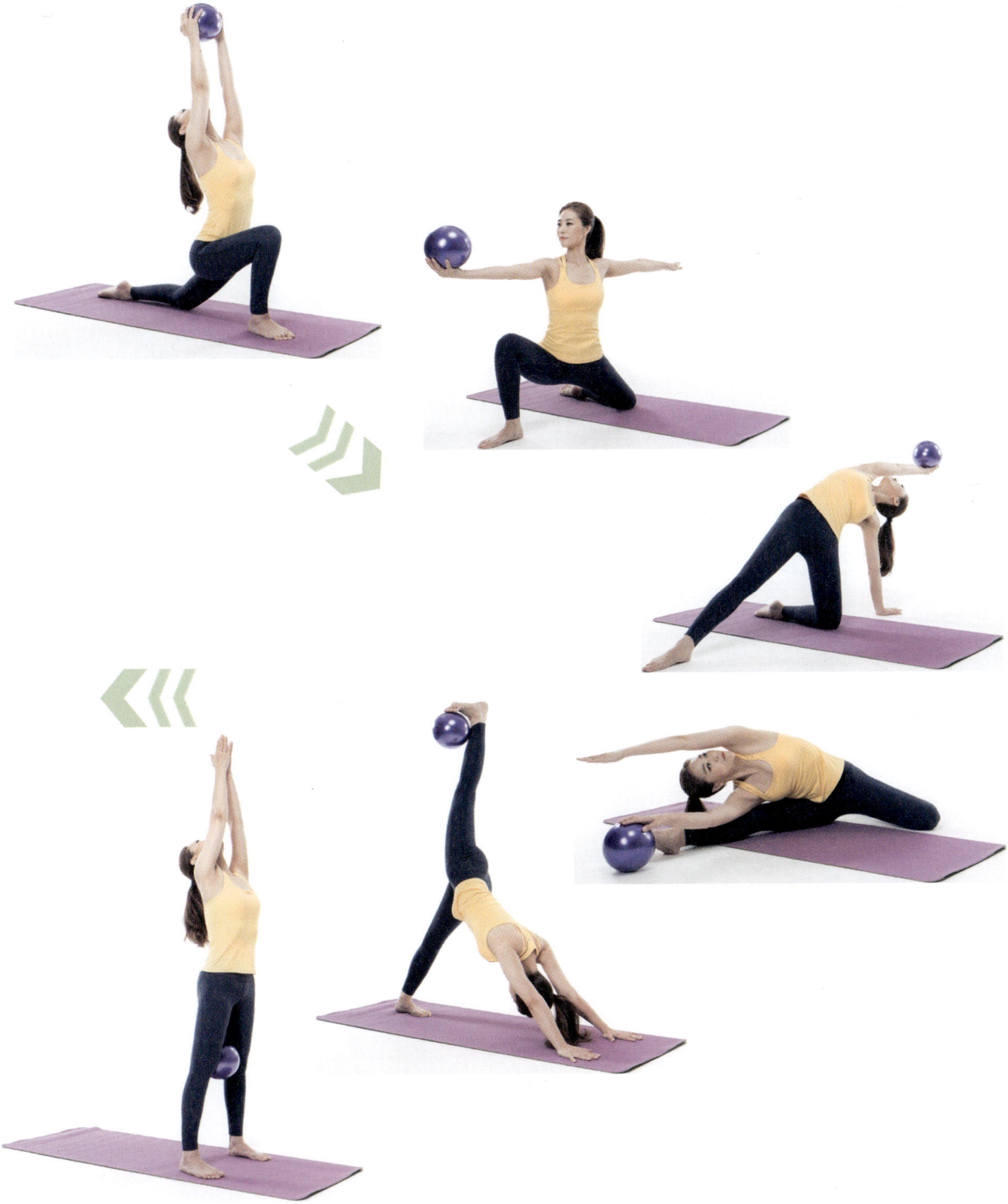

참고 문헌

스트레칭을 위한 가이드 / Sophie Cornish–Keefe / 영문출판사(2022)

근력운동을 위한 가이드 / Hollis Liebman / 영문출판사(2022)

생활체육 요가지도사 2급 / 대한요가회 / DH미디어(2022)

오버커밍 그라비티 / Steven Low / 대성의학사(2019)

비대칭 자세 교정 / Jane Johnson / 영문출판사(2018)

정석 요가 해부학 / Jo Ann Staugaard–Jones / 영문출판사(2017)

아헹가 요가 / B.K.S Iyengar / 선요가(2016)

스트레칭 처방 / Kristian Berg / 영문출판사(2012)

요가 지도법 / Mark Stephens / 영문출판사(2011)

요가 디피카 / B.K.S Iyengar / 선요가(2009)

요가피아 / 안지용 / ㈜요가코리아(2006)

리드믹요가 지도자 교육 Info.

대한리드믹요가협회 아카데미
용인시 기흥구 강남동로 114번길 18-4
https://blog.naver.com/rhythmicyoga
https://www.instagram.com/rhythmicyoga_master/

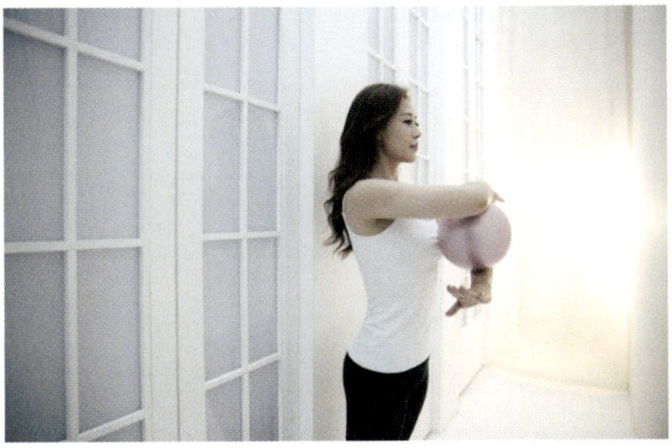

생활의 리듬을 깨워주는 볼요가

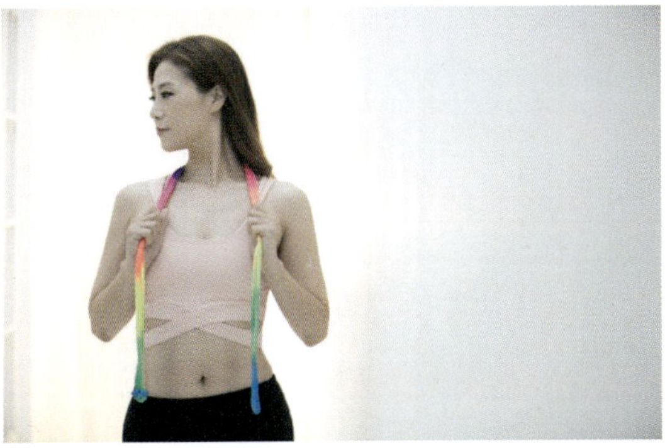

바디밸런스를 잡아주는 로프요가

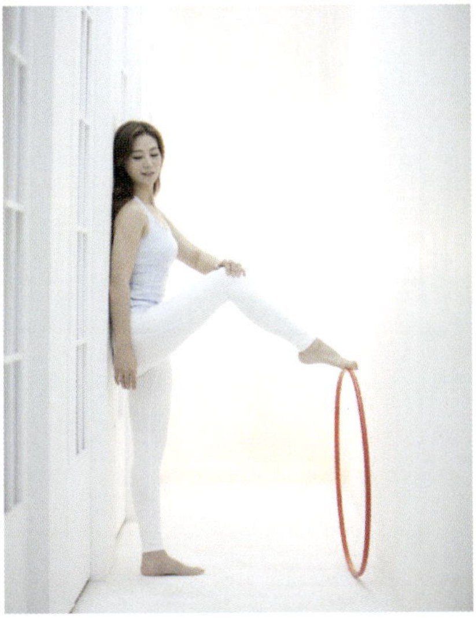

몸과 마음에 건강한 에너지를 주는 후프요가